热河满族医药

◎主编 曹 凯 郭玉成 陈光晖

中医古籍出版社
Publishing House of Ancient Chinese Medical Books

图书在版编目（CIP）数据

热河满族医药 / 曹凯，郭玉成，陈光晖主编 .— 北京：中医古籍出版社，2018.12

ISBN 978-7-5152-1793-2

Ⅰ . ①热…　Ⅱ . ①曹…　②郭…　③陈…　Ⅲ . ①满族—民族医学
Ⅳ . ① R292.1

中国版本图书馆 CIP 数据核字（2018）第 230121 号

热河满族医药

主编　曹　凯　郭玉成　陈光晖

责任编辑　王晓曼
封面设计　艺点锦秀
出版发行　中医古籍出版社
社　　址　北京东直门内南小街 16 号（100700）
印　　刷　北京博图彩色印刷有限公司
开　　本　710mm×1000mm　1/16
印　　张　13.5
字　　数　203 千字
版　　次　2018 年 12 月第 1 版　2018 年 12 月第 1 次印刷
书　　号　ISBN 978-7-5152-1793-2
定　　价　82.00 元

《热河满族医药》编委会

主　　编　曹　凯　郭玉成　陈光晖

副 主 编　谢利德　于海龙　李忠思

苏占辉　谢亚芹　毕红东

编　　委（以姓氏笔画为序）

马　帅　王迎寒　毛晓霞　计小清

刘玉玲　李晓军　张春阳　张惠宇

赵玉堂　赵春颖　郭建恩

主　　审　张晓峰

摄　　像　李忠思　于海龙

编写单位　承德医学院满族医药研究室

承德医学院中药研究所

承德医学院基础医学院

承德民族师范学院

前　言

满族，是一个古老的民族，发源于白山黑水之间，主要以渔猎为生，信仰萨满教。满族有着几千年的悠久历史，可追溯到商周时期。商周时期，满族人被称为“肃慎”，战国、秦汉时期被称为“挹娄”，隋唐时期被称为“勿吉”和“靺鞨”，宋金元时期被称为“女真”。之后，努尔哈赤统一女真诸部，建立后金，称女真人为“诸申”。1635年，皇太极废除“诸申”之名，定族名为“满洲”，辛亥革命之后改称“满族”。在我国55个少数民族中，满族人口总数居于壮族之后，排第二位。

热河，地处河北省东北部，位于华北和东北两个地区的连接过渡地域，地近京津，背靠蒙辽，省内与秦皇岛、唐山和张家口市相邻，包括今河北省承德市、辽宁省朝阳市、内蒙古自治区赤峰市所有县旗，地域广阔。清代以前，为少数民族与汉族的过渡地带，满族在热河的居住生活随着民族战争与朝代的更替，也存在着阶段性的变化。“热河”一词最早出现在清康熙九年（1670年），来自于“热河营”。当时的热河营并不是指承德市区，而是指距离市区以南10公里的大石庙镇庄头营村。1724年，清政府设置“热河总管”，管辖今承德一带，以及内蒙古东部、辽宁西部，即后来的热河都统和热河省管辖范围。

夏商周时期，满族的祖先“肃慎人”就曾生活在热河。在历史的长河中，满族先民主要生活在东北的白山黑水之间。势力强大时就建立政权，扩展到热河地区并进行移民；势力弱小时就蜷缩于白山黑水之地，臣服于其他民族。926年，辽灭渤海国（其主体民族靺鞨族为满族的先民），许多渤海人被迁入热河，满族先民也随之第一次大规模进入承德。1122年，热河由金管辖，女真族成为热河的主体民族，与当地的奚族、蒙古族、汉族等民族杂居。这是满族先民第二次大规模进入热河，而且是首次以统治者身份进入热河，并在此建立政权体制和行政区划，将满族的生产方式、风俗习惯、特色文化传播到热河。到金代晚期，女真族由狩猎游牧民族转变成为农耕民族，其生活风俗也发生了相当大的变化。1635年，整个热河一带归入后金版图，热河开始归清廷管辖，满族人又开始在热河兴旺起来。1703年开始，随着避暑山庄的肇建，皇帝北巡避暑，在承德处理政务、接见外国使节及少数民族首领，大批满族人以“从龙入关”“八旗驻防”“跑马圈地”“守围兵士”“守护行宫，安居热河”“驿站兵丁，落户热河”等形式迁入热河，在热河范围内形成以承德为中心的满族聚集区，热河满族也得到了空前的发展，成为清政府第二个行政中心，故有“一座山庄，半部清史”之说。

中华人民共和国成立后，从20世纪80年代起，热河地区设置丰宁、宽城、围场、青龙4个满族自治县和平泉、隆化、滦平3个民族县，据第五次全国人口普查报告显示，热河的满族人口总计约169.60万，占全国满族人口的1/5，大约占全省满族人口的80.10%，占热河总人口的42.33%。

满族医药作为我国传统医学的重要组成部分，曾经为民族生存、健康和发展发挥了重要作用，但随着清军入关，民族融合，文化交融，满族医药大部分已经与中医学相融，体现不出其特色，而且满族民间医生居住比较偏远，其传播主要依靠口传心授的方式，有些保守的医者还秘而不传，加之当今了解满族文化、会说满语的人不多，懂满文的人更是少之又少，满族医药已经逐渐被人遗忘。虽然国家已经组织了10个民族传统医药的发掘整理工作，许多学者和医家对满族医药进行了研究，取得了丰硕的成果（如刘淑云、宋柏林主编的《中国满族医药》的出版、临床研究的新突破，都说明满医满药对人类的健康具有重要的作用），但从文献上看，即使已经有学者对满族医药开始进行研究，但总体比较少，也不够全面，还没有形成系统，对各个满族聚集区满医满药的研究也比较少，尤其是对某一地域满族医药资源的系统普查和全面统计还是空白，而满族医药的地域性普查研究对于继承与发展满族医药，挖掘民间医学遗产，弘扬传统医药文化，是非常必要的。

热河地区满族人口集中，满族文化底蕴深厚，满族文化保留较完整，在清代，热河满族文化的发展达到了顶峰，满族医药也发展到了极致。满族医药作为满族文化及传统医学的重要组成部分，具有鲜明的民族特色和显著的地域性，尤其是在满族聚集区，其特色依然浓郁，文化底蕴深厚。许多有满族特色的偏方、验方和治疗方法，依然在民间流传和应用，且有独到之处。此外，热河地区属于山区，药用资源丰富，为研究满族医药提供了必要的条件。在热河进行满族医药研究，对于抢救和保存满族文化、继承民族文化的精髓意义重大，有利于弘扬和发展民族传统文化，坚定文化自信，推动民族文化的发展。

《热河满族医药》一书的编写，旨在通过对热河满族医药的研究和满族常用药调查，挖掘满族医药精髓，理清满族医药的源流和发展脉络，搜集留存于民间的满族特色秘方、验方和医疗技法，为研究满族医药提供参考，更好地为人类健康服务，这对于抢救满族文化遗产，推动民族医药的发展，弘扬满族文化，继承和发扬传统文化，保持文化多样性，增进文化自信，具有重要而深远的意义。

《热河满族医药》一书，共分为五部分，包括热河满族源流考证、热河满族医药发展历程、热河满族特色医疗方法和偏方、热河满族常用药物，为了让读者全面了解满族用药情况，书最后附有“非热河地区出产的满族常用药”部分。本书的编写立足于热河地区深厚的满族文化底蕴，丰富多彩的满族风情，特色显著的民风民俗，以调查热河地区满族民俗文化和满族医药文化创新思维为突破点，以满族自治县和民族县满族聚集区为落脚点，通过访问各县档案馆和博物馆，查阅热河满族发展的相关文献，并深入田野乡间进行特色秘方、验方、医疗技术及临床经验等实地调查，对热河满族文化特色、满族医药发展过程及现状进行梳理和研究。此外，还组成了满族用药资源普查队，深入田野，对热河所辖区域的满族用药资源进行调查，以探求满族用药分布区域和储存情况。

由于满文创建比较晚，相关文献存世较少，给文献研究带来了很大困难，加之编者水平有限，书中难免会有错误和不当之处，敬请读者提出宝贵意见和建议，以便再版时完善和提高。另外，在本书的编写过程中，查阅和借鉴了《承德古代史》《安忠和说承德》《女真民族史》《中国满族医药》等相关书籍，在此一并致谢。

《热河满族医药》编委会

2018年9月

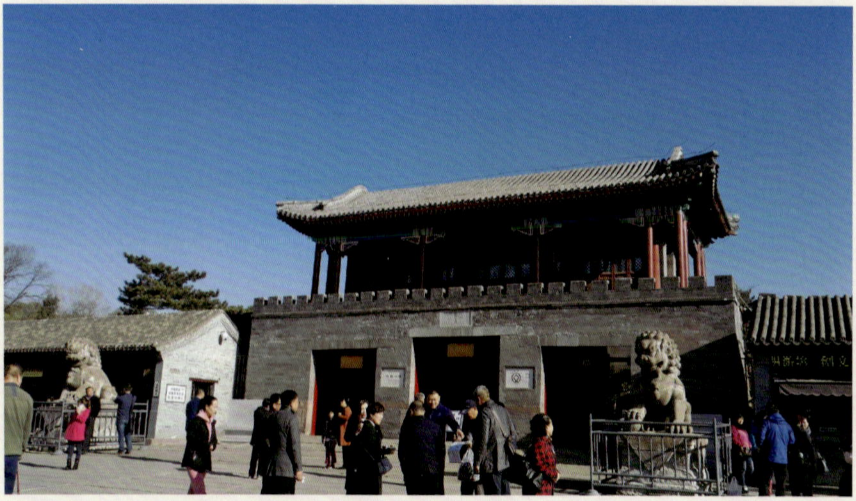

避暑山庄丽正门

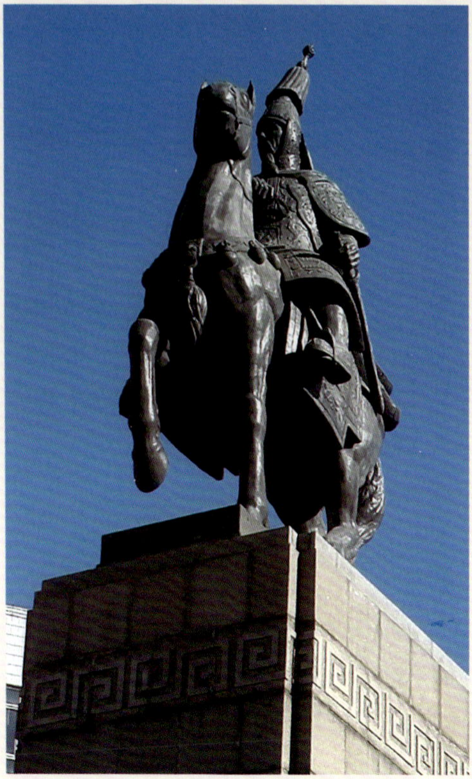

承德火神庙康熙大帝戎装像

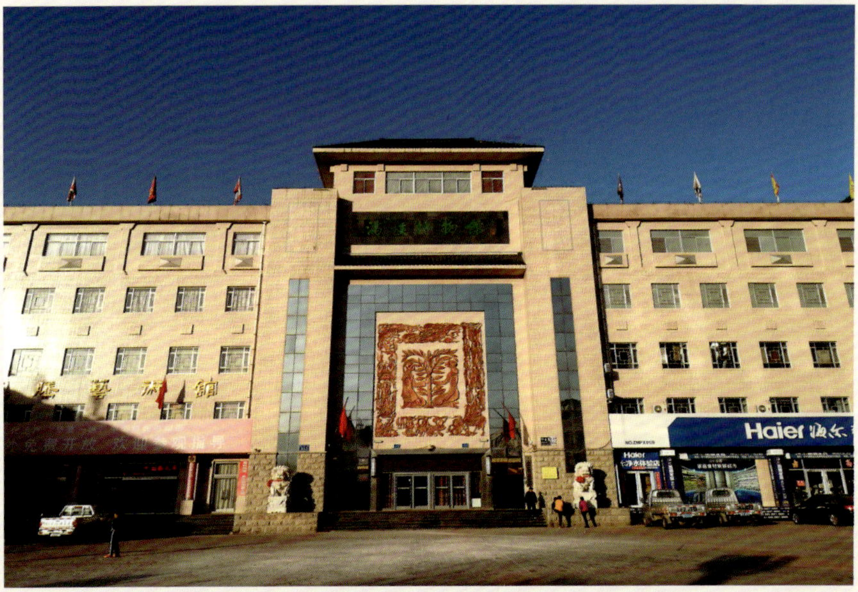

丰宁满族博物馆

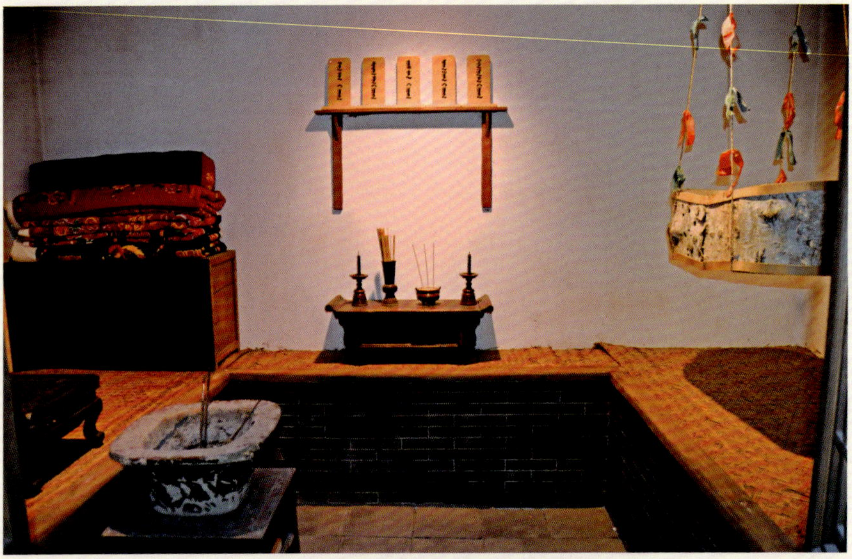

满族回字炕

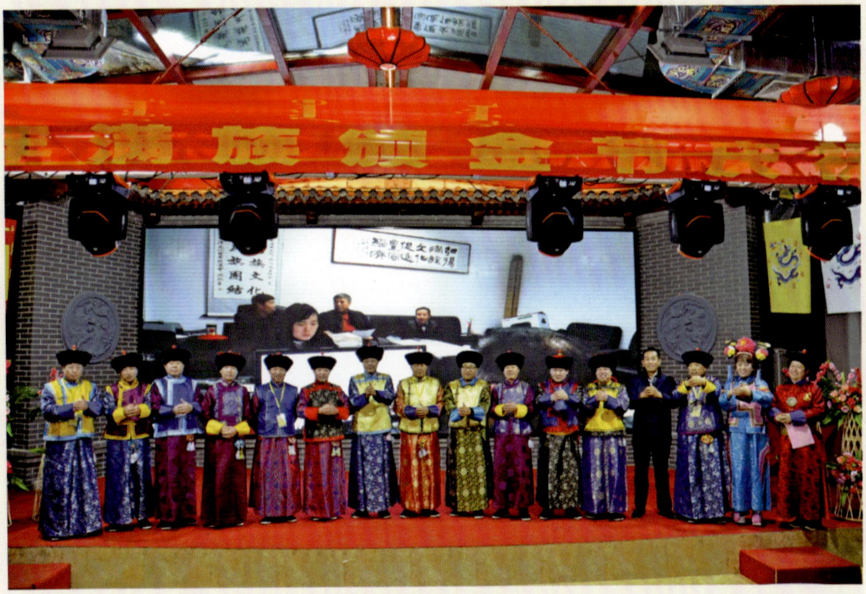
满族颁金节庆

丰宁满族颁金节

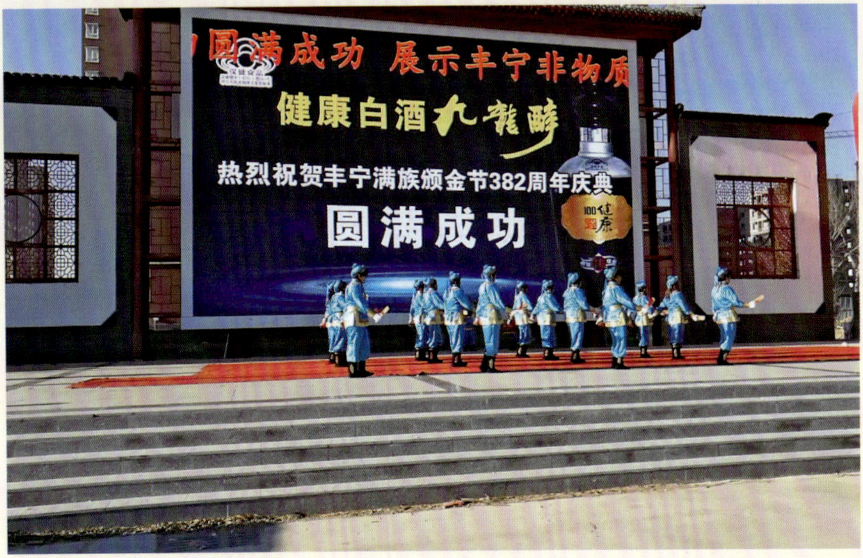
圆满成功 展示丰宁非物质
健康白酒
热烈祝贺丰宁满族颁金节382周年庆典
圆满成功

丰宁竹板落子

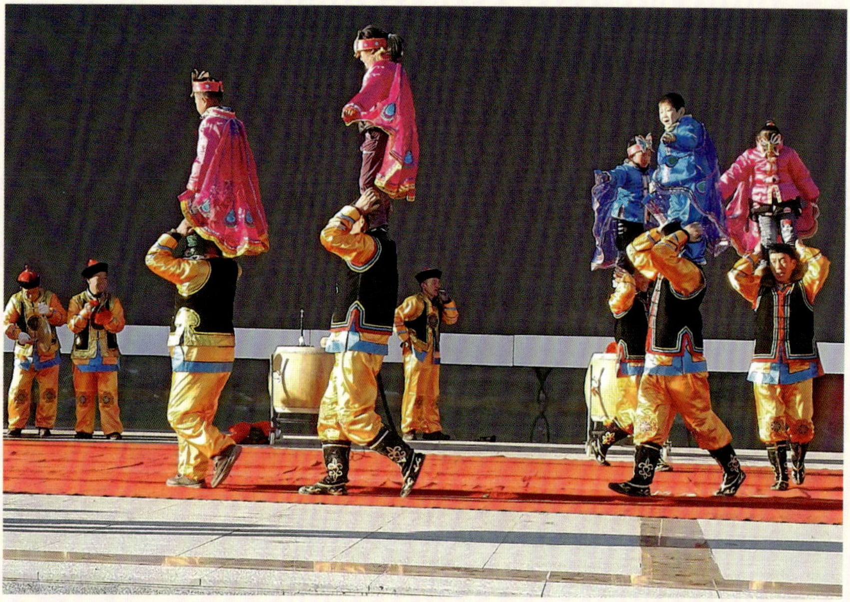

丰宁蝴蝶舞

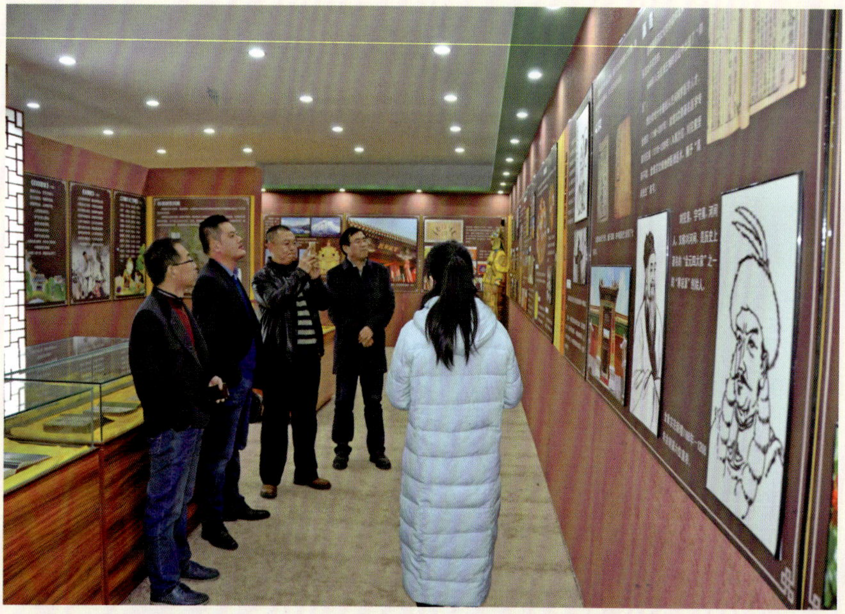

编写组参观考察丹东药业满族医药博物馆

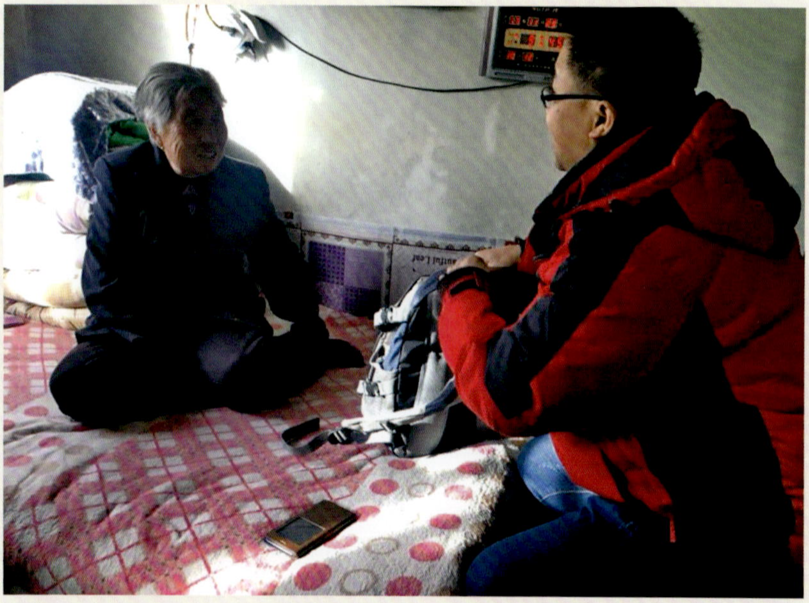

采访丰宁萨满医纪宗娥

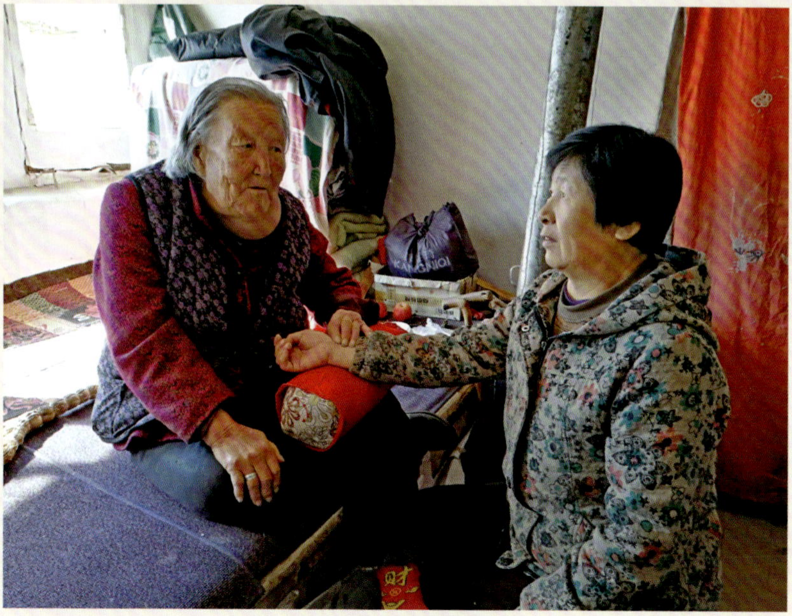

萨满医傅明贤在诊病

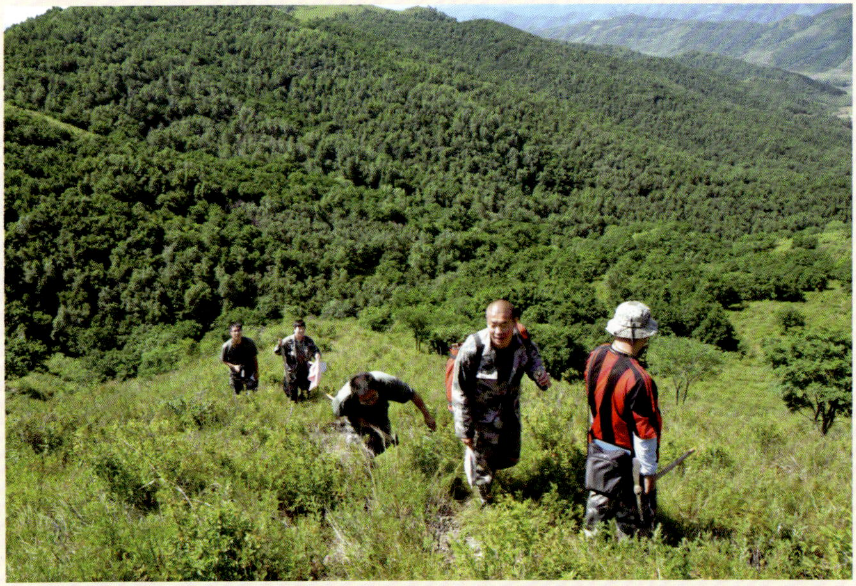

满药资源调查组实地调查

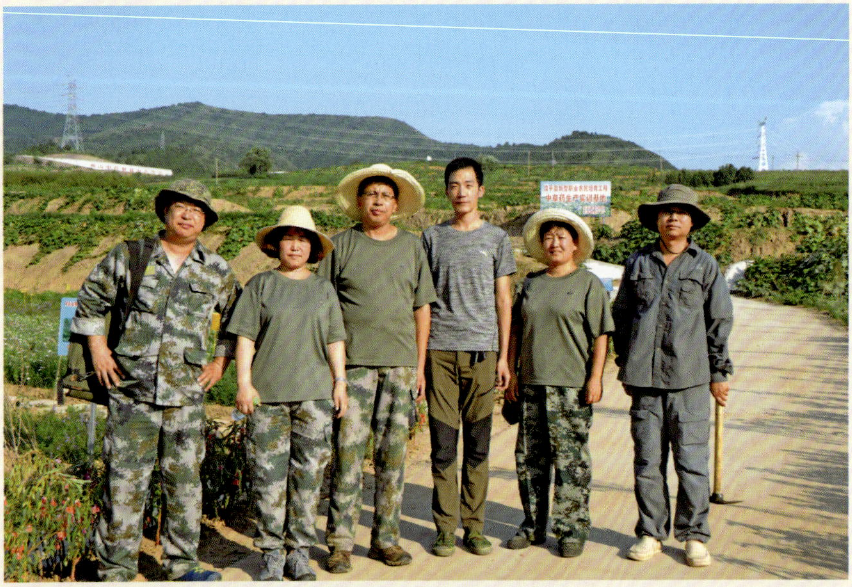

专家指导药材种植

目　录

第一章　热河满族源流考证

第一节　热河概况

热河是清代及民国时期的一个行政区域，该地域在清代始终归直隶省管辖，在不同时期热河所涵盖的地域也有所不同。疆域最大时包括今河北省承德市、辽宁省朝阳市、内蒙古自治区赤峰市所有县旗，地域广阔。北部为内蒙古高原和七老图山脉，中部和南部为燕山山脉，境内有滦河、潮河、辽河、大凌河四大水系，是京津唐的重要水源地，历史上是中原农耕民族与北方游牧民族的交接地带，是北方少数民族通往中原的交通要道。今之承德，地处河北省东北部，位于华北和东北两个地区的连接过渡地域，地近京津，背靠蒙辽，省内与秦皇岛、唐山和张家口市相邻。自 1703 年避暑山庄肇建开始，热河日渐兴盛，逐渐成为清朝第二政治中心。位于承德市的避暑山庄及其周围寺庙是中国十大风景名胜、国家重点风景名胜区，1994 年被批准为世界文化遗产。

一、“热河”的历史沿革

“热河”一词最早出现于清康熙九年（1670 年），源于“热河营”。当时的热河营并不是指承德市区，而是指距离市区以南 10 公里的大石庙镇庄头营村。当时清政府为了缓解民族矛盾，将上百处粮庄从北京迁到承德一带，而庄头营村就是清政府设立的一个“敕授皇庄”，因皇庄在热河（武烈河）之畔，所以命名为“热河营”，而承德市区称为“上营”。1703 年，在上营肇建行宫，上营发展迅速，两地分别称为热河上营和热河下营。随着行宫的不断扩建，继而成为清政府的第二政治中心，热河上营的地位越来越高，上营占有了“热河”之名，上营行宫改称为“热河行宫”。1711 年，康熙帝题写“避暑山庄”匾，热河行宫改称为“避暑山庄”。热河上营改称为“热河”，这就是现在承德市区称为“热河”的由来。

自 1670 年建立热河营以后，经历清朝、民国，直到 1955 年撤销热河省，这期间热河名字经历了数次变更，管辖区域也发生了多次变化。

康熙四十三年（1704 年），设热河总管，辖内府三旗汉军官兵，掌管守卫口、外行宫，并先后迁移奉天、黑龙江、吉林、乌拉茅沟等处人户安置于热河。雍正元年（1723 年），建立热河厅，称为热河第一个行政设置，隶属直隶省，管辖今双桥区、双滦区、承德县和滦平县。其位置南邻遵化直隶州和顺天府密云县，北邻木兰围场。后来又设置了四旗厅，管辖今丰宁和隆化；设置八沟厅，管辖今平泉。1724 年，重设“热河总管”，管辖今承德一带，以及内蒙古东部、辽宁西部，即后来热河都统和热河省管辖范围。雍正十一年（1733 年），改热河厅为承德直隶州，承德之名由此始。乾隆三年（1738 年），裁热河总管、副总管，改设副都统，统辖八旗。乾隆五年（1740 年），设热河兵备道。乾隆七年（1742 年），裁承德州，复设热河厅（今双桥区和承德县）和喀喇河屯厅（双滦区和滦平），承德改为热河，承德之名取消。乾隆四十三年（1778 年），改喀喇河屯厅为滦平县，改热河厅为承德府，领一州（平泉）、五县（滦平、丰宁、建昌、朝阳、赤峰）。今双桥区、承德县以及隆化、兴隆部分区域由承德府直接管辖。此时，今市区范围兼有承德、热河两个名称。嘉庆十五年（1810 年）设热河都统署。热河都统辖承德府及内蒙古昭乌达、卓索图二盟。

辛亥革命后，废除府建制，热河行政设置也发生了变化。1913 年 2 月，热河都统署改名为热河都统公署，热河兵备道改名为热河道，同月，国民政府裁承德府，设承德县，辖区为今双桥区和承德县。民国三年（1914 年）设热河特别区，辖区为热河都统辖承德府及内蒙古昭乌达、卓索图二盟。1929 年，改建热河省，承德为热河省省会。辖有 15 县，5 个设治局。

1933 年承德被日寇侵占。1945 年承德解放，9 月筹建承德市人民政府，11 月正式成立。1946 年 8 月国民党军队占领承德。民国三十六年（1947 年）5 月，国民政府重新划定热河省区域，全省辖有 20 县（承德县、滦平县、平泉县、隆化县、丰宁县、凌源县、朝阳县、阜新县、建平县、绥东县、赤峰县、开鲁县、林西县、围场县、经棚县、林东县、鲁北县、天山县、宁城县，以及凌南县），卓索图、昭乌达 2 个盟 20 个旗（喀喇沁右翼旗、喀喇沁中旗、喀喇沁左翼旗、土默特右翼旗、土默特左翼旗、唐古特喀尔喀旗、锡埒图库伦旗、巴林右翼旗、巴林左翼旗、克什克腾旗、翁牛特左翼旗、翁牛特右翼旗、敖汉左翼旗、敖汉右翼旗、敖汉南旗、奈曼旗、喀尔喀左翼旗、札鲁特左翼旗、札鲁特右翼旗、阿鲁科尔沁旗）。1948 年承德市再次获得解放，隶属热河省管辖，为热河省省会。热河省管辖 2 个市（承德市、赤峰市），4 个旗（敖汉旗、翁牛特旗、喀喇沁右旗、喀喇沁左旗），16 个县（承德县、滦平县、平泉县、隆化县、丰宁县、凌源县、朝阳县、建昌县、建平县、赤峰县、宁城县、围场县、乌丹县、青龙县、兴隆县、北票县）。

1956 年 1 月 1 日撤销热河省建制，同时建立承德专员公署。辖兴隆、青龙、平泉、滦平、丰宁、隆化、围场、承德 8 县。1958 年，承德市由省辖划归承德专员公署辖，同年 9 月撤销承德县。1960 年 3 月撤销承德专员公署，并入承德市。1961 年 5 月复设承德专员公署，辖承德市、兴隆县、青龙县、平泉县、丰宁县、滦平县、隆化县、围场县，共 1 市 7 县。同年 7 月复设承德县，全区共 1 市 8 县。1963 年 1 月，以青龙县 20 个公社、承德县 1 个公社建立宽城县，全区共 1 市 9 县。1983 年 6 月，经国务院批准将青龙县划归秦皇岛市。1984 年 1 月，承德市改为省辖市，管辖承德县。承德地区辖宽城、兴隆、平泉、滦平、丰宁、隆化、围场 7 县。1993 年 7 月 1 日，地、市合并，实行市管县的管理体制，辖 8 县 3 区。即双桥、双滦 2 区和鹰手营子矿区，承德、兴隆、平泉、滦平、隆化 5 县和宽城满族、丰宁满族、围场蒙古族满族 3 个自治县。

本书主要阐述热河满族医药的起源、发展、应用等方面内容，其“热河”所涉及的范围是从避暑山庄肇建，满族大量迁入后，满族人的生活聚集区。因此本书中的“热河”所涵盖的区域是以承德市区为中心的 9 县（含青龙县）3 区。

二、热河居民的变迁

热河，地处我国北方少数民族与中原汉族发达地区的过渡地带，历史上是中原农耕民族与北方游牧民族的交接地带，是北方少数民族通往中原的交通要道，是民族斗争与民族融合的重要区域。自古至今，热河都是以少数民族为主、多民族共同生活的地域。

1988年，考古学家对鹰手营子“四方洞”的发掘结果表明，在旧石器时代晚期，热河地区就已经有了人类活动，而滦平县金沟屯和兴隆县杨树屯石雕女神像和围场县下火房红山文化的代表玉猪龙的出土，以及双桥区冯营子镇赵宝沟文化类型的凤凰山遗址的发现，证明了在新石器时代，原始人类的踪迹已经遍及热河全域，而且热河属于红山文化的范围之内。

夏商周时期，热河属幽州，处于幽燕北部，土方、肃慎、东胡、山戎等民族生活在热河地带。春秋初期，山戎逐渐强盛，与齐、燕对峙，不断发生冲突。春秋中期山戎衰落，东胡崛起。到战国时期，热河完全由东胡人控制，而肃慎人迁徙到东北的白山黑水。在《春秋经传集解》中记载：“肃慎、燕、亳，吾北土也。”古燕地在“今辽宁西部、内蒙古东南部和河北的北部”，即丰宁、滦平、承德、平泉、凌源一带，因此西周时期民族中的肃慎，居于热河地域是可信的。公元前290年前后，燕国战败东胡，修长城，设辽东、辽西、渔阳、右北平、上谷五郡，其中，承德地区分属辽西、渔阳、右北平三郡。

秦汉时期，热河归幽州所辖，属右北平郡和渔阳郡。东汉时期，承德、兴隆、宽城属幽州右北平郡，而其他几个县属鲜卑控制区。这一时期，匈奴、乌桓、鲜卑同汉族在此区域错居活动。乌桓、鲜卑是东胡的两个分支，汉武帝击退匈奴后，乌桓迁到热河一带，为汉监督匈奴，而鲜卑位于乌桓之北。东汉时期，热河全境为乌桓民族生活之地。

三国时期，乌桓衰落，鲜卑崛起。两晋时期，热河处于鲜卑控制之下。十六国时期，鲜卑的一个分支宇文部逃到“松漠之间”，演变成厍莫奚和契丹两个民族。南北朝时，热河属北魏，468年献文帝拓跋弘设立安州，州城在今隆化县城。

隋唐时期，柔然、突厥、契丹、厍莫奚（奚族）与汉族共同生活在热河，盛唐时，承德地区属河北道辖区，之后奚族和契丹不断壮大，与唐多次发生战争。911年，辽太祖耶律阿保机攻打奚部获胜，热河划入契丹版图，热河属中京道北安州和泽州辖区。辽太祖时曾把大批汉人俘虏置于热河，926年，辽灭渤海国，许多渤海人被迁入热河，热河形成了契丹、奚、渤海、室韦及汉族共同杂居的局面。

1122年，完颜阿骨打领导金军战败辽军，热河由金管辖，属北京路，归大定府管辖。女真族成为热河的主体民族，与当地农业民族奚族、契丹族、渤海族、蒙古族、汉族等民族杂居，到金晚期，女真族很快由狩猎游牧民族成为农耕民族，其生活风俗也发生了相当大的变化。1212年，蒙古军占领今丰宁北部，到1214年，整个热河已经完全由蒙古军控制。宽城、平泉属辽阳行省大宁路管辖，其他地域归中书省上都路管辖，蒙古族、女真族、契丹族、汉族是当时的主要民族，少数民族逐渐与汉族融合。

1370年，李文忠率兵占领热河，进行了一次大移民活动，将大批"北平山后之民（承德、张家口）"迁到长城以里，此时热河基本就没有老百姓居住了，取而代之的是防御军事区，设立兴州五卫，驻扎屯卫，归北平府管辖。1403年，兴州五卫被撤，热河地带成为"瓯脱地"。到了明朝中期，蒙古部落南移，进入热河一带驻牧，热河为蒙古鞑靼控制区，以蒙古族为主。1421年，明朝派逻骑营驻扎丰宁波罗诺，自此，热河成为明朝与蒙古交战之地。明朝中后期，不断有汉人越过长城到达热河一带居住，汉人自称"百姓"，后来把蒙古语的"百姓"写成汉字的"板升"，把汉人聚居地称为"板升城"，之后逐渐演变成"板城"，现宽城和承德县多处"板城"就是由此而来。

明朝末年，女真在东北兴起。1616年努尔哈赤建立后金政权，1629年女真兵马穿越热河地域，集结于兴隆南部，与明军作战，攻至北京，1630年退回长城外。到1635年，整个热河一带归入后金版图。是年，皇太极改"女真"为"满洲"，1636年皇太极称帝，改国号为"大清"，热河开始归清管辖。

1644年，清兵入关，迁都北京。1647年，顺治皇帝巡幸塞外，驻"海流土口"。1650年，多尔衮在喀喇河屯（现滦河镇南）修建避暑城。1670年，康熙皇帝进行了一次大的移民，将上百处农庄从北京附近迁往承德一带，分布于市区、丰宁、滦平、承德县和宽城等地，大批满族迁到热河，成为热河的主要居民。康熙二十年（1681年），清政府设置木兰围场，并派大量士兵驻守，又为热河北部迁入大量满族人。1703年，为适应每年大规模木兰秋弥的需要，开始在热河兴建一系列行宫（共八座）。1703 年，上营行宫肇建，开启了热河避暑山庄辉煌发展的序幕，随着热河行宫及外八庙的兴建，清王朝在承德设立了一系列政治机构，同时为宫廷服务的仓库、皇庄、商业活动场所也随之发展起来，热河逐渐成为清政府第二行政中心，日益繁荣。到乾隆中期，热河已经成为塞外大都会。八旗皇族及旗人的大量迁入，使热河成为以满族为主的民族聚集区。特别是康乾时期，热河成为清政府处理民族事务的中心，在此接见少数民族首领的觐见，实施民族融合治国策略。

1913 年，民国政府撤销承德府，设立承德县，热河兵备道改为热河道。1914 年，民国政府设置热河特别区域，1929 年成立热河省，省会为承德县。1933 年，承德被日寇侵占。1945 年解放，9 月筹建承德市人民政府，11 月正式成立。1946 年 8 月国民党军队占领承德。这一历史阶段，承德居民流动性较大，但热河仍为以满族为主的多民族聚集区。

1948 年承德市再次获得解放，隶属热河省管辖，为热河省省会。1956 年 1 月 1 日撤销热河省建制，同时建立承德专员公署。1983 年青龙划归青黄岛管辖，1987 年建立丰宁满族自治县和青龙满族自治县，1989 年成立宽城满族自治县和围场满族蒙古族自治县。1993 年 7 月 1 日地、市合并，实行市管县的管理体制，辖八县三区，即双桥、双滦 2 区和鹰手营子矿区，承德、兴隆、平泉、滦平、隆化 5 县和宽城满族、丰宁满族、围场蒙古族满族 3 个自治县。

中华人民共和国成立后，热河政局逐渐稳定，民众安定，由于热河的历史发展，以满族为主的少数民族居民仍是热河居民的主要组成部分，其民族文化、生活风俗在热河依然源远流长。

据 2010 年人口普查统计，全国满族的人口总数约为 1038.7958 万人，其中辽宁有 533.6895 万人，河北有 211.8711 万人，吉林有 110 万人，黑龙江有 74.8020 万人，北京、内蒙古等地的满族人口均在 30 万到 100 万之间，河南、天津等 17 个省级行政区满族人口均在 1 万到 10 万人之间，安徽、福建等 8 个省级行政区满族人口均在 0.1 万到 1 万人之间，西藏自治区约有 718 人。

热河总人口 401.4 万人，其中，满族人口为 169.6 万人，热河满族人口占全国满族人口的16.30%，占全省满族人口的80.10%，占热河总人口的42.33%。也就是说全国近1/6、全省约4/5的满族人居住在热河，热河近一半的居民为满族人。

由于热河特殊的地理位置，自古至今都是多民族共同生活的区域，这种多民族的共同发展，有利于民族间的相互交流，促进了包括医药在内的民族文化融合。

第二节　热河满族的变迁

一、满族的起源

满族，原称为“满洲”，是一个古老的民族，有着几千年的悠久历史，发源于白山黑水之间，主要以渔猎为生，信仰萨满教。在17世纪，以女真人为核心，融合该区域的蒙古、汉、朝鲜、达斡尔、锡伯、索伦等民族，并编入八旗制度而形成的民族共同体，“白山黑水”，是满族的发源地。

商周时期，满族人被称为“肃慎”，战国、秦汉时期被称为“挹娄”，隋唐时期被称为“勿吉”和“靺鞨”，宋金元时期被称为“女真”，努尔哈赤建立后金，称女真人为“诸申”，1635年皇太极废除“诸申”之名，定族名为“满洲”，辛亥革命之后称为“满族”。1989年10月，在全国首届满族文化学术研讨会上，将皇太极为满族定名的农历十月十三日作为满族的“诞生日”，即“颁金节”。

二、热河满族来源

1. 从龙入关

顺治元年（1644年），清军入关，并迁都北京，辽沈地区的满族八大姓被派驻京城及全国各地，在热河市区及各县均有分布。

2. 八旗驻防

热河八旗驻防属于畿辅驻防，乾隆二十一年（1756 年）改为长期驻防，驻防八旗军士的家眷也随之迁入定居，这也成为热河满族的主要来源之一，此时居住在热河市区的八旗军士及家属就有 6500 人以上。

3. 跑马圈地

清军入关后，为了巩固政权，奖励将士，解决满族士兵生计问题，在京畿地区进行圈地，热河地域大部分田地被除正红旗外的其他七旗圈占，并建立农庄，这成为热河满族的重要来源，如上营、下营等皇庄均是在此时建立。

4. 守围兵士，落户热河

康熙二十年，清政府在热河设置木兰围场，派驻大量八旗兵丁驻防。康熙四十五年（1706 年），在隆化县唐三营设立管理围场的总管衙门，围场外围设立 8 处营房，40 个卡伦，负责守护围场，八旗官兵及其家眷逐渐在营房及哨所处形成村落，如隆化的张三营、蓝旗、唐三营，丰宁的黄旗、南辛营、镶黄旗，围场的朝阳地、下伙房、蓝旗卡伦等都是这样演变而来。

5. 守护行宫，安居热河

康雍乾三朝，每年均进行木兰秋狝活动，由北京到围场修建了多处行宫，看守这些行宫的士兵多由八旗派遣，其中有些看守兵丁就落户热河。尤其是 1703 年，避暑山庄开始肇建后，热河的地位越来越重要，大量八旗兵丁被派入热河。随着避暑山庄的修建，热河逐渐成为清政府的第二政治中心，许多王公大臣、贵族及大量旗人、商家迁入热河，成为热河市区满族的重要组成部分。

6. 驿站兵丁，落户热河

热河地处东北、内蒙古和北京的交汇处，地理位置重要，尤其是避暑山庄修建后，热河的政治和商业地位逐渐提高，加快了热河交通的发展。热河建立了多处驿站，并驻扎八旗兵丁，其中不少士兵及其家眷落户热河。

三、热河满族的发展与繁荣

热河自从设立木兰围场，到避暑山庄的肇建及外八庙的修建，尤其是由一个不为人知的上营，发展到世人皆知的清政府第二政治中心，热河市区发生了翻天覆地的变化。经过康雍乾三朝近百年的发展，农业发展快速，农民丰衣足食，手工业、商业、矿业以及交通运输业都得到了快速的发展，尤其是避暑山庄和外八庙已经成为我国多民族统一国家的形成和发展的历史见证。到乾隆年间，热河已经发展成为及政治和军事上非常重要、商业高度繁荣的都市。

清政府夺取全国政权后，直到康熙初年，政局亦不稳定，南有三藩、东有台湾、北有沙俄及蒙古各部，加之八旗军士的骄逸，在这种形势下，清政府做出“肄武绥藩”，巩固北方边防的重要战略决策，设立木兰围场。1701 年，康熙皇帝为了方便北巡、木兰秋狝，开始修建行宫。1703 年，开始在热河上营修建避暑山庄，历经康雍乾三朝。为了巩固北疆安全，笼络蒙古、藏等民族，建立统一的多民族国家，清政府采用恩威并施的策略，尊重蒙古族、藏族等民族的宗教习俗，在承德广修寺庙，作为清朝皇帝举行政治、宗教活动的重要场所，并作为少数民族首领朝见、居住的行宫，俗称“外八庙”。

避暑上庄修建后，康熙、乾隆两位皇帝每年都到避暑山庄居住，有时长达半年，皇帝在热河处理政务、接见外国使节及少数民族首领，热河成为清政府仅次于北京的第二政治中心，素有“一座山庄，半部清史”之说。

清军入关后，下令圈地，设立庄田，将编庄置园的土地经营模式推广到中原。康熙九年（1670 年），热河地区的大部分土地被拨于除正红旗外的其他七旗，热河庄田逐步发展起来。在热河的庄田主要包括内务府庄田、宗室王府庄田和八旗官兵户下的庄田，如热河上营、庄头营等都是当时建立的田庄，各田庄由庄头负责管理。热河满族各地庄田的建立，为大量土地的开垦起到了先导作用，带动了塞北的开发。经康雍乾三朝的发展，热河地区的耕地基本被开发出来，耕地面积达到空前规模，人口规模不断扩大，加之中原农耕技术的传入，使得热河地区粮食生产日趋稳定，不仅能够自给自足，而且还能补给内地，这说明热河已由单一游牧经济模式转变为以农业为主、农牧结合的经济模式。农业的发展不仅促进了这一地区经济的发展，还缓解了中原地区人口的压力，而且对于稳定清朝的北部边疆、巩固清朝的统治具有重要的意义。

随着避暑山庄的肇建，皇帝每年都会带领王公贵族到热河，由于居住时间比较长，许多贵族、大臣就在山庄附近建立起自己的府邸，之后，蒙古王公也到热河定居。作为政府的行政中心，热河建立了相应的行政机构，大批的文武官吏、衙役、兵丁等也在热河居住。随着农业的发展，定居人口的增加，尤其是皇室、王公贵族、官员等消费人群的到来，促进了商业的发展，到乾隆年间，热河已经发展成为政治、商业高度发达的都会，并逐渐形成了以避暑山庄为核心的市区城市和辐射八沟、建昌、下板城等城镇的繁华地区。

热河在古代就是北方少数民族与中原汉族的交融地带，自古至今都是民族融合发展的重要区域，随着满族多渠道进入热河与统治者把热河作为建立统一多民族国家战略之地，热河发展成为以满族为主体，满族、蒙古族、汉族等多民族共同生活的局面。

由于热河的高速发展，人口的增加，逐步形成了以满族为代表的少数民族与汉族相融合的局面，少数民族文化与中原汉族文化在这里进行高度的融合，在宗教信仰、礼仪、生活习俗、医药等方面，形成了独具特点的特色文化。

城市的繁荣发展与政治的关系密不可分，热河之所以出现空前的繁荣，就是因为清中期的康乾盛世。到了清朝后期，嘉庆很少进行木兰秋狝了，至道光朝木兰秋狝被停止，咸丰帝以后，清政府更是无暇顾及热河，政府对热河的投入日渐减少，严重影响了热河的经济发展，热河由此步入经济发展延缓阶段。

四、热河民俗的满族特色

民俗，是一个民族的基础，是在长期的生产、生活实践中逐步形成的，具有民族特色的生活习惯的升华，最能体现一个民族的文化特色。热河历史悠久，满族文化底蕴深厚，形成了以满族为主体的少数民族与汉族共同生活的局面，随着社会的发展，民族的融合，具有鲜明特色的满族风俗很大一部分被汉族风俗所同化，但仍有一些独具特色的民俗得以留存，更有一些被发扬光大，形成独具特色的民族文化传承，以下介绍在热河依然留存的满族习俗。

1. 服饰特色

满族人的服饰主要特色是襟式长袍，因满族人皆为旗人，故称为“旗袍”，满族男女皆喜穿旗袍。20 世纪 40 年代后，男式旗袍渐渐被废弃不用，女式旗袍样式也有所改动，由宽袖改窄袖，由宽松变为紧身贴腰。现在，旗袍成为了中国和世界华人女性的传统服装，是中国悠久的服饰文化中最绚烂的现象和形式之一。

2. 饮食习俗

随着满族人迁入热河，满族的饮食习惯与汉族、蒙古族等民族的饮食文化融合，但满族特有的风俗习惯仍然随处可见。满族民间农忙时日食三餐，农闲时日食二餐，喜食豆饭、水饭。冬季喜爱食用酸菜、冻豆腐、火锅、血肠、猪肉炖粉条、酸菜熬白肉、榛蘑炖小鸡、小锅饽饽等。喜欢制作和食用黏食，如黏米饭、黏豆包、年糕、炸糕、黏饼子等。除此之外，还有豌豆黄、炸碗坨、驴打滚、萨其马、大拉皮、拨御面、莜面窝子、玫瑰饼等满族特色小吃。在承德，最出名的满族饮食便是满族八大碗、满族烤全羊。

3. 文化习俗

剪纸是满族传统文化中的一个重要部分，迄今已有 300 多年的历史，起源于满族萨满教。剪纸作品表达了他们对自然神灵的敬畏、对始祖神的感恩情怀以及对在祖先神的护佑下繁衍昌盛的美好憧憬。剪纸是满族祭祀、节庆活动中不可缺少的烘托氛围的文化符号，像过年时的窗花、挂笺、婚礼上的喜花、生命树等，也是日常用品和服装、鞋帽的装饰图样。

丰宁满族剪纸始于清代康熙年间，经过长期的发展，形成了一定的地域特征与民族特色，它以阳刻为主、阴刻为辅，批毛纤长、剪工精细为特征，深受居民喜爱，在承德具有很高的知名度。1993 年，丰宁被文化部命名为“中国民间剪纸艺术之乡”。2006 年 5 月 20 日，经国务院批准，丰宁满族剪纸被列入第一批“国家级非物质文化遗产名录”。2007 年 6 月 5 日，经文化部确定，河北省丰宁满族自治县的张冬阁为该文化遗产项目代表性传承人，并被列入第一批“国家级非物质文化遗产项目”。2010 年 10 月，河北省蔚县剪纸、丰宁满族剪纸与陕西剪纸等各省（市、区）列入国家级名录的剪纸项目被联合打包，作为中国剪纸的联合申报项目，顺利通过联合国教科文组织保护非物质文化遗产政府间委员会的审批，列入“人类非物质文化遗产代表作名录”。

满族先民信奉萨满教，相信万物有灵，萨满通过跳神的方式，将人与神相互沟通，并能为人治病，形成具有满族特色的萨满医治病方式。医疗活动是萨满文化的重要组成部分，它是满族先民创造的众多文化形态的一部分。现在在承德农村地区，萨满医治病依然存在。不可单纯地认为萨满治病是蛊惑人心、封建迷信的简单巫术，其中蕴含的复杂的心灵医术，是利用跳神、招魂、占卜等仪式活动来唤起和调动患者本身的自我康复能力，从而发挥治疗作用。萨满治病方式存在诸多与现代医学经验不合的蒙昧成分，对于疾病的阐释也不尽清晰，我们要批判地继承，但是萨满医通过巫术文化与医疗效验的巧妙结合实现了对人体的调节功能。

满族特色的文体项目来源于实践，与满族先人渔猎生产和游牧的生活方式有关，承德满族流行的文体活动约有 50 个重点体育项目，如“珍珠球”“打木桩”“赛马”“狩猎”“弹马”“射箭”“哨鹿”等。当前，在热河发展突出的满族文体项目有“珍珠球”“二贵摔跤”“踩寸子”“耍中蟠”“秧歌”“满族蝴蝶舞”“吵子会”“竹板落子”等，既是体育项目，又是文艺花会节目。

满族的传统节日主要有颁金节、春节、上元节、二月二、五月节和中秋节等。

颁金节：是满族“族庆”之日，1635 年阴历十月十三，皇太极发布谕旨，正式改族名“女真”为“满洲”，这标志着一个新的民族共同体形成。1989 年 10 月，在丹东“首届满族文化学术研讨会”上，正式把每年的 12 月 3 日定为“颁金节”。

上元节：即正月十五日，俗称“元宵节”。同汉族一样，满族也有元宵挂彩灯和吃元宵的习俗。

走百病：是满族妇女的节日。正月十六日晚，妇女们三五成群，或结伴远行，或嬉戏欢闹，叫作“走百病”。

添仓节：农历正月二十五，满族居民用灰等围出仓的形状，在其中放些粮食以示仓满，或祭祀仓笼之神，以祈一年粮丰仓满。

二月二：俗称“龙抬头日”。当日清晨，满族人家把灶灰撒在院中，灰道弯曲如龙，故称“引龙”。然后在院中举行仪式，祈求风调雨顺，全家人还要吃“龙须面”和“龙鳞饼”。

五月节：农历五月初五，除吃粽子外，还会登山、采集艾蒿夹于耳上或立于门边、粮仓以驱邪避瘟。

中元节：满族以七月十五为中元节，也视为超度亡灵的“鬼节”。

中秋节：满族人家过中秋节也吃“团圆饭”。此外，月亮初升之际，还要供月。

腊八节：满族人家腊月初八要泡“腊八蒜”和煮“腊八肉”。

小年：满族过小年的习俗与汉族相同，腊月二十三日为“小年”。届时家家户户要祭祀灶神，俗称“送灶王爷”。

第二章　热河满族医药发展历程

第一节　热河满族医药与萨满、中医学的关系

热河地区具有深厚的满族文化底蕴，满族医药作为满族文化的一部分，在热河传承悠久，满族医药也为本地区民众的健康发挥了重要作用，由于热河位于东北与华北交界，处于满族文化与中原文化的交融地带，萨满、中医相互借鉴，相互交融，密不可分，形成了独具特色的满族医药文化。

一、萨满与热河满族医药

萨满教是我国古代北方民族普遍信仰的一种原始宗教，是在原始信仰基础上发展起来的一种民间信仰活动，产生于原始母系氏族社会的繁荣时期。古代北方民族或部落，如肃慎、匈奴、契丹等；近代北方民族，如满族、蒙古族、赫哲族、鄂温克族、哈萨克族等也都信奉萨满教或保留了一些萨满教的遗俗，萨满教对这些民族的生产、生活和社会习俗等各个领域产生过重大影响。因为通古斯语称巫师为萨满，故得此称谓。萨满被认为有控制天气、预言、解梦、占星、预防和治疗疾病以及旅行到天堂或者地狱的能力。

萨满教认为“万物有灵”。治病是萨满教的主要职能之一，萨满往往充当着医生的角色。萨满分为家萨满和野萨满，家萨满主要负责族中的祭祀活动，野萨满是神抓萨满，神抓萨满的活动包括医病、驱灾、祈福等。

从明清时代到近现代，热河是一个汉族与少数民族的聚集区。明代，由于当时政府的战略性后退，热河成为蒙古人的牧马场。到了清代，随着热河成为清政府的第二政治中心，满族人、汉族人进入热河。随着土地开发、安置灾民等情况，这里逐渐成了汉族、满族、蒙古族等民族的聚集之地。随着蒙古族人和满族人在热河的生产生活，萨满信仰成为当地的主要信仰。但随着清帝逊位，热河先后进入了民国时期、东北沦陷时期、共和国时期。随着历史的发展，萨满信仰逐渐走向衰落，现在基本上没有人打着“萨满”旗号活动，甚至在民间说起萨满，有时竟无人知晓，但是萨满教的遗迹并没有从

人们的信仰中彻底消亡。

满族先民世代生活在东北地区，和历史上的许多民族一样，其文化和宗教有着不可分割的联系。如出征、狩猎、采集、收获、喜庆，以及防灾祛邪、治疗疾病等都和萨满教相关，其中生命安全、身体健康、祛邪治病尤为重要。在没有医药的条件下，满族先民只能靠崇信萨满教来解除病痛。因此在某种意义上讲，萨满教与满族早期医学是有密不可分的关系的。直至清初有了医药的端倪，满族人才“病轻服药，而重跳神”，或跳神后，结合部分医药、针砭术治病，萨满治病成为满族先民治疗疾病最重要的手段。

萨满主要采用降神作法的方式进行问病及治病。在其跳神之际，或模拟老虎神的狰狞，或表演妈妈神的慈爱，或仿效姑娘神的腼腆，其宗旨都是为了取悦或恐吓作祟的恶神，以达到治病的目的。以上这一类巫术虽然无科学道理而言，但对于某些病笃日深的患者来说，在他所能达到的理解力的基础上，却也不失为希望的所在。在自然条件十分严酷、医疗条件又极端落后的时代，疾病构成了对人类生存的极大威胁。萨满的出现，在很大程度上增强了人们战胜疾病的勇气和决心。体内积极因素的调动，往往使一些患者得以痊愈。可见，当巫术活动作用于特定对象时，有时的确起到了心理疗法的作用。萨满的医疗活动也并不局限于迷信的巫术，在长期的实践中，他们积累了丰富的民间医学知识，掌握了大量动、植物药的治疗作用，形成了治疗效果突出的偏方、验方，并通过神的名义来治疗疾病。实际上，满族的民间萨满既是巫师，也是医士。

二、中医药与满族医药

满族先人在生产生活实践中也积累了原始药物和治疗方法为族人治疗疾病，而萨满逐步收集掌握了医药知识。他们在为族人祈神治病的同时，也自然地把杏仁、栀子、元胡、金银花、人参、白附子等药材制成粉剂或汤剂给病人服用，或施针灸为族人治病。满族医药和治疗方法在历代萨满应用实践过程中得到延续和发展，形成了独特的满族萨满医药。

宋金时期，女真人作为统治阶级民族，由白山黑水逐步南迁，热河地区从而形成了多民族杂居共处的地域，满族与汉族及其他民族相互交融，文化融合对满族医学水平也起到了推动作用，女真人得以更多地接触和吸纳学习其他民族的先进文化和先进技术。满族医生大量吸纳汉族、蒙古族、回族等其他民族的医药知识，在金代出现了中医学术思想的大发展。“金元四大家”中的刘完素、张从正、李杲都是金代人，为满族医药与中医学的融合起到了重要的作用。

在元代，女真人族群结构发生了变化，迁徙到中原地区的女真人在长期的民族融合过程中失去了其文化特征，居住在长白山和松花江、黑龙江流域等北方地区的女真人保留了满族生活习惯，传统满族医药得以延续，并将中医文化向北方传播。

1644年清军入关，定都北京。满族文化与汉文化的融合逐渐加深，先进的中医药学逐渐被满族贵族和满族知识分子接受和吸纳。与此同时，萨满活动逐渐分为宫廷萨满和民间萨满，宫廷萨满参与国家的各种大典等活动，其治病的功能被限禁，而其治病消灾的功能在民间萨满活动中依旧盛行。早期满族医学开始与萨满教逐渐分离，满族医学发展进入新的历史时期。热河，作为清政府的第二政治中心，医药文化也受到同样的影响，形成了满族医药与中医学相互融合的阶段，清代出现了大批的满族名医和著作。满族名医边成章著有《边氏验方》，还有正骨名医觉罗伊桑阿、满族地方骨伤科名医杜自明著有《中医正骨经验概述》等。

民国期间，满族医学亦随着社会的动荡而步入发展低潮期，但在此时期，也出现了著名的满族医学家，如有“尽得岐黄真传”的关永清、“医术精深”的方脉学家曹怀庆及一批针灸按摩、骨科等诸多名医。现在民间满族医生运用满族医技、医法数十种，在医疗中仍使用脉诊、舌诊、指诊等诊断技术。满族医学在治疗骨伤、外伤、寒湿病痛等北方常见疾病方面有较好疗效，这些方法仍在民间医疗保健中发挥作用。

第二节　热河满族医药的发展现状与前景

一、热河满族医药的发展现状

满族医药作为满族文化的重要组成部分，是满族居民在长期与自然和疾病作斗争过程中逐渐形成的经验总结，是满族文化的亮点，也是满族广大劳动人民的智慧结晶，具有鲜明的民族特色和明显的地域性，曾经为民族生存、健康和发展发挥着重要作用。满族医药是中国民族医药的重要组成部分，是我国传统文化的重要组成部分，是扎根于满族居民日常生活的文化，它和满族居民的思维方式、生活方式等紧密相关，是我们宝贵的遗产，也是我们保持文化多样性的重要资源。在当今的热河满族聚集区，依然有许多具有满族特色的偏方、验方和治疗方法在流传和应用，且效果独特。

随着时代的发展，满汉文化的融合，满族医药的影响已经逐渐减弱，究其原因有以下几点：一是满族文字出现较晚，文献记载有限；二是随着清代民族文化交融，满医药与中医学进行了融合，使满族医药特色不明显；三是满族医药的传承方式主要是通过口传心授的形式进行，加之有些保守的医者还秘而不传，导致满族医药传承弱化；四是当今了解满族文化、会说满语的人不多，懂满文的人又少之又少，既懂满语又懂满医的存世者更是微乎其微；五是满族医药临床应用的多，但进行现代化研究的少。但满族医药作为少数民族的传统文化，一些具有鲜明满族特色的医疗方法和用药依然广泛流行和使用，尤其是在满族聚集区，其特色依然浓郁，许多有满族特色的偏方、验方和治疗方法，甚或具有满族萨满特色的治疗方法依然流传，且有疗效独到之处。这些经验以“碎片”的形式存在、流传于民间，对于民众的身心健康及环境适应等依然发挥着重要的作用。

二、热河满族医药的发展前景

随着社会的进步，在热河地区的城镇及市区生活的满族人已经完全融入现代生活，虽然有满族特色的生活元素依然随处可见，如穿旗袍，吃小锅饽饽、黏豆包、酸菜白肉，跳秧歌等，但有满族特色的医疗方法逐渐被淡化。热河地区满族人口集中，尤其是在农村，满族文化保留较完整，满族文化底蕴深厚。满族医药作为满族文化及传统医学的重要组成部分，具有鲜明的民族特色和明显的地域性，尤其是在满族聚集区，其特色依然浓郁，有满族特色的治疗方法依然占据很大的比重，许多具有满族特色的治疗方法仍在盛行，如萨满治病的偏方、验方，以及洗汤、针刺等特色疗法都得到广泛的应用。

满医治疗疾病多取用天然的动、植物药，热河为山区，药用资源丰富，据不完全统计，具有药用价值的动、植物约 600 种，历史上有经营的中药材约 260 种，尚未开发利用的约 400 种，丰富的药用资源为研究满族医药提供了必要的条件。

通过对热河满族特色秘验方、医疗技术及临床经验的民间调查整理，一是可以筛选出疗效突出的治疗方法和药物，并应用于临床，服务广大患者；二是对于适合热河山区种植的满族草药，可以进行广泛的种植，增加农民收入；三是可以借助河北省中药开发与研究重点实验室及河北省中药产业创新发展联盟的优势，对疗效突出的满族用药进行科学研究，以更好地服务于社会。所以在热河进行满族医药研究，对于抢救和保存满族文化，继承民族文化的精髓意义重大，有利于弘扬和发展民族传统文化，坚定文化自信，推动民族文化的发展。

第三章　热河满族特色疗法和偏方

满族发祥于东北的白山黑水之间，该地区属大陆性气候，位于温带和寒温带的湿润、半湿润季风气候地区。夏季短暂炎热，冬季漫长寒冷。满族先民在这种自然环境下从事渔猎生活和农业劳动一定会发生相关的疾病，如寒冷导致的感冒、风寒、哮喘、风湿病等。他们在与疾病作斗争的过程中，逐步发现了能够治疗和预防常见病的动植物药材和相关的治疗方法。

热河地区多为丘陵，气候与东北相似。满族人迁入热河后，与汉族及蒙古族、回族等杂居于此。满族医药文化与其他民族医药特色相融合，形成了有热河特色的满族医药文化。

第一节　热河满族特色疗法

在满族医药文化中，确实有独具民族传统和特色的治疗方法，如针灸、温泉浴、食疗、酒疗、热熨、冰雪疗法、正骨、海水浴等疗法。满族医药民间应用调查小组在调查过程中发现，上述几种有特色的疗法，除海水浴外，其他均存在，以下介绍几种常见的治疗方法。

一、灸法

灸法，是利用晒干后收集的艾叶自制成艾条，通过灸灼患者穴位、关节、患处，以患者发热汗出为度，起到温阳散寒、祛风除湿、通络止痛的作用，常用于治疗风湿痹证、胃肠冷痛等。

二、针法

针法并非满族特有的疗法，但也有其特色。编写组采访时遇到的傅明贤老人，是满族蒙八旗人，现年 86 岁（1932 年出生）。她善于用银簪点刺治疗小儿抽风，在小儿头面上扎 43 针截住风道，就能把风截住，起到良好的息风止痉作用，再配合吃些化风锭即可。她在治疗蛇盘疮时也是用银簪点刺以截断病势。有的人还利用针刺人中，或者扎鬼门十三针等方法治疗邪病，有时会收到立竿见影的效果。

三、温泉浴

温泉浴是利用泉水洗浴治疗疾病的方法。热河地区温泉比较多，避暑山庄里流出的热河本身就是温泉水。满族人民很早就认识到温泉的保健治疗作用，称其为“汤泉”。康熙五十四年（1715 年）承德县头沟镇设立了汤泉行宫，皇帝及大臣避暑期间，经常到此处洗汤，现在承德建设开发的与汤泉行宫规模相仿的汤泉不下十家。温泉洗浴具有舒筋活络、活血化瘀、消风止痛、解除疲劳、放松身心的作用，常用于治疗风湿痹证、皮肤病、神经系统疾患等，还可以让四肢活动困难的患者在温泉中进行康复锻炼。现在，承德周边有很多的温泉都已经进行了开发，如隆化县七家温泉、承德县头沟汤泉，已经成为人们休闲度假、养生保健的良好场所。

四、正骨

正骨，是中医的特有疗法，也是满族治疗跌打损伤的特色疗法，包括推拿、按摩、正骨等手法治疗，是一种常见的治病和保健方法。这种疗法同满族先民游牧、渔猎的生活方式和战乱分不开，在这种生活方式下，经常出现血肿、错位、骨折等情况，为了治疗这类疾病，满族先民逐渐总结形成了此类治疗方法，这种疗法能够增强病变局部的血液循环，祛除瘀血，起到活血通络、养身保健的作用。在民国时期及以前，正骨疗法常常和理发行业相融合，理发师既能理发，又能正骨。

五、冰雪疗法

热河地处北方，冬季较长，天寒地冻，冰雪覆盖，满族先民经过长期的临床实践，创建了冰雪疗法，其中在热河用得最多的是用雪搓揉的方法进行治疗疾病，应用最多的是治疗冻伤。用干净的雪轻柔地揉搓冻伤部位，冻伤就会慢慢缓解。另外，还可以利用冰雪的寒凉之性进行退热、消肿止痛等，如用于高热、阳性疮疡，以及跌打损伤初期止血止痛等。

六、放血疗法

放血疗法主要应用于跌打损伤、毒虫叮咬、疮疡脓肿等疾病，是用银针或衣针经火烧消毒后，刺破局部，放出瘀血或脓液的方法。民间也有利用吸血型动物进行排除瘀血的方法，用得最多的是稻田、水渠中常见的水蛭，利用其吸血的特点，吸出瘀血、毒液和脓液等，起到消肿止痛，去除瘀血、毒液，缓解病情的作用。

七、萨满医法

承德特色萨满医病，本地俗称“看香”。编写组在丰宁县采访了多个专门从事“看香”的人。萨满医认为人的病有实病和虚病之分。实病就是身体上得的病，能够在医院里治好，也有人收集一些偏方用于实病的治疗。虚病是与精神相关的一类疾病，如果人受到惊吓，就可能失魂落魄而发作，主要表现为精神困顿、眼皮发沉、睡不醒、身上难受等。萨满医常治的虚病有精神病、动眼、小儿夜啼等。她们认为，如果一个人得了虚病，必须按虚病的方法来治才能最终治好。在给患者治病的时候，她们通过特有的萨满诊疗方法来区分疾病是实病还是虚病。如果是实病，她们也会建议去医院治疗。虚实夹杂的病，她们则只负责虚病的部分。

总之，“看香”这种医疗模式在民间仍有存在，其服务对象就是一些对此比较信任的患者，有时会有一定疗效。在采访中，她们列举了一些实例，患者都有真名实姓，都在本乡本土，是有据可查的。我们认为只有以实事求是的精神来研究其科学实质，才能更好地理解这种传统文化。

第二节　热河满族偏方

由于满族人口在农村相对比较集中，尤其是在满族自治县和民族县的一些满族乡镇更加突出，有些村满族人口占 70% ～ 80%，满族底蕴深厚，满族风俗纯正，且以老年人为主，接受新事物较少，受满族传统文化影响较大，使得满族医药文化在民间得到延续和传承，成为挖掘满族医药特色治疗方法和用药的重点地区。承德医学院满族医药调查小组，经过一年多的田野调查，走遍多个满族乡镇，采访多名“香牌”、民间医生及满族老人，获得了大量具有满族特色的治疗方法和用药方法。但毕竟时代已进入 21 世纪，现代医学治疗方法已经全面覆盖了所有的发病人群及病种，留给他们发挥的空间越来越小了，但将满族医药特色记录下来也是我们的责任。

在采访过程中，我们有幸找到了傅明贤老人，她今年 86 岁，从 20 多岁开始“看香”，已经做了 60 多年。她会治各种虚病，会诊脉，还有很多偏方。编写组据实记录。其中一些偏方没有明确的用药剂量，还有部分偏方和已知的民间偏方近似，编写组把现代用量用法加入进行了整理。

一、内科偏方

1. 失眠

马尿骚杆 20g，熬水口服，每次半羹匙，每日 2 次，不可过量。

松子仁炒熟，口服。

酸枣仁 7 个，嚼着吃，治疗效果突出。

2. 咽喉疼痛

用百合花根或牛蒡子叶熬水代茶饮，治疗上火导致的咽喉疼痛、喑哑等症。

挂金灯，直接食用，止咳嗽，利咽喉。

薄荷泡水代茶饮，清咽喉，润喉清肺，解毒止痛。

3. 咳嗽

山丁子熬水，止咳效果好。

山苏子、五味子泡水喝，治咳嗽。

山豆根熬水，清热止咳。

茄秧烧成灰，沏水口服，止咳，尤其能治火咳嗽。

4. 驱虫

南瓜子生吃具有较好的驱虫作用。

苏叶熬水喝能杀虫。

5. 水肿

车前草，具有利尿作用，熬水喝，治肾病，水肿，癃闭。

冬瓜子水煎服，利水消肿。

玉米须煎水，利尿水肿，降血压。

6. 中毒

咸盐能解毒，尤其是某些食物中毒，喝一口咸盐水可以缓解毒性。

绿豆汤也能解毒。

7. 胸闷腹胀

莱菔子煮水服用，具有较好的顺气作用，能够治疗腹胀；萝卜熬汤，效果也较好。

8. 心慌、心跳

猪心中放入少量朱砂（0.5g），煮食。

或用煮鸡蛋蘸一耳挖勺朱砂，治疗心慌。注意：不能多蘸，不宜多吃，否则会中毒。

蝎子、蚯蚓焙干，研磨冲服，有很好的宁心安神的作用。

9. 眼病

蛇胆，治疗肝胆火旺导致的眼痛、眼肿。

蛇蜕掺上白矾治疗眼内障。

望月砂（山兔子粪）治疗眼睛生膜。

鲜蒲公英，用冷开水洗净，折断叶柄，取浆点眼，每次每只眼滴 1 滴，治疗眼睛上火。

10. 出血

地榆止血，可以治疗大便出血。

益母草治妇科出血，且具有调经养血、补血的作用，还可治疗四肢无力。

马勃（马粪包），晒干，涂在伤口上可止血。

11. 胃病

薤白（小根蒜，野蒜）治消化不良，胃部不适。

12. 腹痛

獾子油，直接饮用，可治上热下寒，或消化不良导致的腹痛。

艾叶水煎服，治疗寒性腹痛。

糊咸盐，放在肚脐上敷，治疗受寒导致的腹痛。

13. 便秘

灰灰菜，治疗大便不通。

火麻仁（小麻籽），压出麻油，可润肠通便。

列当（兔子拐棒）水煎服，治便秘。

牵牛子烘干，研细末，每次半羹匙，温开水送服，每日 3 次，治疗便秘。若大便已通则停止服药。

14. 多汗

五味子泡水喝，治疗多汗。

15. 上火

苦参（山槐子根），治心经有火、肝经有火，以及大肠有火。

黄芩，治肺经有火，肝经有热。

升麻（苦力芽根），治毒火。

16. 消化不良

山楂，消食化积，增加食欲。

鸡内金晒干，研成末，冲服半月，专治小儿厌食，效果突出。

17. 瘟疫

柴胡、苍术与红藤罗根，洗干净放水缸里，喝水，可预防瘟疫。

18. 高血压

芹菜、猪毛菜均有降血压的作用。

玉米须代茶饮，降血压。

19. 山杏仁中毒

取杏树根底下的土，熬水，能够解山杏仁毒。

20. 糖尿病

翻白草，水煎服，降血糖。

21. 慢性肾炎

红玉米、红小豆、丝瓜皮、冬瓜皮、玉米须、二月蓝秧、大茴香秧、小茴香秧，可分别水煎服。

22. 风湿

山葡萄秧能治风湿性关节炎。

葡萄根及葡萄秧 2 两，猪蹄 1 个，用酒、水各半，炖服，治疗风湿。

23. 耳鸣耳聋

刺猬尿，滴入耳道，治疗耳朵出脓、耳鸣耳聋。取尿方法：把刺猬放在盆中，一起置于辗子下面，上面推碾子发出巨响，刺猬吓出的尿效果好。

二、外科偏方

1. 脚踝扭伤

用透骨草、马逢草、蒲公英熬水，熏洗。如脚凉可加艾蒿。

2. 腿疼

老鹳草（老刮嘴子）、蕨菜，水煎服，治腿疼。

山丁子泡酒喝，治腿疼。

3. 骨折

生菜子接骨效果好。将生菜子放置在毛头纸上，用麻油灯火反复焙，直到听见“噼里啪啦”的响声，放凉，可以内服加外敷，对于骨折有奇效。

4. 身痛

苏叶水煎服，治周身疼痛。

蒲公英，剁碎，外敷，治疗身上肿痛。

列当（兔子拐棒）水煎服，治疗腿疼、腰疼。

5. 蚊虫叮咬

蒲公英，剁碎，外敷蚊虫叮咬处，解毒，消肿止痒。

仙人掌的汁液涂抹患处，治疗蚊虫叮咬。

6. 冻伤

用经霜的茄子秧，煮水，熏洗冻伤手脚，效果较好。

辣椒秧，煮水，泡脚，可治手足冻疮。

7. 烧烫伤

獾子油涂抹患处，有一定效果。

8. 手脚皲裂

白及，治疗手脚皴裂。

9. 恶疮恶结

葎草（拉拉秧），治疗恶疮恶结，烧为灰，用香油调，敷在疮上。

马勃粉涂抹疮疡，可把干消毒。

将百合花根捣碎如泥，用香油拌匀，外敷治疗恶疮恶结。

10. 黄水疮

杏仁，烧出油，涂抹在黄水疮上，3 天即治愈。

11. 疖子

苍耳子仁 2 ～ 3 颗，嚼服，具有透表作用，专治疖子不出头，但不能食用过多，一般吃 3 个出 1 个头。

12. 耳疮

菟丝子（菟丝草），治疗耳疮、头晕。

三、妇科偏方

1. 乳房肿块，瘰疬

山胡萝卜熬水服用，治乳房肿块、瘰疬、急性乳腺炎。

鲜黄花（萱草）根适量，洗净，捣烂，外敷患处（暴露乳头以利乳汁通畅）。

备注：建议尽早到医院确诊，以防恶性变。

2. 产后缺乳

鲫鱼炖汤，通乳效果好，再加上猪蹄同煮效果更佳。

地龙 50g，加水熬取 300mL，加入红糖一两，每日 1 剂，分 2 次口服，连服 5 天，治疗产后缺乳。

黄豆 100g，加猪蹄 1 个炖熟食用，治疗产后缺乳。

3. 外阴瘙痒

白花蛇舌草、野菊花各 30g，蛇床子、黄柏、苦参各 15g。加水 2000mL，煎至 1500mL，滤去药渣，倒入盆内，坐浴，浸洗患处 15 ～ 20 分钟，每日 1 ～ 2 次，一般连用 3 ～ 6 次即可显效。

4. 痛经

荔枝核、香附各 30g，研为细末，月经来潮前用黄酒冲服，治痛经。

杜仲 15g，艾叶 10g，柴鸡 1 只同炖，熟后加生姜片，阿胶（烊化）15g，食肉喝汤，治痛经。

桂枝 5g，山楂 10g，煎水一碗，加入红糖 20g，热服，治痛经。

5. 产后腹痛

山楂肉 30g，熬水，加入适量红糖，每日 1 剂，分 2 次服用，治产后腹痛。

当归、桃仁各 9g，生姜 3 片，水煎服，每日 1 剂，治产后腹痛。

四、儿科偏方

1. 小儿咳嗽

用杏核油炒鸡蛋食用，具有较好的止咳作用；或用雪梨或鸭梨 1 个，川贝母粉 6g，冰糖 20g，放大碗中，加少量水，隔水蒸半小时，将蒸透的梨和川贝母一起食入，治小儿咳嗽。

2. 小儿夜啼

用牵牛子 7 粒，研为细末，温水调成糊状，外敷肚脐，每晚 1 次，连用 3 ～ 5 天。

3. 小儿呕吐

取生姜切片，贴于小儿手腕内侧，包扎固定，或捣为姜泥，敷于肚脐，每日 1 次。

4. 小儿受寒腹痛

捣蒜为泥，贴于足心，用胶布固定，治疗小儿受凉导致的腹痛效果突出。

生姜、红糖各 9g，大枣 3 个，艾叶 5g，水煎服。

5. 小儿腹泻

取新鲜葱白 15g，艾叶 20g，生姜 5g 混合捣烂，调拌鸡蛋清，外敷患儿肚脐处。

山药 15g，红枣 10g，小米 100g 煮粥服用。

茄子根 10g，生姜 3 片，水煎服，每日 1 ～ 2 次。

马齿苋（蚂蚱菜）水煎服，有一定治疗腹泻的效果。

6. 小儿厌食

鸡内金焙干研磨，温水冲服；或食用山楂糕，均有较好的消食导滞、促进消化的作用。

7. 麻疹

取薤白鲜苗适量，洗净，揉软，擦拭胸、背、四肢，操作时避风。

8. 小儿痱子

取苦参、白芷、白鲜皮各半两，加水 500mL，熬 20 分钟，用湿布蘸药水擦涂患处，每日 2 次，2 天可愈。

9. 小儿遗尿

桑螵蛸，焙干，研末，每日 1 次，每次 3g，睡前冲服，连服 1 周。

五倍子、肉桂等分，研为细末，温水调成糊状，敷于脐部，用纱布固定，每日换 1 次，连用 3 ～ 5 次。

五倍子、首乌各 3g，研为细末，醋调后敷脐部，用纱布覆盖，每晚换药 1 次，连用 3 ～ 5 次。

10. 鹅口疮

鲜马莲花捣烂，外敷患处，每日 2 次，连用 3 天。

用板蓝根熬水，外擦患处，每日 3 ～ 5 次，一般 2 ～ 3 日可愈。

11. 痄腮

将鲜蒲公英 100g 捣烂如泥，敷患处，每日换 3 ～ 5 次。

或取仙人掌 60g，朴硝 6g，共捣成糊状，涂患处，每日 1 ～ 2 次。

或将新鲜马齿苋洗净，捣烂绞汁 50 ～ 100mL，加入适量冰糖，置锅中隔水蒸化，温服，每日 1 ～ 2 剂，连用 5 ～ 7 天。

第四章　热河满族常用药物

第一节 概 况

热河地区地域广，且多为山区，植被丰茂，物种多样，药用资源丰富，为满族医药的发展提供了得天独厚的自然条件。承德医学院拥有一支技术过硬、经验丰富的中草药普查队伍，历经两年，走遍200多个乡村，系统地对宽城、丰宁、围场、隆化、承德县及承德市周边满族用药野生资源的种类、数量、生长变迁情况等进行了较为系统的调查，采集满族常用药300多种，制作2000多个植物标本，并深入满族聚集区、满族自治乡、满族村进行调查，收集了大量民间用药经验与方剂，为编写本书提供了素材保障。

本章内容，大部分来源于编写组的资源普查和民间调查，同时为了保证书籍的完整性和实用性，还参考了《辽史》《金史》《清宫医案》和《中国满族医药》等书籍。

第二节 热河地区出产的满族常用药物

人 参

【满语音名】orhoda。

【民间名称】棒槌、地精、黄参、神草、鬼盖、土精。

【主要分布】中国东北地区，以及朝鲜、韩国、日本、俄罗斯等国。在承德宽城有发现。

【生长环境】生长于北纬33°～48°、海拔100m左右、以红松为主的针阔混交林或落叶阔叶林下。

【满族应用】

（1）人参泡酒饮用，或者在酒中加灵芝、鹿茸、枸杞等药，可以强身健体，养生保健。

（2）萨满《百草歌诀》谓："人参是咱满药王，补气生津力最强。"独参汤可治气脉衰竭。

（3）人参炖鸡，食用鸡汤，可以补气生津，治疗年老体弱，气血亏虚。

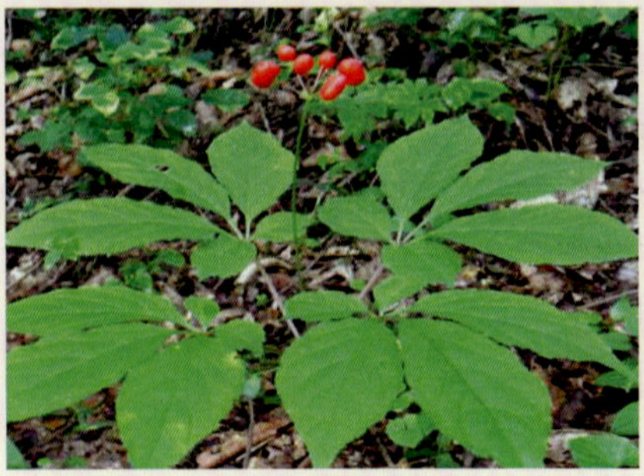

人参原植物

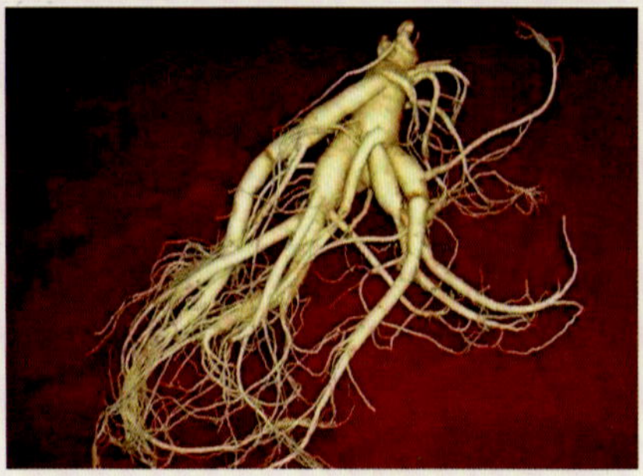

人参

黄 芩

【满语音名】 hamgiya。

【民间名称】 土金茶根、山茶根。

【主要分布】 我国黑龙江、陕西、辽宁、内蒙古、河南、河北、甘肃、山西、山东、四川等省、自治区有分布，俄罗斯（东西伯利亚）、蒙古、朝鲜、日本等国也有分布，热河黄芩为道地药材。

【生长环境】 生长于山顶、林缘、山坡、路旁等向阳、较干燥的地方。

【满族应用】

（1）黄芩、甘遂、龙胆，捣细罗为散，用温水调服，多喝水，喝吐为止，治热病之烦躁、狂言妄语症。

（2）黄芩配伍白术，水煎服，治疗肾虚内热、胎动不安。

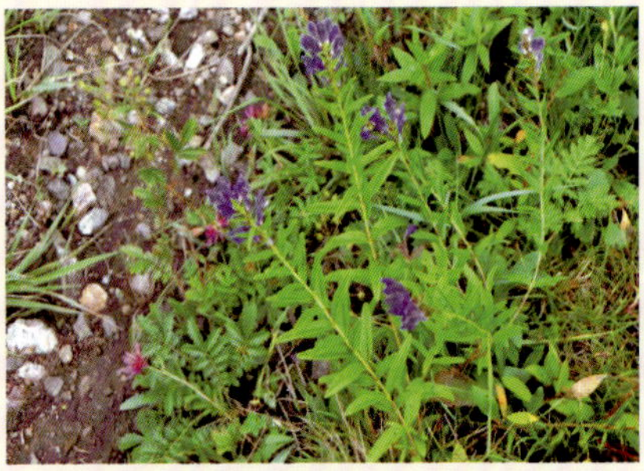
黄芩原植物

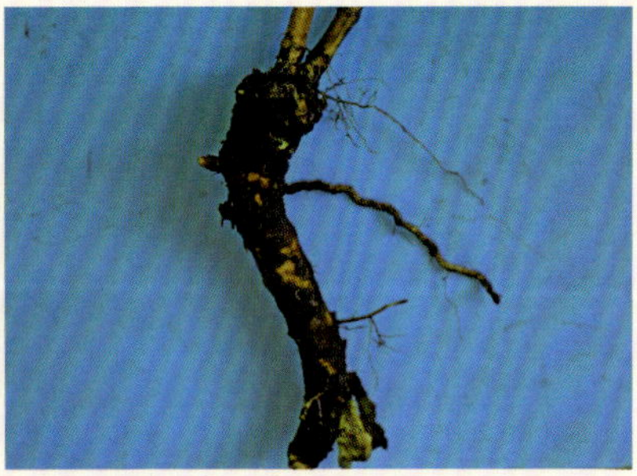
黄芩药材

党　参

【满语音名】 xangdang orhoda。

【民间名称】 黄参、防党参、狮头参、中灵草、黄党。

【主要分布】 分布于我国西藏东南部、四川西部、云南西北部、甘肃东部、陕西南部、宁夏、青海东部、河南、山西、河北、内蒙古及东北等地区，朝鲜、蒙古和俄罗斯远东地区也有分布。

【生长环境】 生长于海拔 1560 ～ 3100m 的山地林边及灌丛中。

【满族应用】

（1）清代宫廷常用党参与熟地、当归、升麻制成膏剂，可大补元气、通血脉、填精神，用于治疗虚劳内伤、阳虚自汗等。

（2）党参煮水饮用可治身体虚弱、畏寒肢冷。

（3）党参与黄芪炖鸡食用，治疗产后身体虚弱、乳汁不足等。

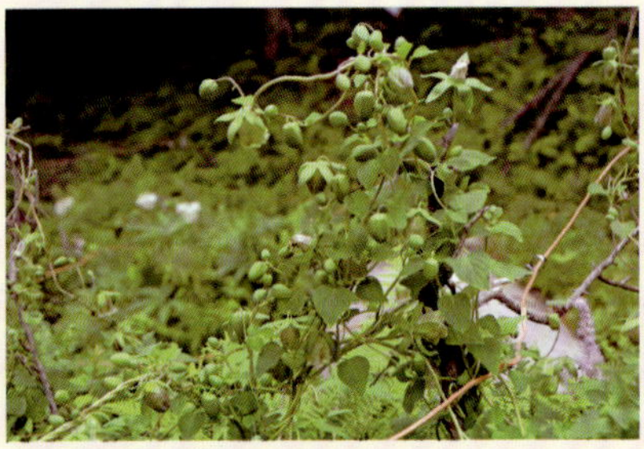
党参原植物

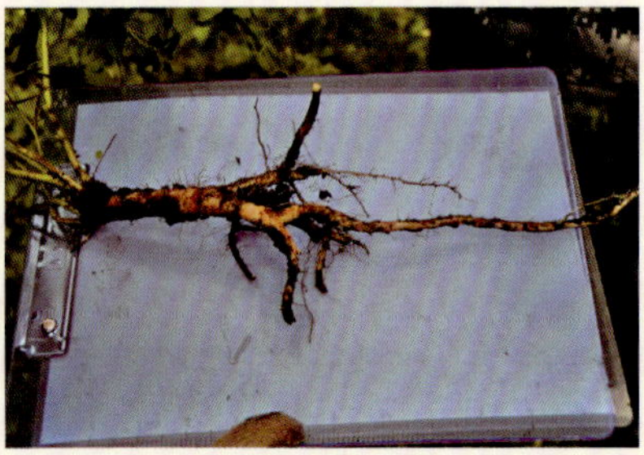
党参药材

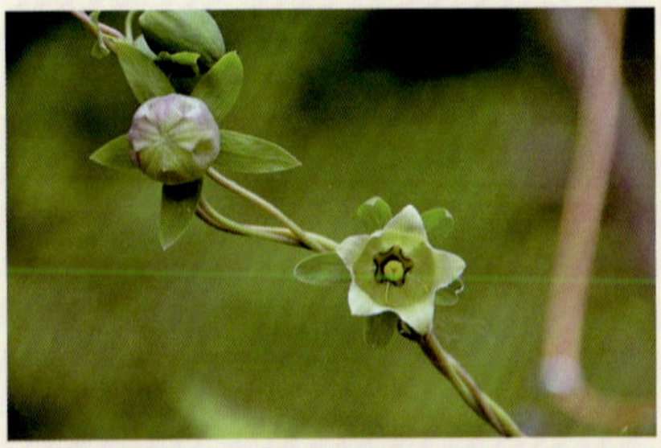
党参花

北柴胡

【满语音名】 amargi bigan sogi。

【民间名称】 硬苗柴胡、竹叶柴胡、津柴胡、韭叶柴胡等。

【主要分布】 黑龙江、吉林、辽宁、河北、甘肃、河南等地有分布。

【生长环境】 生长于较干燥的山坡、林中隙地、林缘、草丛及路旁。

【满族应用】

（1）北柴胡配伍甘草、白茅根，煮水，绞去渣，随时服用，可用治黄疸。

（2）北柴胡配伍常山、黄芩、草果等药，水煎服，治疗疟疾之往来寒热。

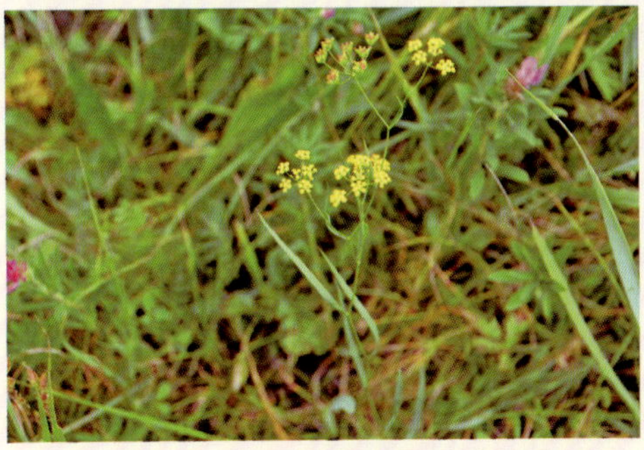
北柴胡原植物

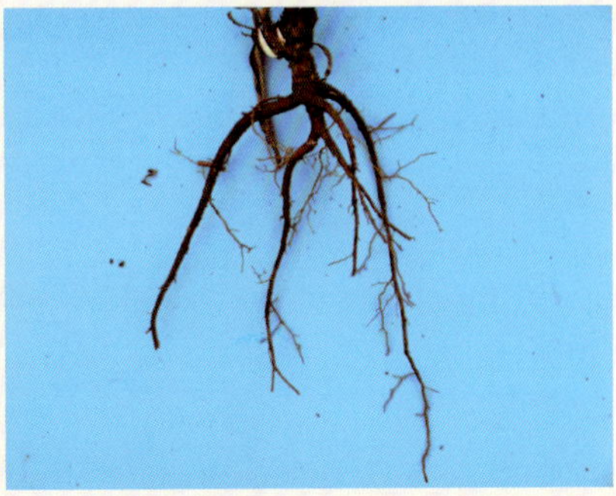
北柴胡药材

热河黄精

【满语音名】 kiyokiyon。

【民间名称】 龙衔、兔竹、垂珠、鸡格、米脯、菟竹、鹿竹、救穷。

【主要分布】 我国黑龙江、辽宁、吉林、河北、山西、陕西、内蒙古、宁夏、甘肃（东部）、河南、山东等省、自治区有分布，朝鲜、蒙古、西伯利亚东部等国家和地区也有分布。

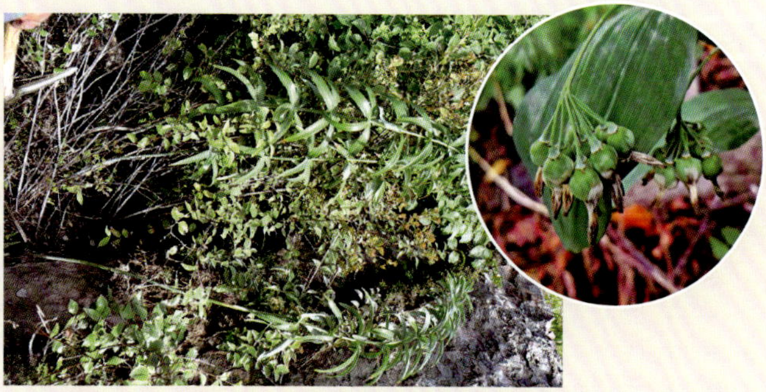

黄精原植物

【生长环境】 生长于海拔 800 ～ 2800m 的林下、灌丛或山坡阴处。

【满族应用】

（1）将黄精蒸晒，干燥，然后洗净，切碎，文火煎熬，去渣，再用文火煎熬滤液，熬成浸膏状，冷却，装瓶备用，可用于阴虚肺燥、肺肾阴虚、干咳少痰的咳嗽、肺结核等。

（2）常食用黄精，可以延缓衰老，预防肾精亏虚。

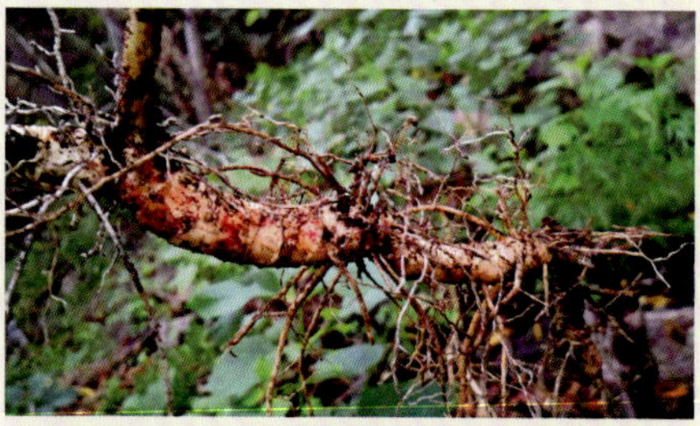

黄精根

苦　参

【满语音名】gosihon orhoda。

【民间名称】好汉枝、好汉拔、地槐、山槐子、野槐、苦骨。

【主要分布】全国各地均有分布。

【生长环境】生长于沙地或向阳山坡草丛中及溪沟边。

【满族应用】

（1）苦参煮水擦洗，或者将苦参与花椒煮汤外擦，治疗皮肤瘙痒。

（2）苦参单味，水煎服，治疗湿热泻痢、便血、黄疸。

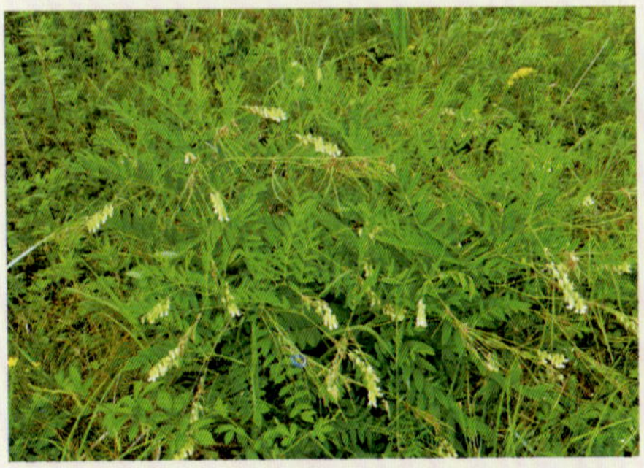

苦参原植物

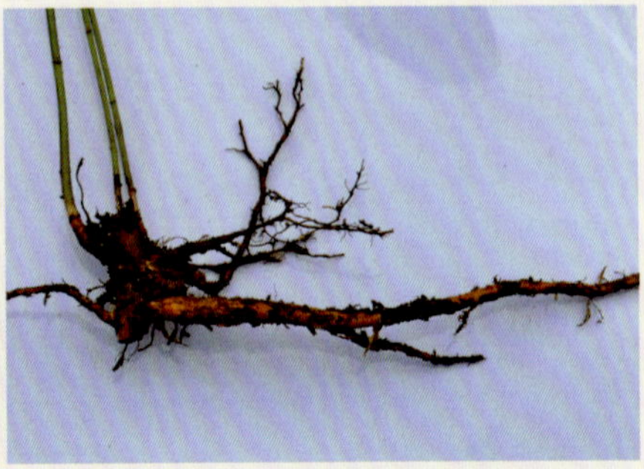

苦参药材

苍　术

【满语音名】okjihada。

【民间名称】枪头菜、马蓟、赤术、华苍术、山苍术、山刺儿菜。

【主要分布】黑龙江、辽宁、吉林、内蒙古、宁夏、甘肃、江苏、河南、河北、山西、陕西等省、自治区。

【生长环境】生长于海拔 300 ～ 900m，较干燥的山坡、阔叶林或针阔混交林下。

【满族应用】

（1）将苍术与猪肝、小米熬粥食用，常食可以养肝明目。

（2）苍术泡酒饮用，治疗风湿引起的腰腿疼痛。

（3）苍术配伍健脾消食药，治疗脘腹胀满、食欲不振、泻痢。

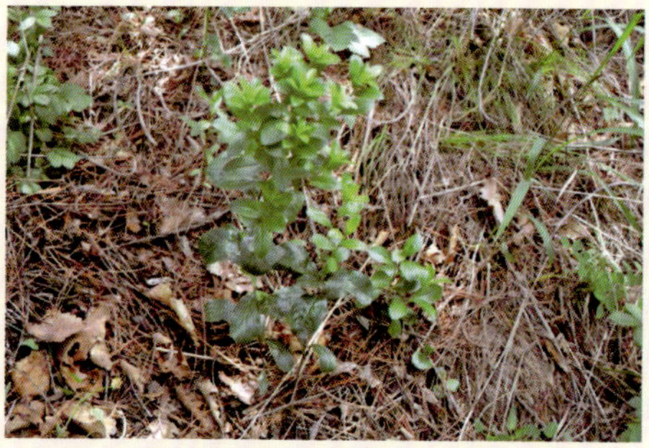
苍术原植物

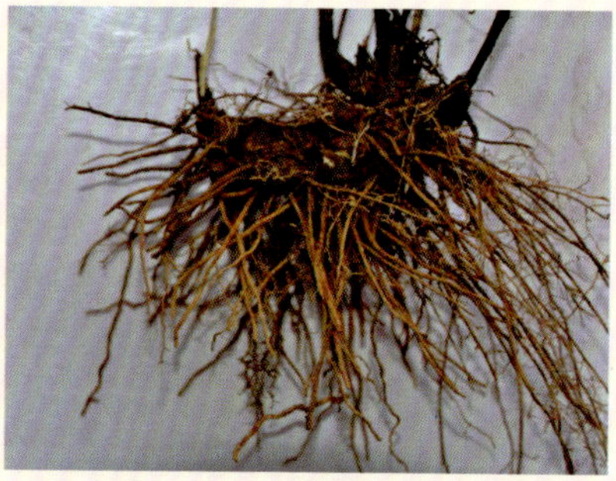
苍术药材

紫　草

【满语音名】xuxu orho。

【民间名称】紫丹、硬紫草、大紫草、地血、鸦衔草、山紫草。

【主要分布】我国陕西、宁夏、河北、河南、山西、安徽、江西、青海、山东、江苏、湖北、湖南、广西、四川、贵州、内蒙古、新疆、甘肃及西藏西部、东北地区等地有分布，朝鲜、日本等国也有分布。

【生长环境】生长于海拔 1000 ～ 4200m 的砾石山坡、向阳山坡、荒漠草原、戈壁、向阳石质山坡。

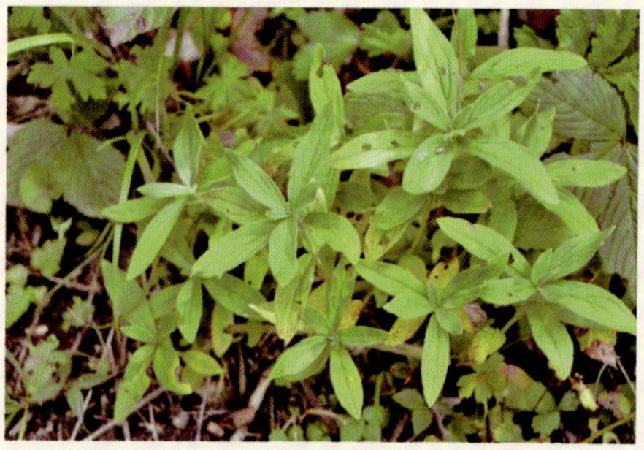
紫草原植物

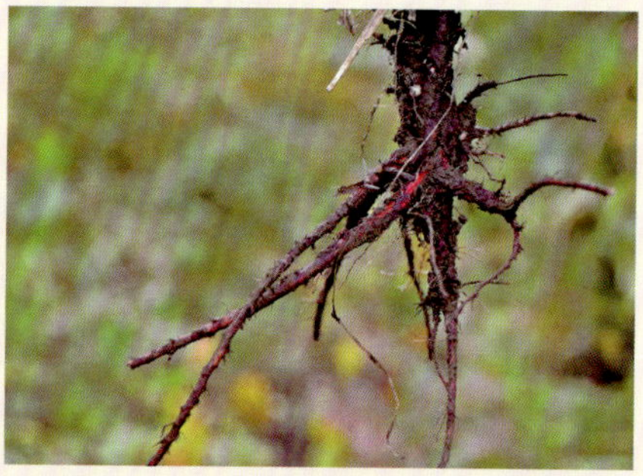
紫草根

【满族应用】

（1）紫草煮水，擦洗患处，治疗麻疹不透、湿疹。

（2）鲜紫草捣烂外敷，治疗烧烫伤。

升　麻

【满语音名】muyari da。

【民间名称】龙眼根、周麻、苦力牙根。

【主要分布】河北、辽宁、吉林、山西、四川、陕西、内蒙古、黑龙江、青海等省区。

【生长环境】生长于山坡草丛、林边、林下、山路旁、灌木丛等地。

【满族应用】

（1）升麻，水煎服，治疗麻疹、麻疹透发不畅，以及久泻脱肛、子宫脱垂。

（2）升麻煮水，擦洗患处，治疗风疹或皮肤瘙痒。

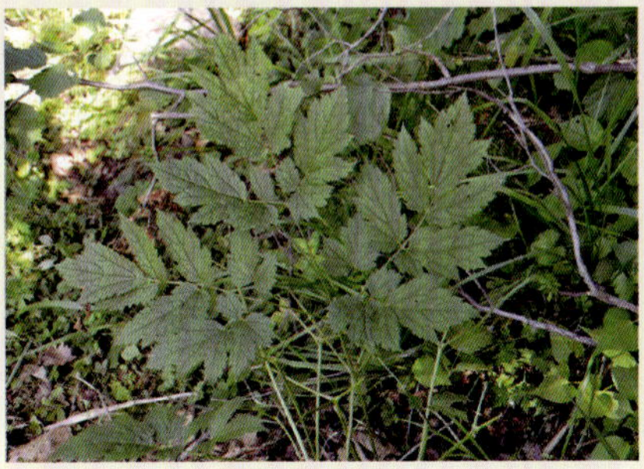

升麻原植物

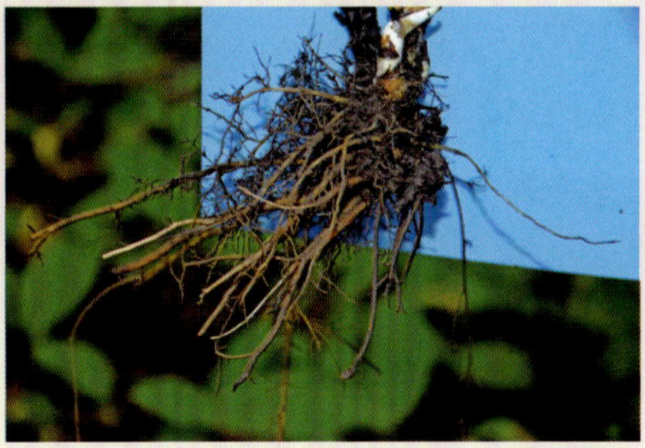

升麻药材

黄　芪

【满语音名】xuduran。

【民间名称】棉芪、百药棉、黄参、独椹、蜀脂、百本、血参等。

【主要分布】分布于山西、辽宁、河北、黑龙江等省。

【生长环境】生长于林边、灌丛或林下，山坡草地或草甸中也可生长。

【满族应用】

（1）用黄芪煎水代茶饮，或者用黄芪炖鸡，吃肉喝汤，能补中益气，增强体力。

（2）黄芪煮水或制膏剂口服，治疗肺气虚弱、倦怠乏力。

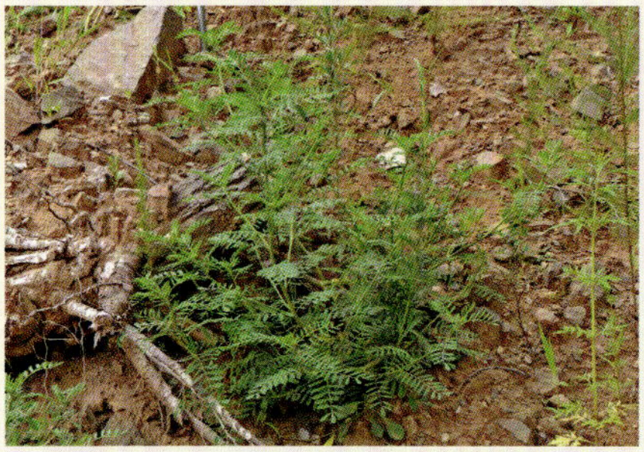

黄芪原植物

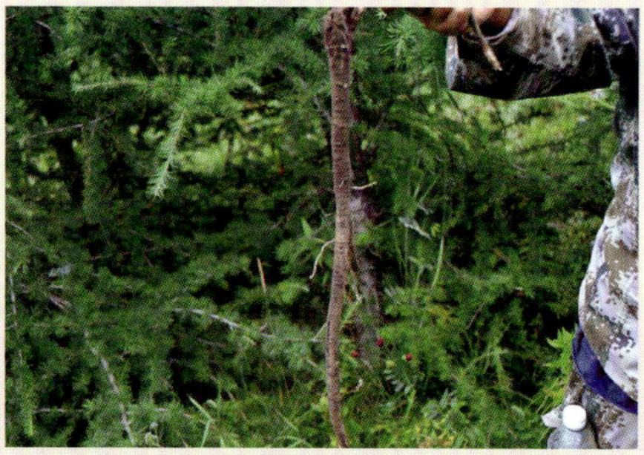

黄芪药材

防　风

【满语音名】jelmin orho。

【民间名称】回云、百枝、回草、百韭、百种、山芹菜、白毛草。

【主要分布】我国黑龙江、吉林、辽宁、河北、陕西、甘肃、宁夏、山东等省。

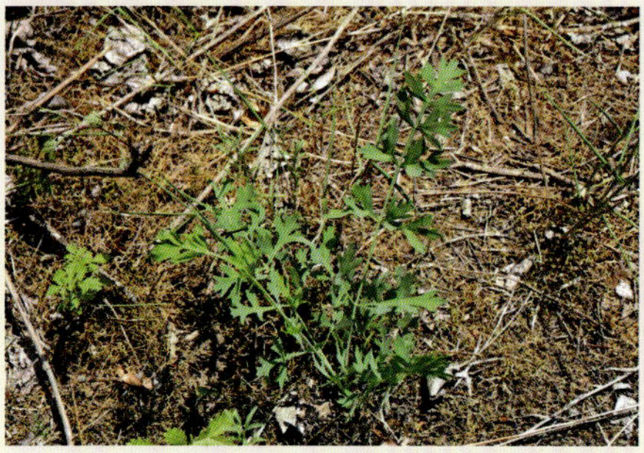

防风原植物

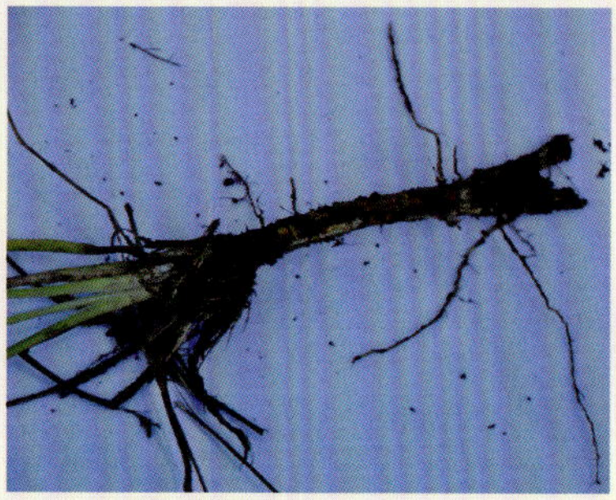

防风药材

【生长环境】生长于丘陵地带的山坡草丛中，或田边、路旁、高山中下部。

【满族应用】

（1）将防风洗净入锅，熬煮数分钟，药液过滤后备用；把粳米淘洗干净后入锅，加入适量清水，熬煮成稀粥；在粥内加入防风药液，放入葱白，稍煮后食用，具有祛风解表，胜湿止痛，祛风止痒，解痉之功。

（2）将防风煮水，擦洗患处，或者用防风、白鲜皮、苦参水煎服，治疗荨麻疹、皮肤瘙痒、风疹、湿疹。

桔　梗

【满语音名】toktoba。

【民间名称】铃铛花、炮仗花、包袱花、僧帽花。

【主要分布】我国黑龙江、吉林、辽宁、河北、山东、江苏等省均有分布，日本、朝鲜、俄罗斯等国也有分布。

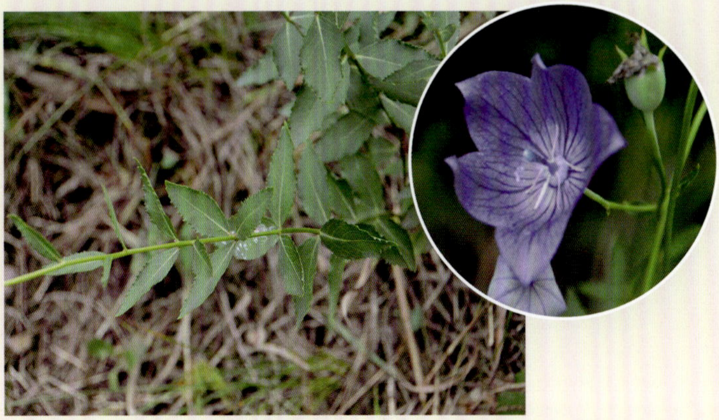

桔梗原植物

【生长环境】生长在山地草坡、林边，性喜凉爽，但也能耐微阴，喜湿润，耐寒，要求含腐殖质丰富、排水良好的砂质壤土。

【满族应用】

（1）将桔梗、薄荷、甘草同煮，代茶饮，可治疗咳嗽、咽喉肿痛、头痛目赤等症。

（2）常用橘红、桔梗、竹茹、花粉、灯心等煮水，代茶饮用，用于宣肺止咳。

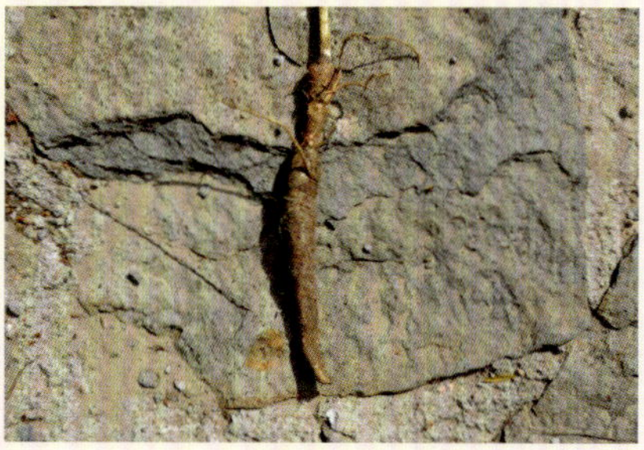

桔梗根

牡丹皮

【满语音名】mudan sukv。

【民间名称】丹根。

【主要分布】我国安徽、四川、甘肃、陕西、湖北、湖南、山东、贵州、河北等省。

【生长环境】喜温暖、干燥、凉爽、阳光充足的环境，适宜在土质疏松、肥沃、排水良好的中性沙壤土中生长。

【满族应用】满族民间常用牡丹皮配伍水牛角、生地黄、黄芩、茜草、栀子，水煎服，治疗阴虚血热引起的各种出血证。

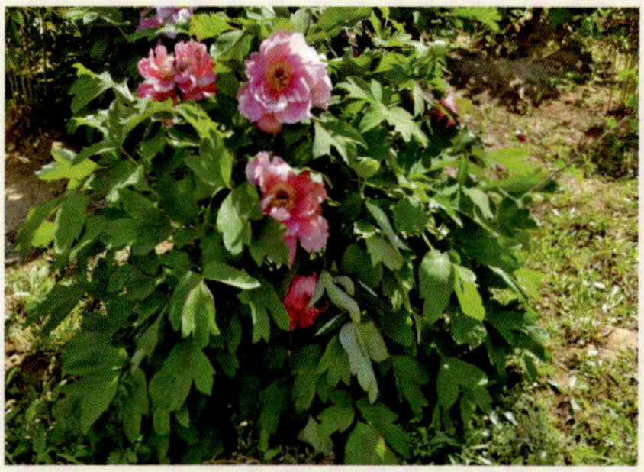

牡丹原植物

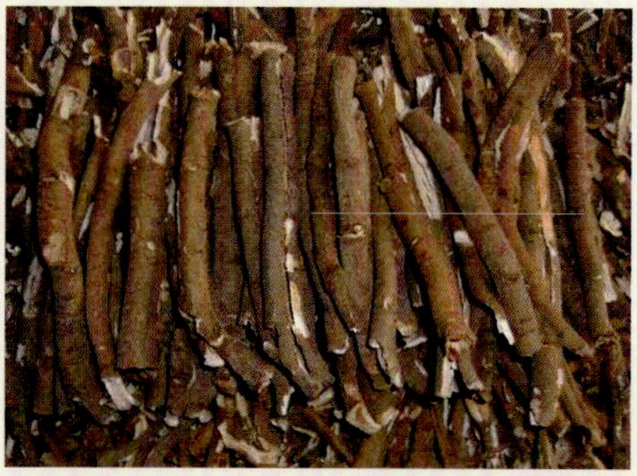

牡丹皮药材

独 活

【满语音名】weihun orho。

【民间名称】胡王使者、川独活、玉活、独滑、香独活、长生草。

【主要分布】江西、湖北、四川等省。

【生长环境】生长于阴面山坡、林下草丛中或稀疏的灌丛中。

【满族应用】

（1）独活与牛膝、天麻，泡酒饮用，治疗腰、腿及关节疼痛。

（2）鲜独活根，煮水口服，治疗关节腰腿疼痛，痛处不定。

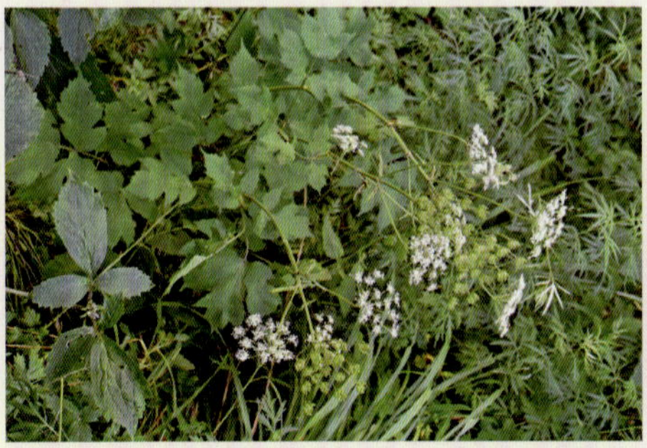

独活原植物

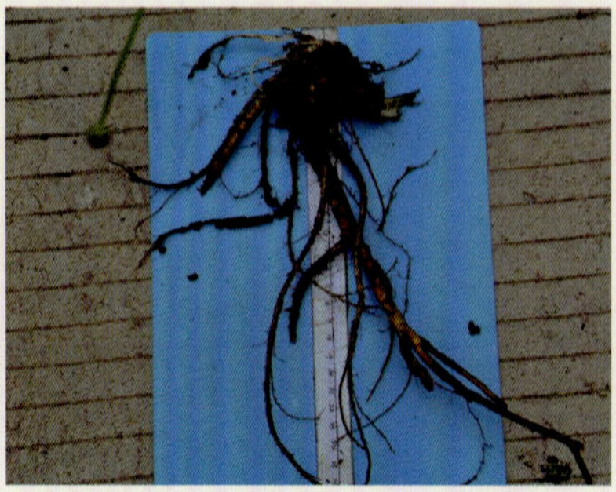

独活药材

草 乌

【满语音名】gu orho。

【民间名称】鸭头、药羊蒿、鸡头草、百步草、乌喙、奚毒、鸡毒、千秋、毒公、断肠草等。

【主要分布】我国河北、内蒙古、山西、辽宁、吉林、黑龙江等省、自治区有分布，朝鲜、俄罗斯西伯利亚地区也有分布。

【生长环境】生长于海拔 200 ～ 450m 的山坡或沟边。

【满族应用】

（1）草乌，泡酒饮用，治疗风湿性关节疼痛、中风后遗症。

（2）草乌捣烂外敷，可治疗痈疽疔疮、瘰疬。

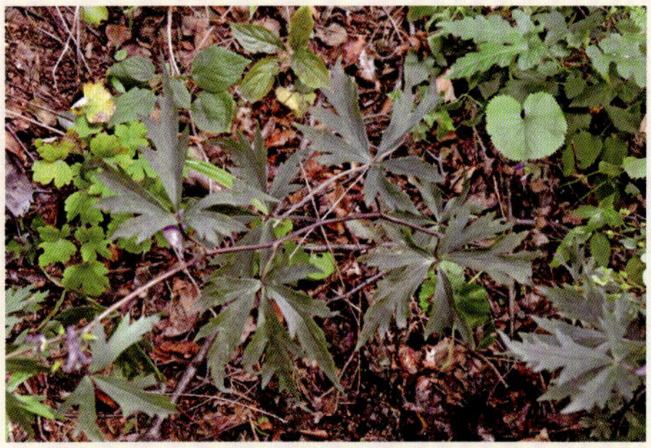
草乌原植物

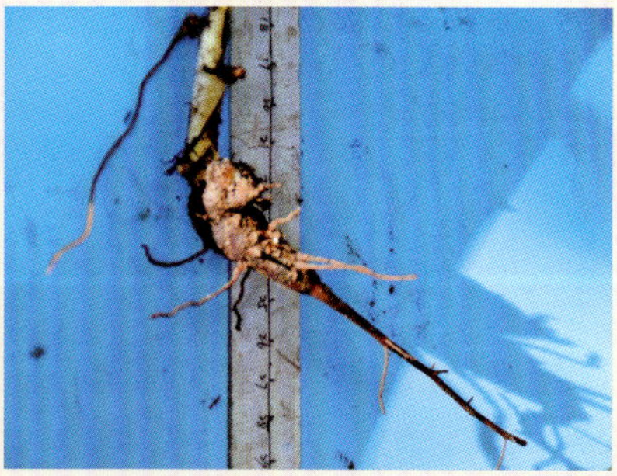
草乌药材

附　子

【满语音名】gu orho。

【民间名称】盐乌头、鹅儿花、铁花、五毒。

【主要分布】主要分布于四川和陕西，河北、江苏、浙江、安徽、山东、河南、湖北、湖南、云南、甘肃等省亦有分布及种植。

【生长环境】生长于山地草坡或灌丛中。

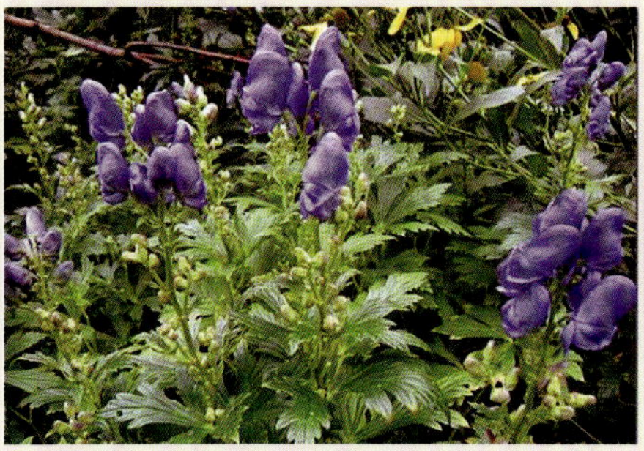
附子原植物

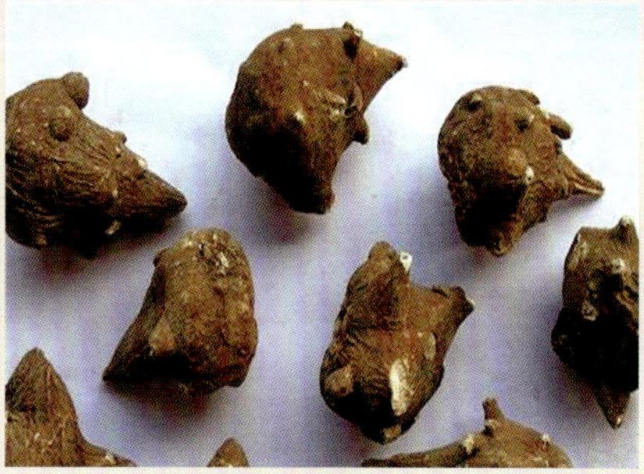
附子药材

秦　艽

【满语音名】wargi elu。

【民间名称】大叶龙胆、大情商、大叶秦艽、西秦艽。

【主要分布】我国山西、河北、新疆、宁夏、陕西、内蒙古、辽宁、吉林、黑龙江等省、自治区有分布，俄罗斯、蒙古等国也有分布。

【生长环境】生长于海拔 400 ～ 2400m 的路旁、水沟边、河滩、草甸、山坡草地、林下及林缘。

【满族应用】满族民间常用秦艽研末口服，用于治疗湿热黄疸、半身不遂、口眼歪斜。

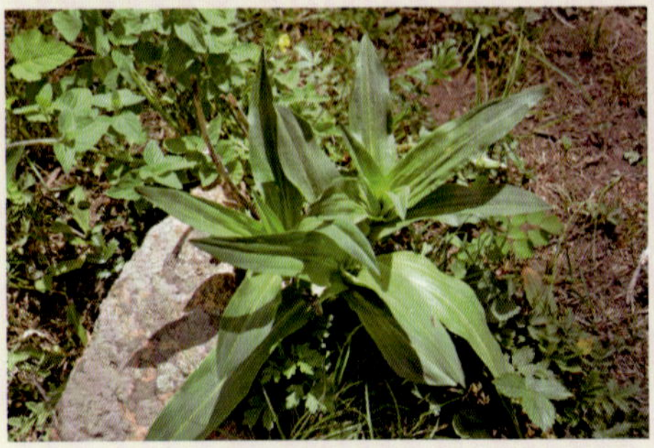

秦艽原植物

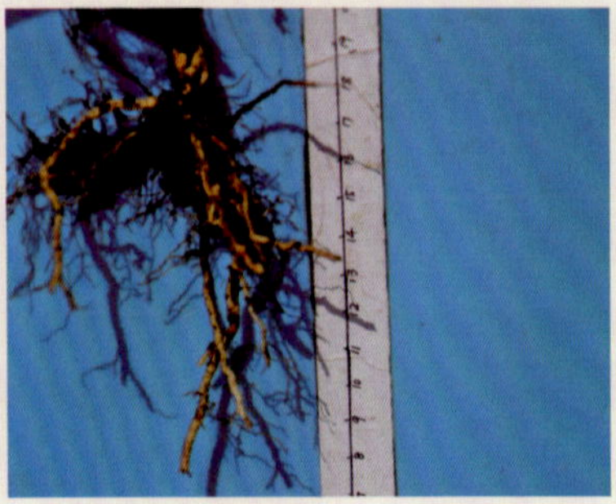

秦艽药材

玉　竹

【满语音名】akjaba。

【民间名称】地管子（河北）、萎、尾参（湖北）、铃铛菜、葳蕤。

【主要分布】我国黑龙江、吉林、辽宁、甘肃、青海、山东、河北、山西、内蒙古、河南、湖北、湖南、江西、江苏、安徽、台湾等省有分布，其在欧亚大陆温带地区广有分布。

【生长环境】生长于海拔 500 ～ 3000m 的林下或北向阴坡。

【满族应用】

（1）玉竹煮水，代茶饮，对高血压、黄褐斑、心绞痛、气阴两虚的贫血、病后体弱、轻度心力衰竭、老年人久咳不愈、糖尿病口渴有很好的疗效。

（2）玉竹常与黄精同用，作为保健食品可以补益气血。

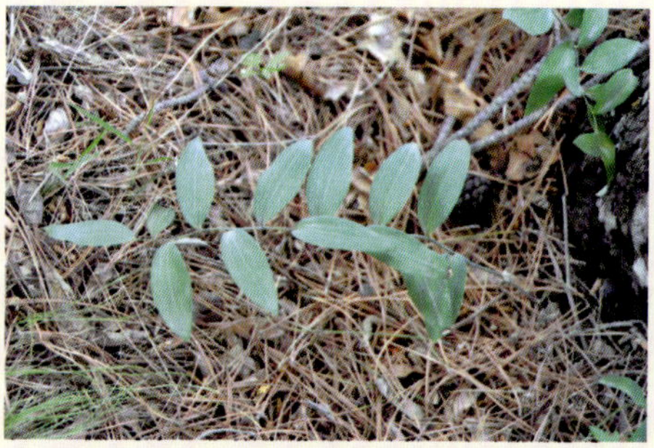

玉竹原植物

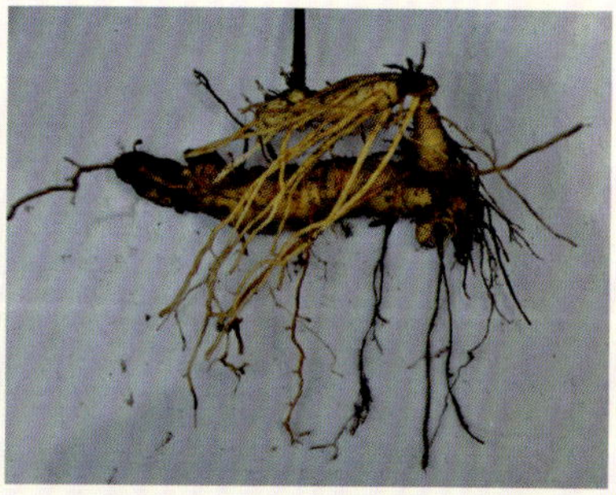

玉竹药材

白　芷

【满语音名】 wangga orho。

【民间名称】 河北独活、大活、兴安白芷、香大活、走马芹、走马芹筒子、狼山芹。

【主要分布】 东北、华北等地。

【生长环境】 生长于海拔 200 ～ 1500m 的林下、林缘、溪旁、灌丛及山谷草地。

【满族应用】

（1）用白芷煮水口服，治疗感冒头痛、牙痛。

（2）用白芷外敷，治疗疮疡肿痛、蛇虫咬伤。

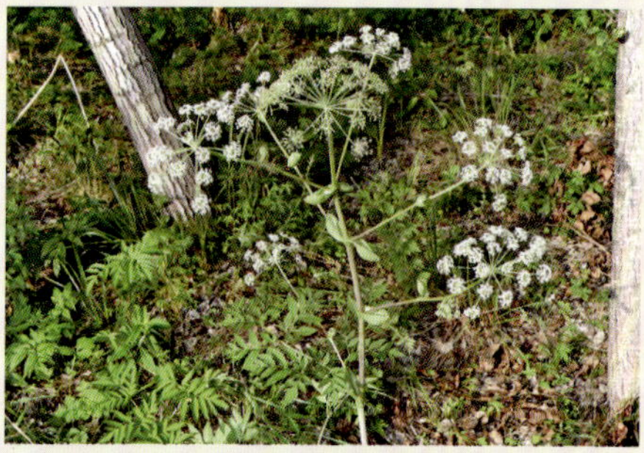

白芷原植物

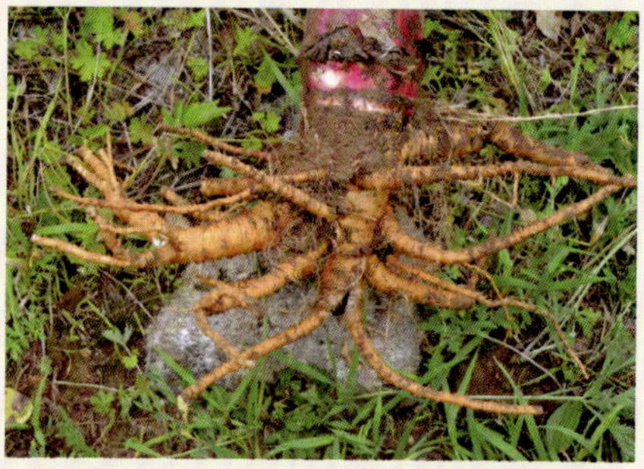

白芷药材

拳　参

【满语音名】 nujan orhoda。

【民间名称】 拳蓼。

【主要分布】 我国东北、华北、陕西、宁夏、甘肃、山东、河南、江西、湖南、湖北、江苏、浙江、安徽等地均有分布，日本、蒙古、哈萨克斯坦、俄罗斯（西伯利亚、远东地区）及欧洲也有分布。

【生长环境】 生长于海拔 800 ～ 3000m 的山坡草地、山顶草甸。

【满族应用】

（1）用拳参配伍清热解毒药，治疗热病惊搐、痢疾、瘰疬。

（2）鲜拳参捣烂，外敷患处，治疗痈疮疖肿。

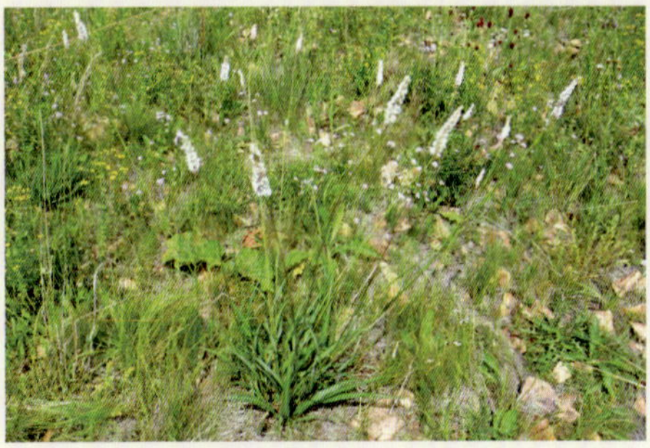

拳参原植物

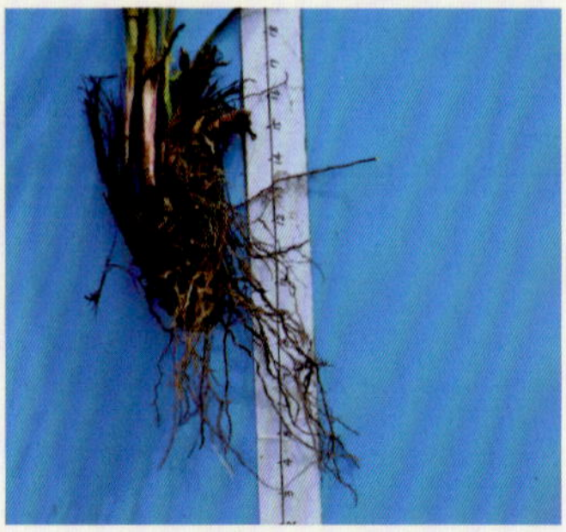

拳参药材

远　志

【满语音名】 bohori。

【民间名称】 葽绕、小草、细草、蕀蒬、棘菀、线儿茶、小草根、神砂草。

【主要分布】 我国吉林、辽宁、河北、黑龙江、甘肃、江苏、四川等省有分布，朝鲜、蒙古、俄罗斯等国也有分布。

【生长环境】 生长于海拔 200 ～ 2300m 的草原、向阳山坡草地、灌丛中以及杂木林下。

【满族应用】

（1）远志研末，吸入鼻中，用于治疗头痛。

（2）远志煮水饮用，治疗失眠多梦、惊悸健忘、疮疡肿毒、乳房肿痛。

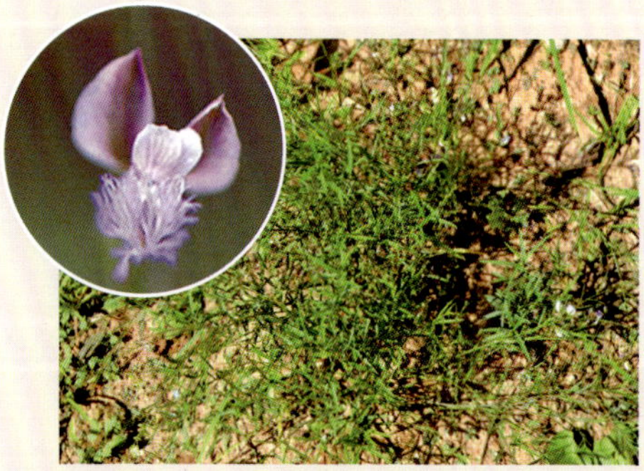

远志原植物

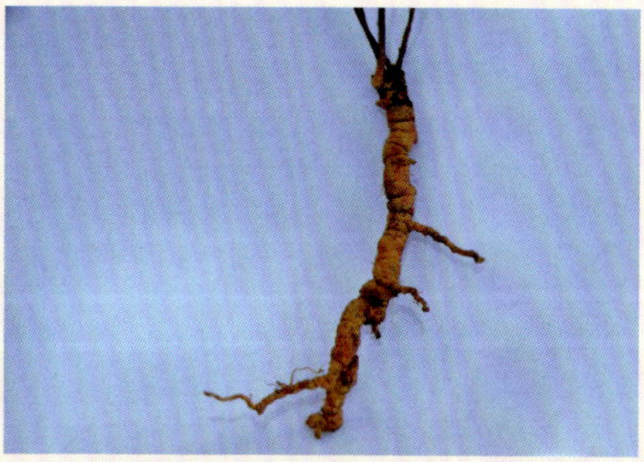

远志药材

茜 草

【满语音名】iqeku。

【民间名称】血茜草、地苏木、活血丹、血见愁、土丹参、红内消。

【主要分布】我国黑龙江、吉林、辽宁、河北、山东、四川（北部）及西藏（昌都地区）等地有分布，日本、朝鲜和俄罗斯远东地区也有分布。

【生长环境】生长于疏林、林缘、灌丛或草地上。

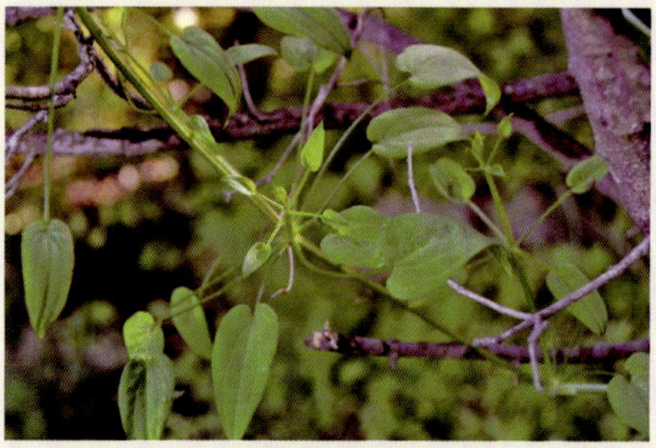

茜草原植物

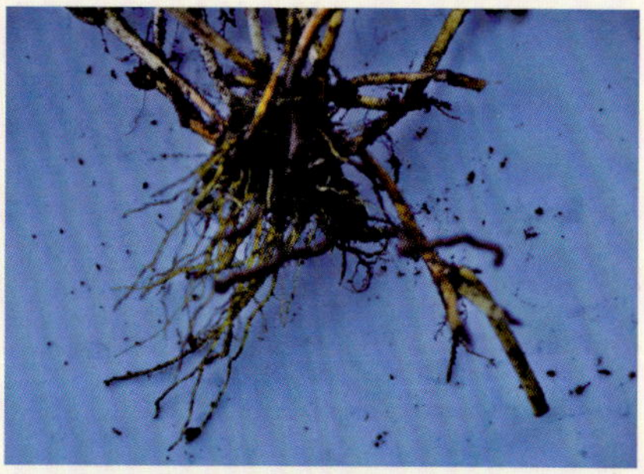

茜草药材

【满族应用】

（1）茜草单味泡酒饮用，治疗跌打损伤、红肿疼痛。

（2）茜草捣烂，外敷腹部，治疗腹泻、腹痛。

白头翁

【满语音名】 xanggiyan uju。

【民间名称】 奈何草、白头草、老姑草、粉乳草、菊菊苗、老翁花、老冠花、猫爪子花。

【主要分布】 河北、山东、吉林、辽宁、河南、陕西、山西、黑龙江等省。

【生长环境】 生长于山冈、荒坡及田野路边。

【满族应用】

（1）白头翁煮水饮用，治疗肠炎痢疾。

（2）将鲜白头翁捣烂外敷，治疗疔疮肿毒、红肿者。

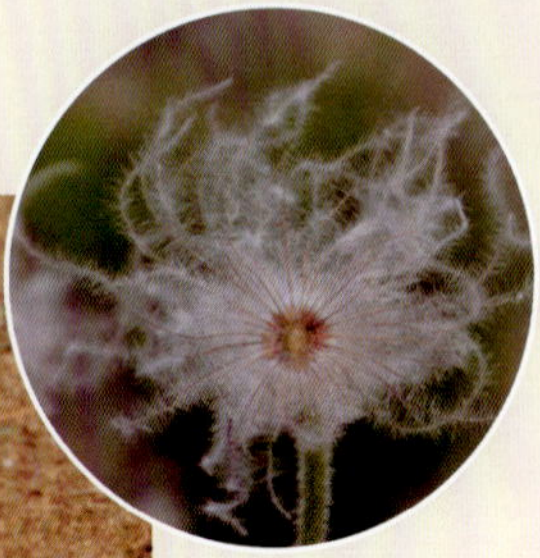

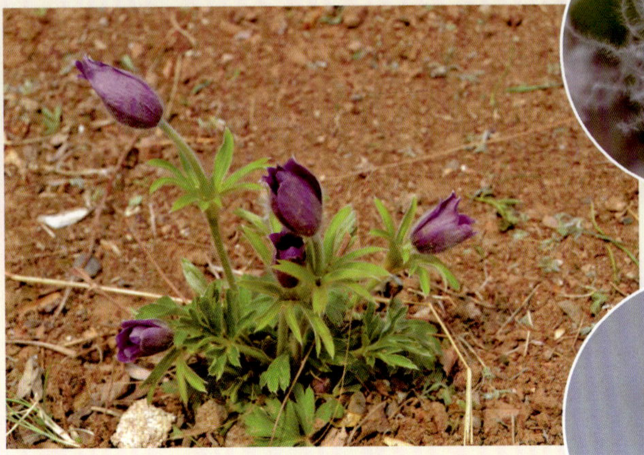

白头翁原植物

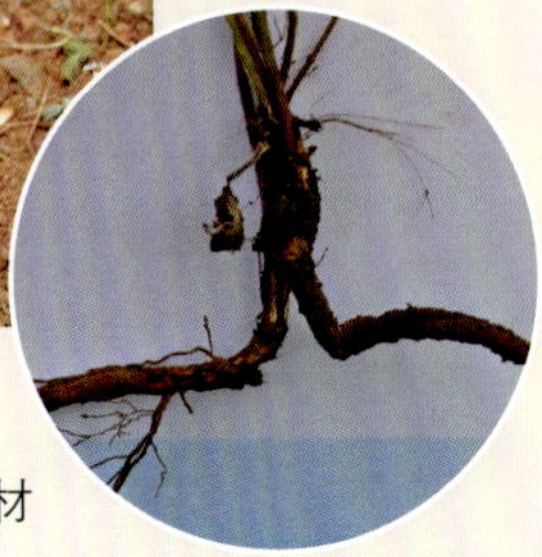

白头翁药材

射　干

【满语音名】 orho furgisu。

【民间名称】 黄远、乌扇、乌蒲、乌莲、夜干、乌翣、乌吹、草姜、鬼扇、凤翼。

【主要分布】 我国吉林、辽宁、河北、山西、山东、河南、安徽、江苏、浙江、福建、台湾、湖北、湖南、江西、广东、广西、陕西、甘肃、四川、贵州、云南、西藏等省、自治区有分布，朝鲜、日本、印度、越南、俄罗斯等国也有分布。

【生长环境】 生长于林缘或山坡草地、地边，大部分生于海拔较低的地方，但在西南山区较高海拔的地方也可生长。

【满族应用】 射干，水煎服，用于治疗上火而引起的咽喉肿痛，也可治疗咳嗽气喘。

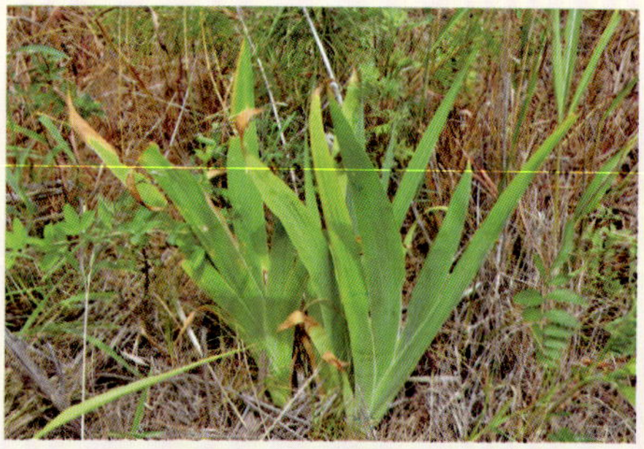

射干原植物

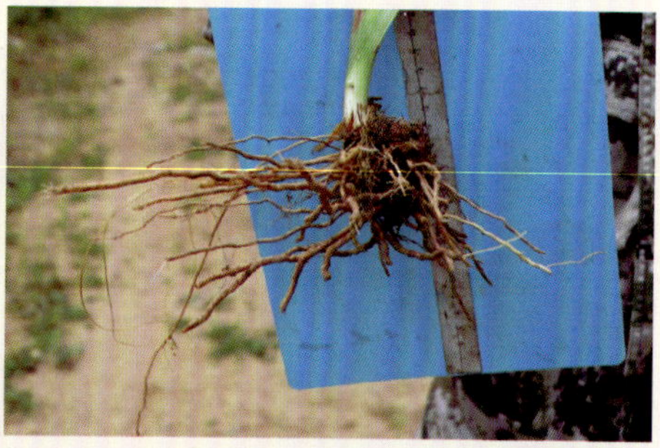

射干药材

芍　药

【满语音名】 qene。

【民间名称】 婪尾春、余容、将离、离草、犁食、没骨花、黑牵夷、红药等。

【主要分布】 我国黑龙江、吉林、辽宁、河北、山东、江苏、陕西、甘肃南部等地有分布，朝鲜、日本、蒙古、西伯利亚等国家和地区也有分布。

【生长环境】东北、华北地区分布于海拔 480 ～ 700m 的山坡草地及林下，其他各省生长在海拔 1000 ～ 2300m 的山坡草地。

【满族应用】芍药根煮水饮用。芍药性收敛而补，滋补性强，具有养血敛阴、柔肝止痛、平抑肝阳等功效，满族民间常用于治疗妇科疾病。

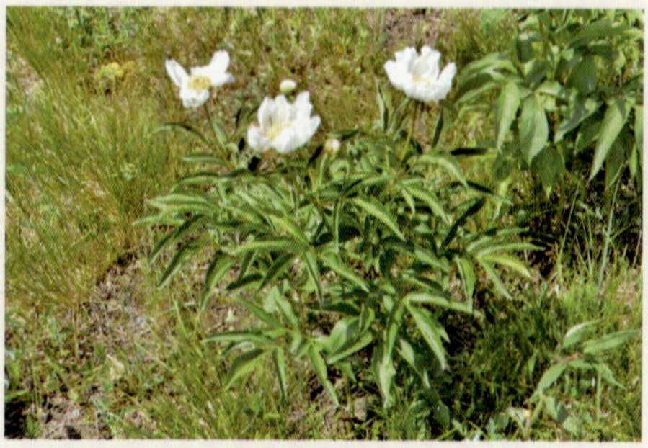

芍药原植物

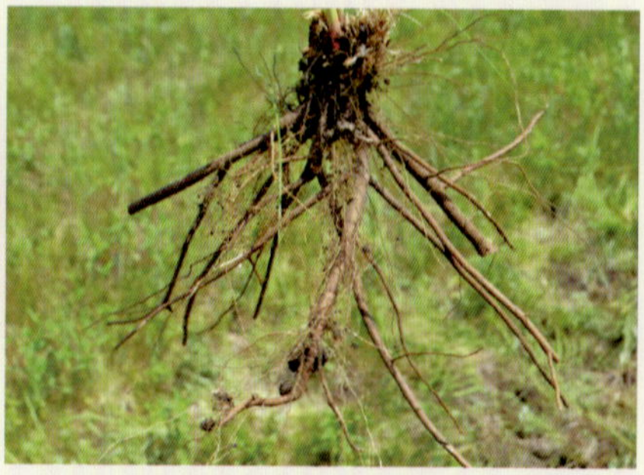

芍药药材

威灵仙

【满语音名】selengge gu orho。

【民间名称】棉团铁线莲、铁脚威灵仙、铁脚灵仙、铁角威灵仙、铁耙头等。

【主要分布】我国云南南部、贵州、四川、陕西南部、广西、广东、河南、河北、湖南、湖北、福建、台湾、江西、浙江、江苏南部、安徽淮河以南有分布，越南等国也有分布。

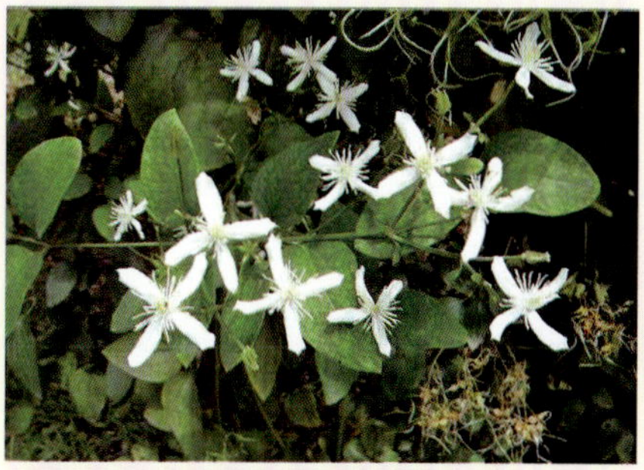

威灵仙原植物

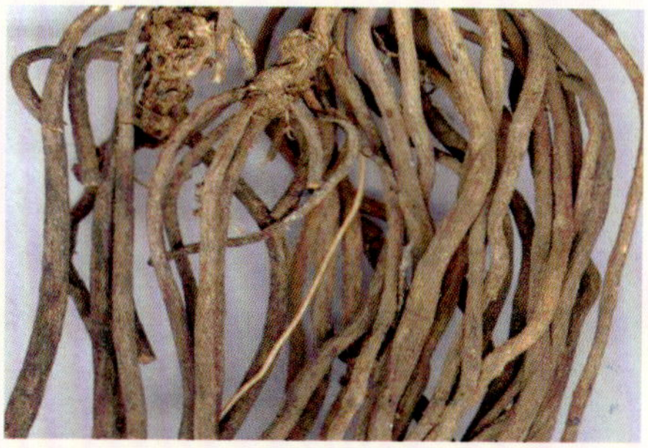

威灵仙药材

【生长环境】生长于山谷灌丛中、沟边、山坡及路旁草丛中。

【满族应用】

（1）威灵仙根或全草，水煎服，用于治疗风湿性腰腿关节疼痛。

（2）威灵仙全草煮水，用于治疗膀胱炎。

（3）威灵仙全草捣烂外敷患处，用于治疗蚊虫咬伤。

半　夏

【满语音名】juwajiri orho。

【民间名称】三叶半夏、三步跳、地文、和姑、守田、小天老星、药狗丹、麻芋果、老鸦眼、老鸦芋头等。

【主要分布】我国四川、湖北、江西、上海、吉林、辽宁、河北、甘肃、陕西等省市有分布，朝鲜、日本等国也有分布。

【生长环境】生长于阴面草坡、荒地、林下、田边或疏林下。

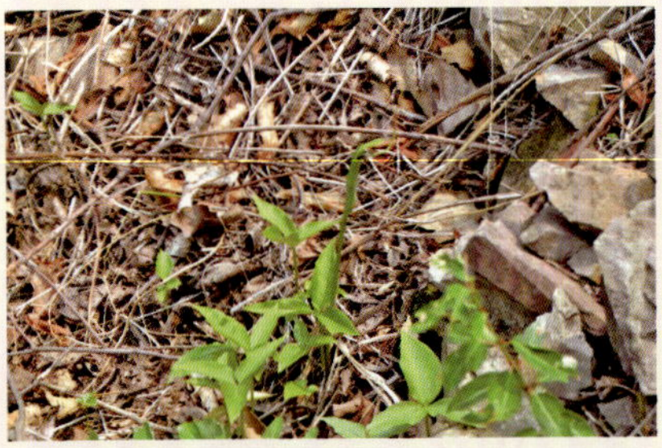

半夏原植物

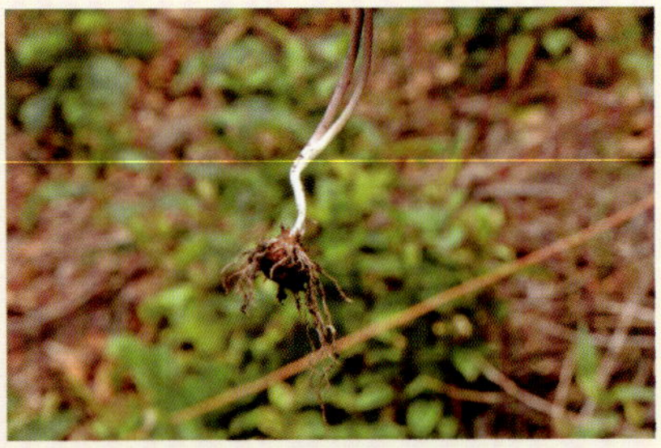

半夏药材

【满族应用】

（1）半夏煮水饮用，用于治疗咳嗽痰多、胸痛、头痛头晕、失眠、甲状腺肿等。

（2）生半夏捣烂或研细末，用醋调和后外敷患处，用于治疗痈疮肿毒、瘿瘤未化脓者或毒蛇咬伤。

知 母

【满语音名】na i orhoda。

【民间名称】连母、野蓼、蚳母、地参。

【主要分布】河北、山西、山东、陕西北部、甘肃东部、内蒙古南部、辽宁西南部、吉林西部、黑龙江等地有分布。

【生长环境】生长于海拔 1500m 以下的山坡、路旁较干燥或向阳的草地。

【满族应用】

（1）知母配伍石膏，水煎服，用于治疗外感发热、烦渴。

（2）知母配伍贝母，水煎服，用于治疗肺热咳嗽。

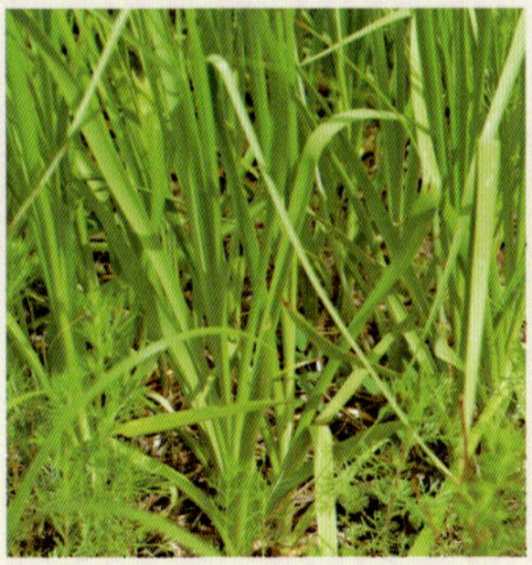

知母原植物

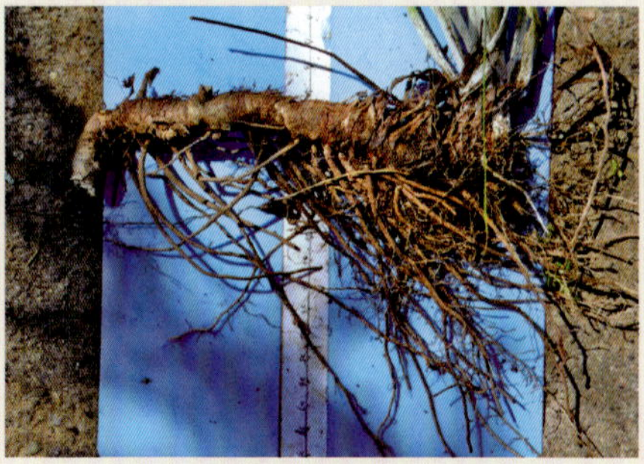

知母药材

百 合

【满语音名】joktonda。

【民间名称】山丹、强蜀、番韭、倒仙、重迈、中庭、摩罗、重箱、中逢花、百合蒜、大师傅蒜、蒜脑薯、夜合花。

【主要分布】辽宁、吉林、黑龙江、河北、河南等北方大部分地区有分布。

【生长环境】生长于海拔 600m 以上的向阳山坡或疏林草地。

【满族应用】

（1）百合花或者根茎，加冰糖适量，水煎服，用于治疗肺阴虚之燥热咳嗽、痰中带血。

（2）百合根，水煎服，用于治疗热病后期之虚烦惊悸、失眠多梦。

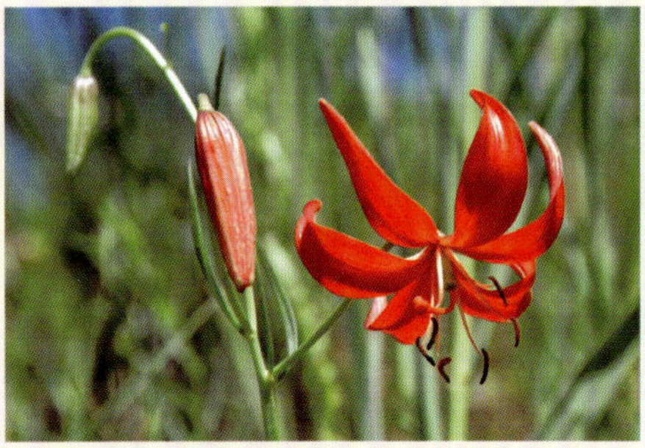

百合原植物

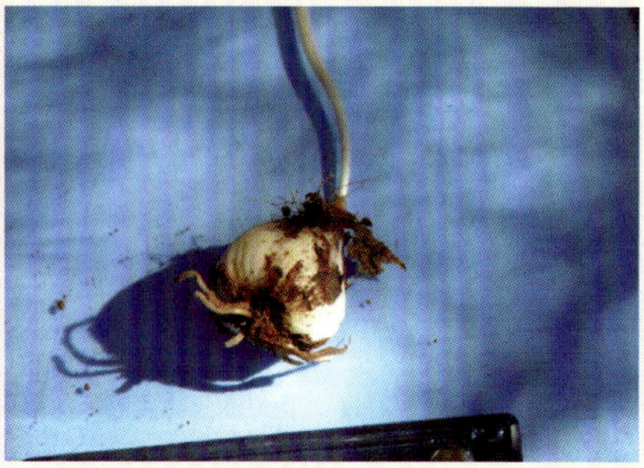

百合药材

泽　泻

【满语音名】jodorho。

【民间名称】水泽、如意花等。

【主要分布】黑龙江、吉林、辽宁、内蒙古、河北、山西、陕西、新疆、云南等省、自治区。

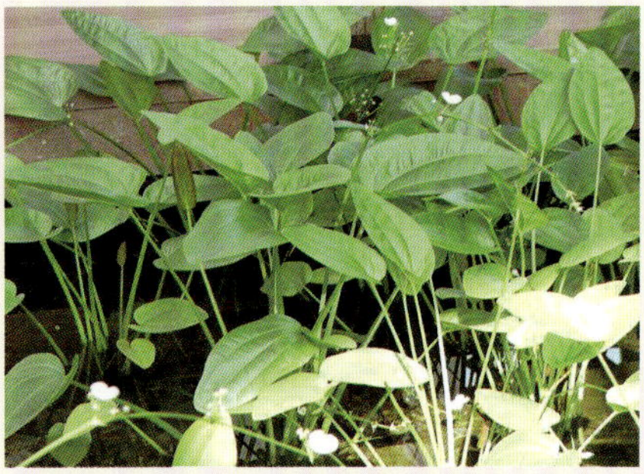

泽泻原植物

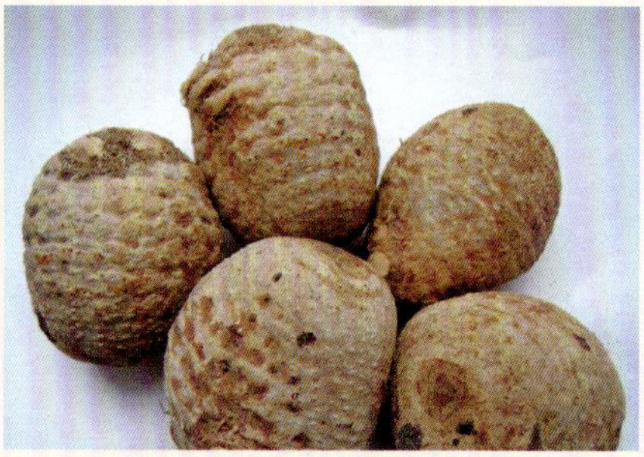

泽泻药材

【生长环境】生长于湖泊、河湾、溪流、水塘的浅水带，沼泽、沟渠及低洼湿地亦有生长。

【满族应用】泽泻，水煎服，用于治疗小便不利、浮肿。

北重楼

【满语音名】paris joktonda。

【民间名称】七叶一枝花、蚤休、重台根。

【主要分布】辽宁、吉林、黑龙江、甘肃、新疆、河北、山西、内蒙古等省、自治区有分布。

【生长环境】生长于海拔 1100 ～ 2300m 的山坡林下、草丛、阴湿地或沟边。

【满族应用】

（1）将鲜北重楼捣烂，外敷患处，用于治疗跌打损伤、毒蛇咬伤、痄腮。

（2）北重楼，水煎服，用于治疗扁桃体炎、咽喉肿痛、乳腺炎。

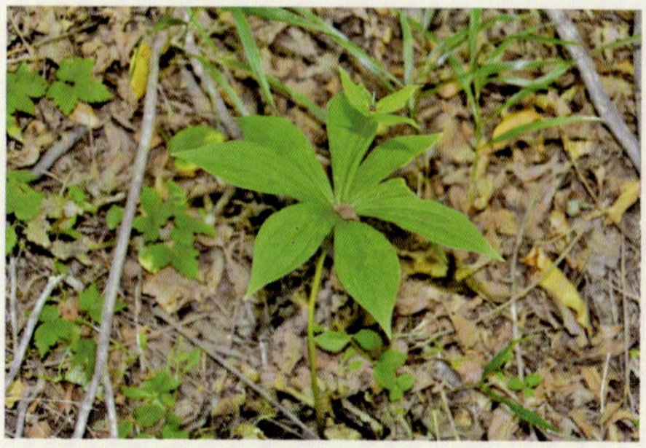

北重楼原植物

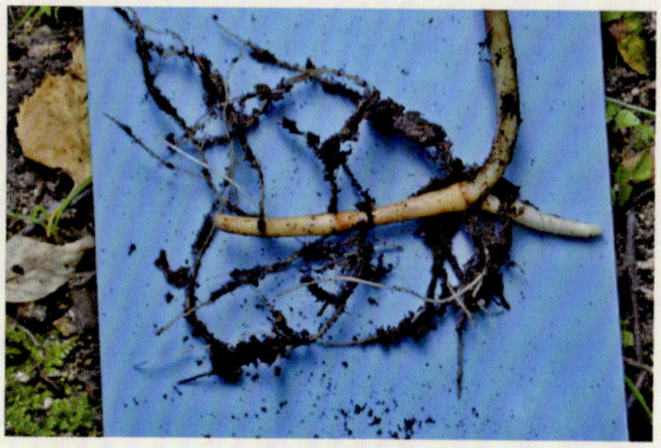

北重楼药材

地　榆

【满语音名】sedu。

【民间名称】猪人参、血箭草、黄瓜香、山地瓜、玉札、玉豉、酸赭。

【主要分布】我国全国各地均有分布，欧洲、亚洲北温带也有分布。

【生长环境】生长于海拔 30 ～ 3000m 的山坡草地、草原、草甸、灌丛中及林下。

【满族应用】

（1）地榆，水煎服，或者烧制成炭，外涂患处，用于治疗痔疮便血、脱肛。

（2）鲜地榆叶捣烂，外敷患处，或者将地榆烧炭，研细末，用麻油调和，外敷烧、烫伤处，用于治疗烧、烫伤。

（3）地榆，煎水浸洗，用于治疗湿疹。

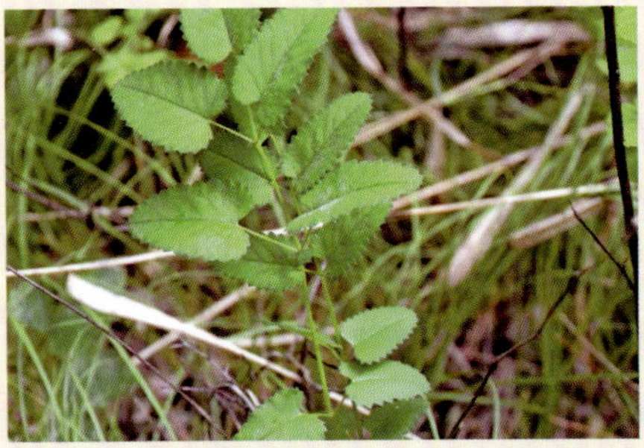

地榆原植物

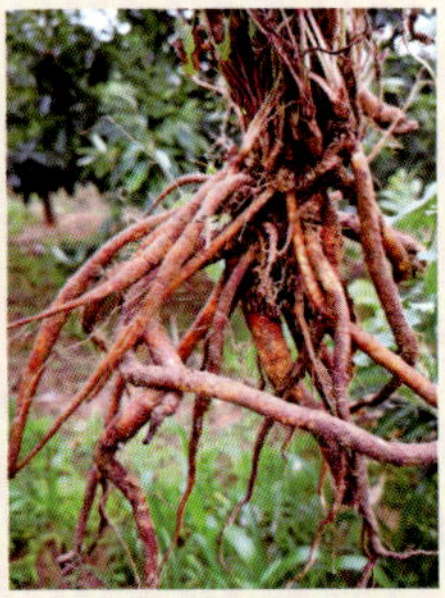

地榆药材

芦　根

【满语音名】sengge da。

【民间名称】苇根、芦头、芦茅根、芦柴根。

【主要分布】我国各地均有分布。

【生长环境】生长于江河湖泽、池塘、沟渠沿岸和低湿地。

【满族应用】满族民间常用芦根水煎服，可解河豚毒。

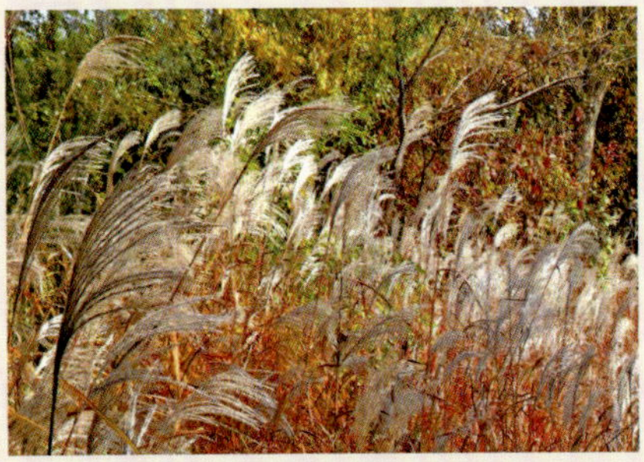

芦根原植物

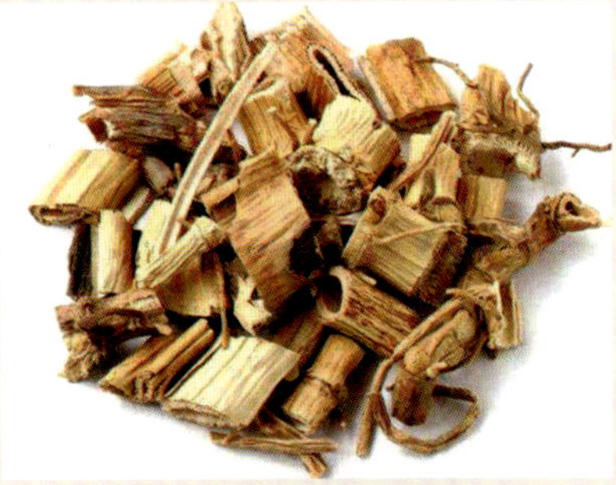

芦根药材

白茅根

【满语音名】xanggiyan elben。

【民间名称】茅草、丝茅草、白茅草。

【主要分布】辽宁、河北、山西、山东、陕西、新疆等北方地区有分布。

【生长环境】生长于低山带平原、沙质草甸、河岸草地、荒漠与海滨。

【满族应用】

（1）鲜白茅，煮水口服，用于治疗急性肾炎、水肿、小便不利、尿急、尿痛。

（2）白茅根，水煎服，用于治疗咳嗽。

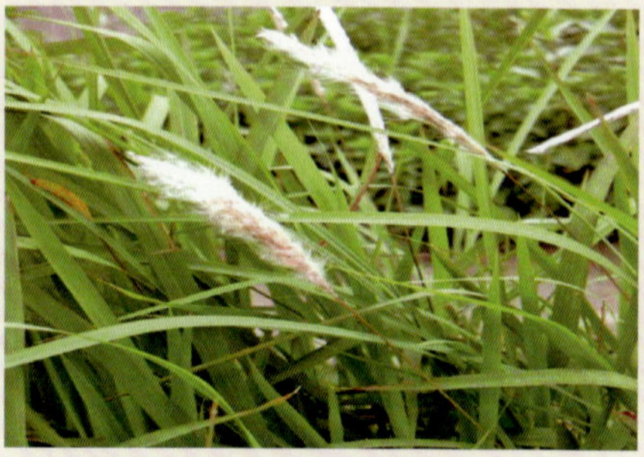

白茅根原植物

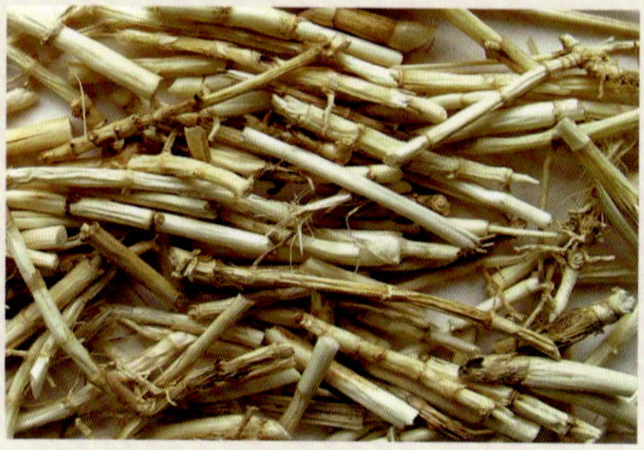

白茅根药材

东北龙胆草

【满语音名】muduri silhi。

【民间名称】叶龙胆、龙胆草、胆草根。

【主要分布】黑龙江、吉林、辽宁、河北等省。

【生长环境】生长于路边、河滩、山坡草地、灌丛中、林缘及林下、草甸。

【满族应用】满族民间常用东北龙胆草水煎服，用于治疗卒然尿血，茎中痛，湿热黄疸，小便淋漓不尽、疼痛，湿热带下，目赤肿痛。

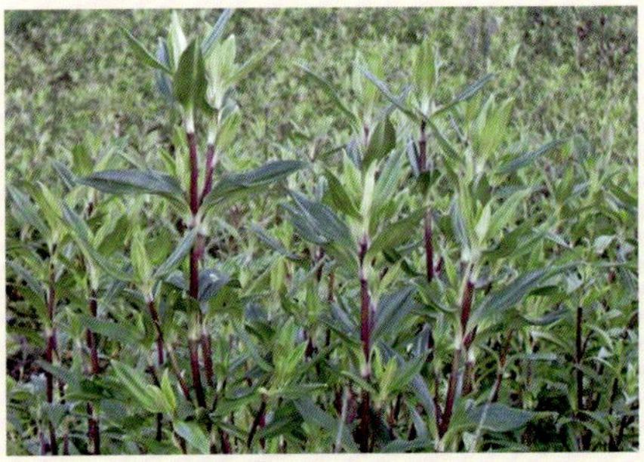

东北龙胆草原植物

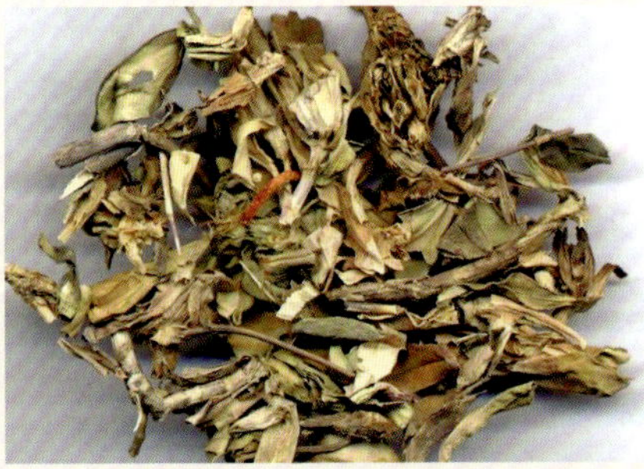

东北龙胆草药材

北豆根

【满语音名】ferehe siren。

【民间名称】山豆根、黄条香、野豆根、蝙蝠葛。

【主要分布】我国黑龙江、吉林、辽宁、河北、陕西等省有分布，日本、朝鲜、俄罗斯西伯利亚地区也有分布。

【生长环境】生长于海拔 200 ～ 1500m 的山地林缘、灌丛沟谷或缠绕于岩石上。

【满族应用】

（1）北豆根全草煮水饮用，用于治疗咽喉肿痛、肺热咳嗽。

（2）北豆根全草捣烂外敷，用于治疗痄腮、口疮、牙龈肿痛，蛇虫咬伤。

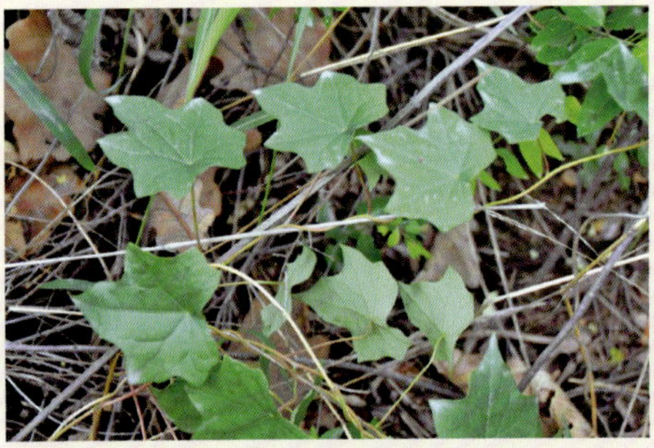

北豆根原植物

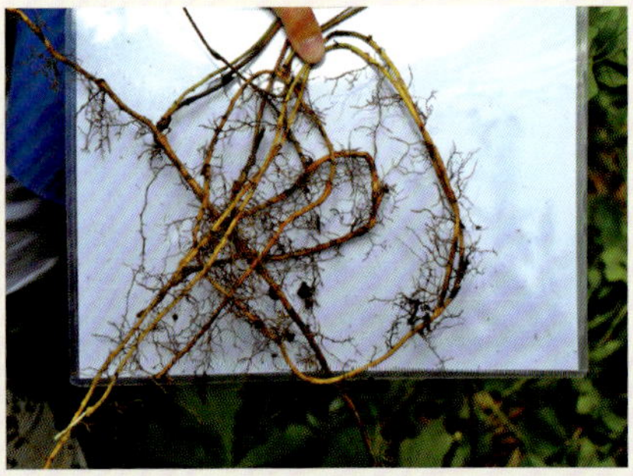

北豆根药材

穿龙薯蓣

【满语音名】jargisu。

【民间名称】穿山龙、穿金龙、穿山骨、穿龙骨、穿地龙、狗山药、火藤根、黄姜、土山薯等。

【主要分布】吉林、辽宁、河北、山东、河南、安徽、浙江北部、江西庐山、陕西（秦岭以北）、甘肃、宁夏、青海南部、四川西北部有分布。

【生长环境】生长于海拔 100 ～ 1700m 的山坡灌木丛中、稀疏杂木林内及林缘。

【满族应用】穿山薯蓣单味水煎服，用于治疗骨关节疼痛、腰酸腿痛、气虚咳喘。

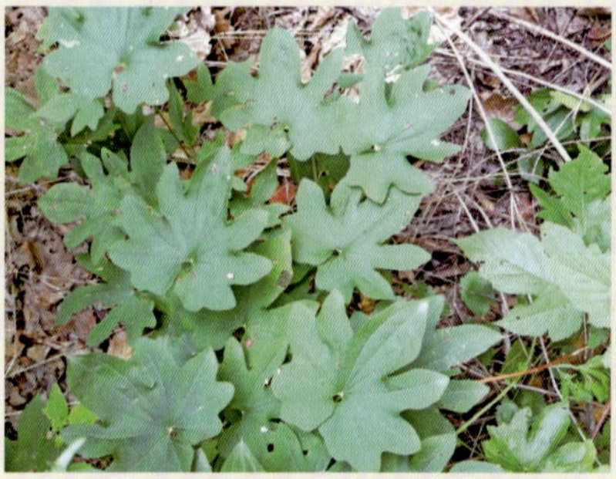

穿龙薯蓣原植物

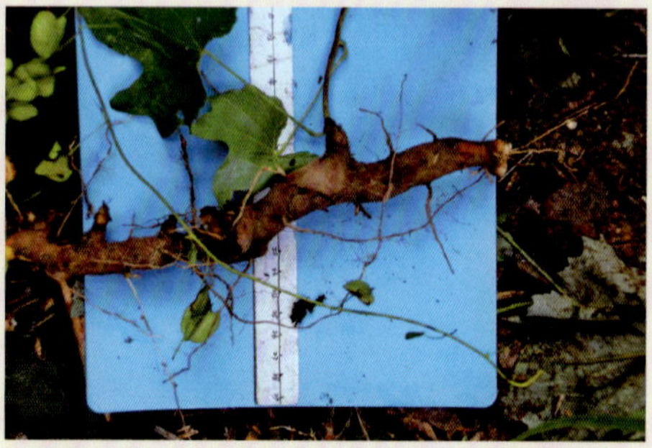

穿龙薯蓣药材

东北天南星

【满语音名】bigan hoho。

【民间名称】天老星、羹匙菜、大头参、山苞米。

【主要分布】我国黑龙江、吉林、辽宁、内蒙古、江苏、河北、山东、山西、湖北、四川等省、自治区有分布，朝鲜、俄罗斯远东地区也有分布。

【生长环境】生长于海拔 50 ～ 1200m 的林缘湿草甸、沟边、林中、山谷林下湿地，以及山坡林中。

【满族应用】

（1）用少量鲜东北天南星捣汁，外涂患处，用于治疗疔毒初期红肿疼痛或者蛇虫咬伤，溃烂者禁用。

（2）东北天南星，研细末，用生姜汁和匀，用摊在纸上，用于治疗中风口眼歪斜。左斜贴于右，右斜贴于左。

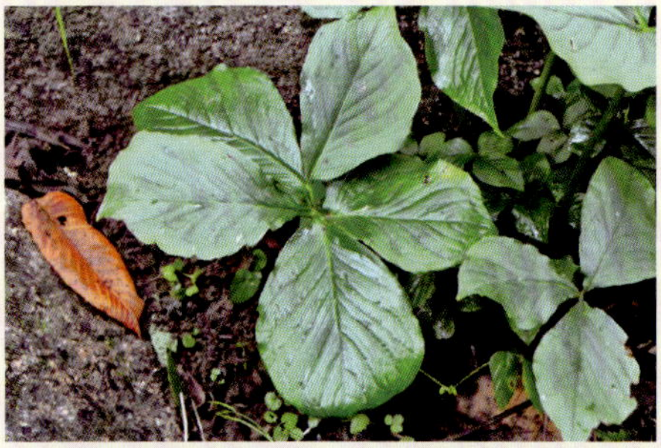

东北天南星原植物

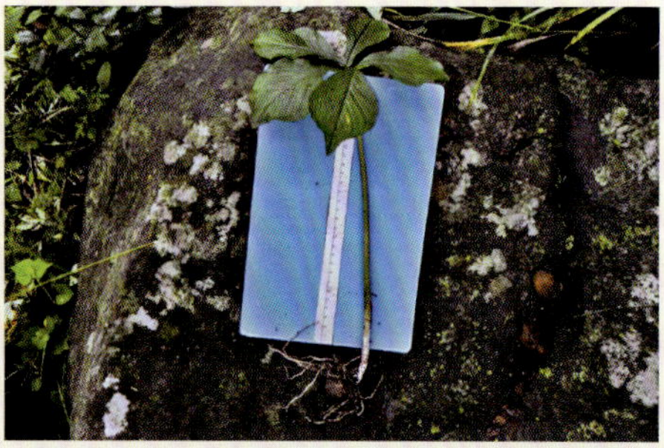

东北天南星药材

徐长卿

【满语音名】 meihe orho。

【民间名称】 竹叶细辛、柳叶细辛、别仙踪、螟蚣草、铜锣草、小对叶草、对月草、一枝香、牙蛀消、线香草等。

【主要分布】 我国山西、河北、河南、辽宁、内蒙古、陕西、四川、贵州、甘肃、云南、山东、安徽、江苏、浙江、江西、湖北、湖南、广东和广西等省、自治区有分布，日本和朝鲜等国也有分布。

【生长环境】 生长于向阳山坡及草丛中。

【满族应用】

（1）徐长卿，水煎服，用于治疗风湿痹痛、腰腿痛、跌打扭伤、风疹、湿疹。

（2）将鲜徐长卿捣烂，外敷患处，用于治疗虫蛇咬伤。

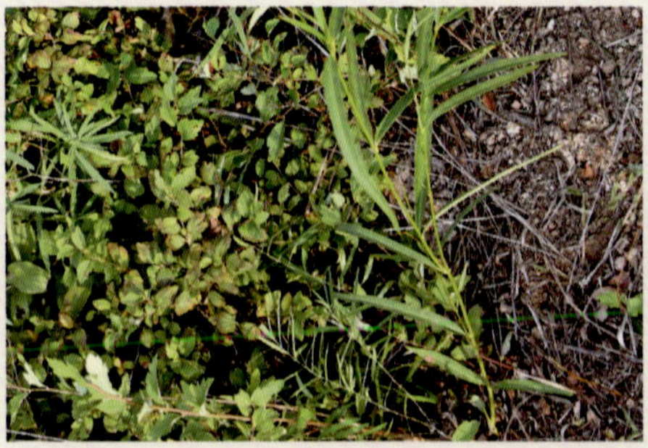

徐长卿原植物

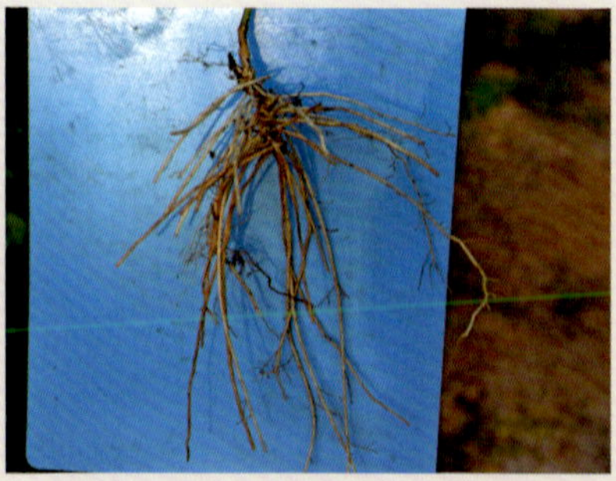

徐长卿药材

八股牛

【满语音名】 xanggiyan hiyan。

【民间名称】 白鲜皮、山牡丹、羊鲜草。

【主要分布】 我国辽宁、吉林、黑龙江、河北、浙江、江苏、陕西、甘肃、河南、四川、贵州、新疆等省、自治区有分布，朝鲜、蒙古、俄罗斯远东地区也有分布。

【生长环境】 生长于丘陵土坡、平地灌丛中、草地或疏林下，石灰岩山地亦常见。

【满族应用】

（1）八股牛适量，煎汤外洗，用于治疗皮肤湿疹、皮肤瘙痒。

（2）八股牛研末外敷，用于治疗外伤出血。

（3）将八股牛研粗末，酒浸，用于治疗产后风。

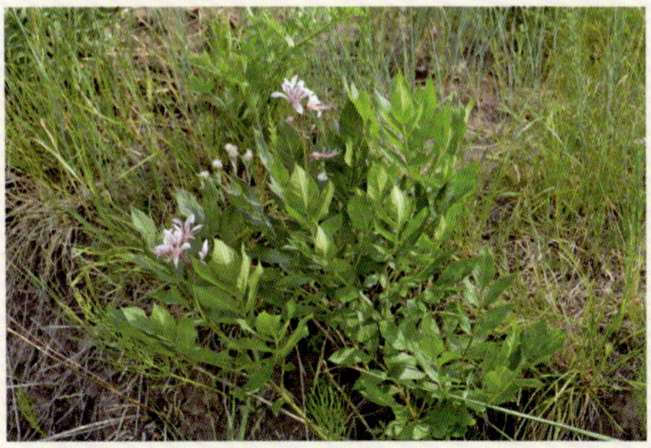

八股牛原植物

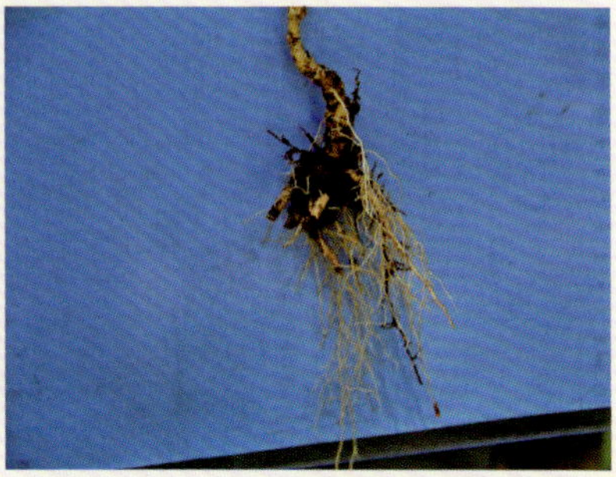

八股牛药材

甘　草

【满语音名】 janquhvri orho。

【民间名称】 粉甘草、粉草、甜草根、红甘草、皮草、棒草。

【主要分布】 我国黑龙江、吉林、辽宁、河北、陕西、山东、甘肃、青海、新疆等省、自治区均有分布。

【生长环境】 多生长于干燥草原及向阳山坡。

【满族应用】

（1）甘草和绿豆煮水，任意饮用，可用于解毒。

（2）单味甘草或与桔梗一起水煎服，代茶饮，能祛痰止咳。

（3）单味甘草水煎或泡水服用，用于治疗咽喉肿痛、热毒疮疡、食物中毒。

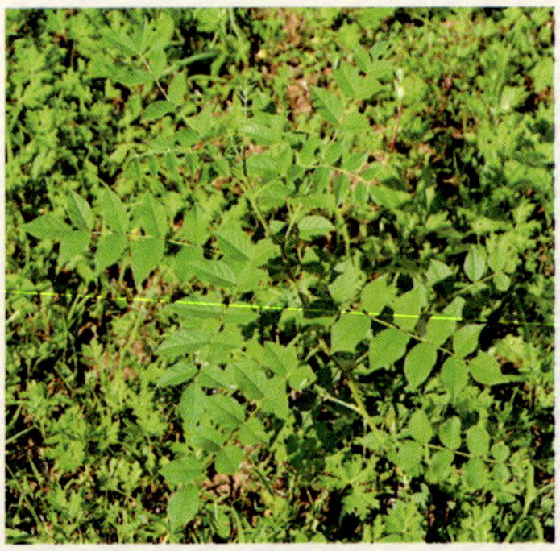

甘草原植物

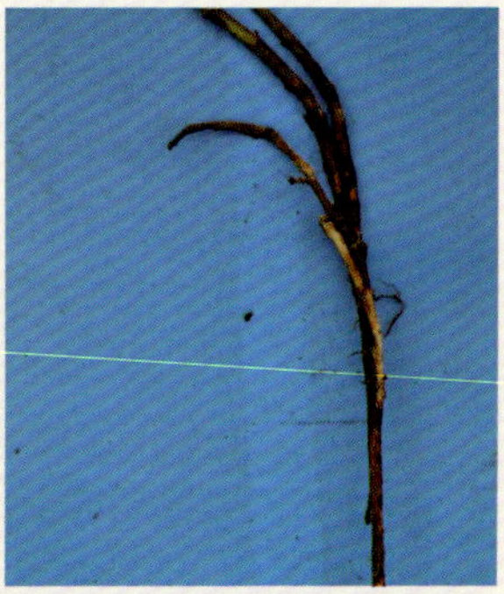

甘草药材

薤　白

【满语音名】 ajige suwanda。

【民间名称】 小根蒜、密花小根蒜、团葱、山蒜、苦蒜、小么蒜、小根菜、野葱、野蒜、大脑瓜儿。

【主要分布】 除新疆、青海外，我国其他省区均有分布，朝鲜和日本、俄罗斯等国也有分布。

【生长环境】 生长于海拔 1500m 以下的丘陵、山谷、山坡或草地。

【满族应用】满族民间常用薤白作为食物可直接食用，防治肠胃不适或肠炎痢疾、腹泻腹痛。

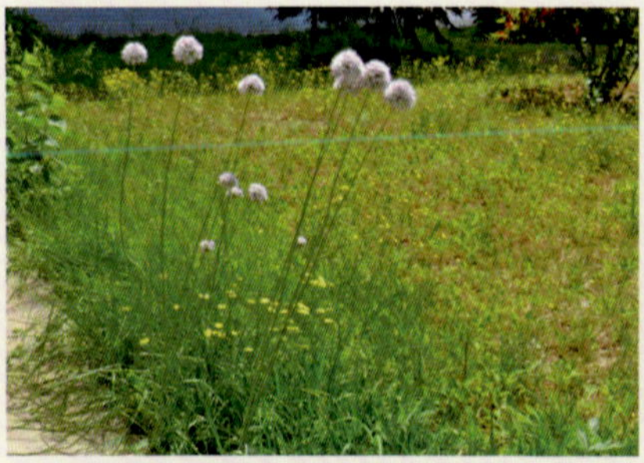
薤白原植物

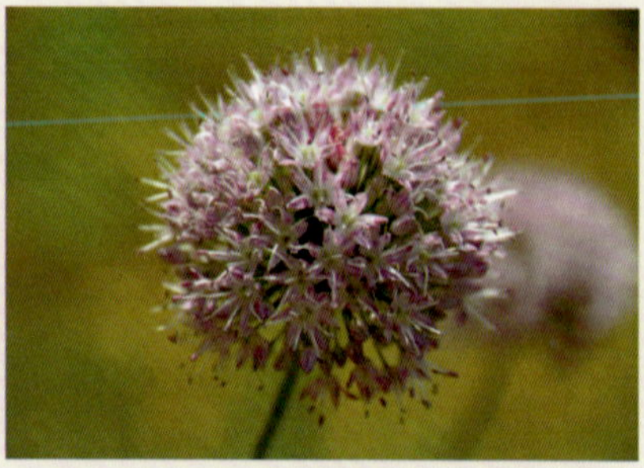
薤白花

瑞香狼毒

【满语音名】horonggo orho。

【民间名称】川狼毒、白狼毒、狼毒、断肠草、猫儿眼根草、燕子花、拔萝卜、馒头花。

【主要分布】吉林、辽宁、黑龙江、河北、内蒙古、甘肃、青海、宁夏、西藏等省、自治区。

【生长环境】生长于海拔 1500 ～ 4200m、干燥而向阳的、比较贫瘠的高山草坡、草坪或河滩地。

【满族应用】满族民间常用瑞香狼毒捣烂或者水煎浓缩成膏，外敷，用于治疗顽固性皮炎、瘙痒症。

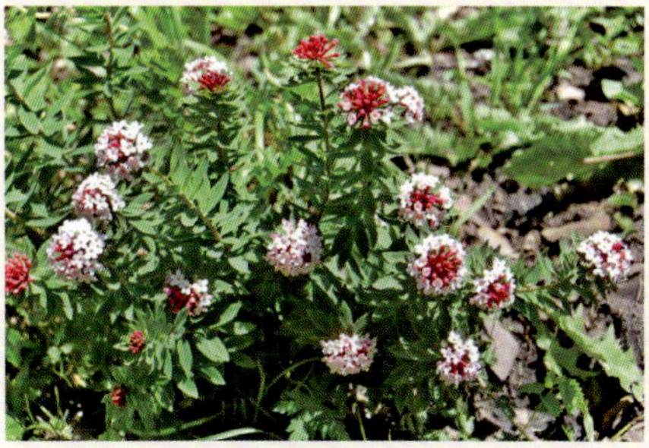
瑞香狼毒原植物

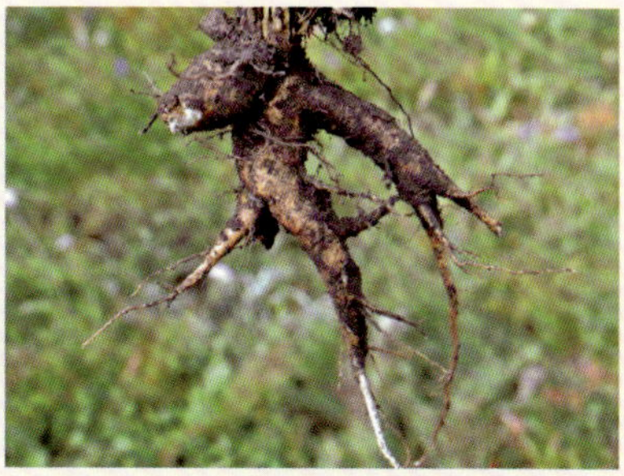
瑞香狼毒药材

酸枣树根

【满语音名】soro moui da。

【民间名称】小酸枣、山枣、野枣、棘、葛针等。

【主要分布】吉林、辽宁、山东、山西、河北、陕西、河南、安徽、江苏、浙江、甘肃、新疆、江西、福建、湖南、湖北、广东、广西、四川、云南、贵州等省、自治区均有分布。

【生长环境】生长于海拔 1700m 以下的丘陵或平原、旷野或路旁。

【满族应用】满族民间常用酸枣树根煮水饮用，治疗跌打损伤、风湿关节疼痛。

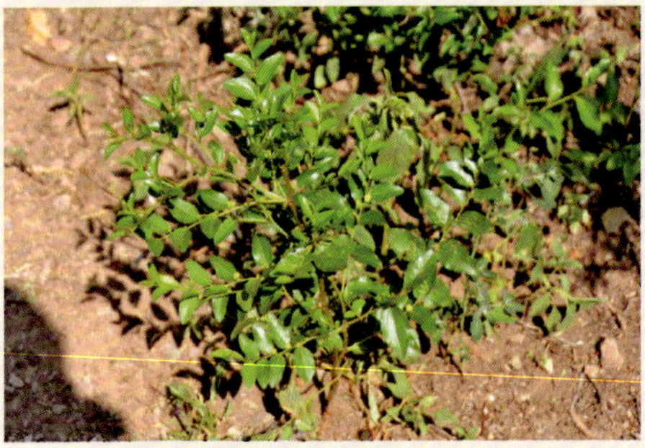
酸枣树原植物

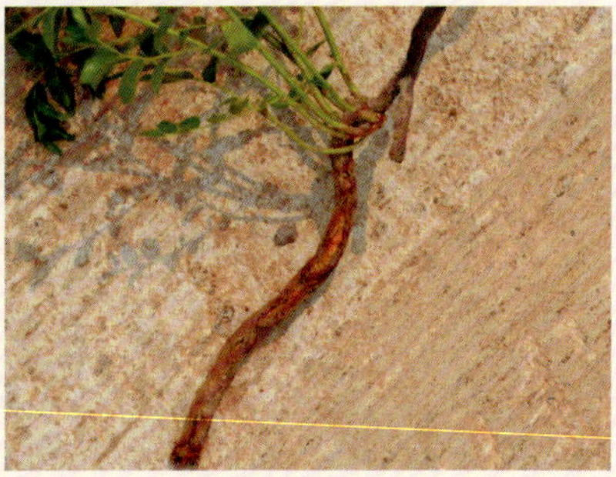
酸枣树根

刺儿菜

【满语音名】bula sogi。

【民间名称】小蓟、蓟蓟草、刺狗牙、刺蓟、青青草、枪刀菜、小恶鸡婆。

【主要分布】除西藏、云南、广东、广西外，几遍全国各地，欧洲东部、中部，俄罗斯西伯利亚及远东地区，日本，朝鲜，蒙古也有分布。

【生长环境】生长于撂荒地、耕地、路边、村庄附近。

【满族应用】刺儿菜，水煎服，治疗痔疮、产后出血、痢疾或大便出血。

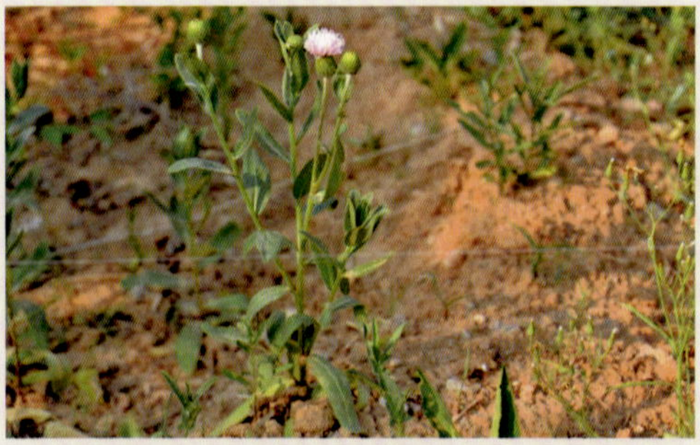

刺儿菜原植物

刺玫果根

【满语音名】 bigan jamu。

【民间名称】 刺莓果、刺木果、山刺玫、野刺玫果。

【主要分布】 我国河北、辽宁、山东等省有分布，朝鲜及俄罗斯远东地区也有分布。

【生长环境】 生长于路旁、沟边、山坡向阳处或灌丛中。

【满族应用】 满族民间常用刺玫果根水煎服，治疗妇女月经过多、慢性支气管炎。

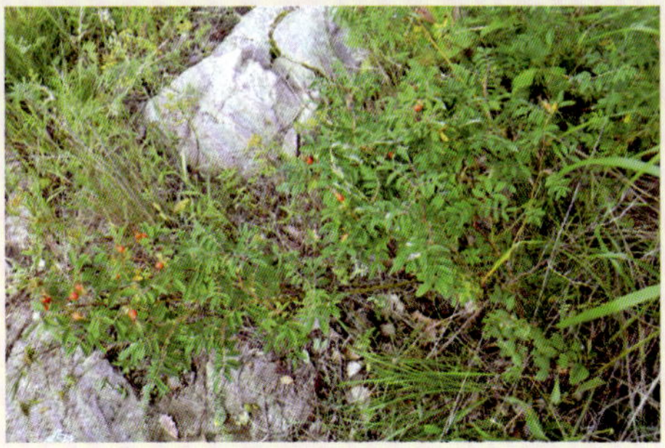

刺玫果原植物

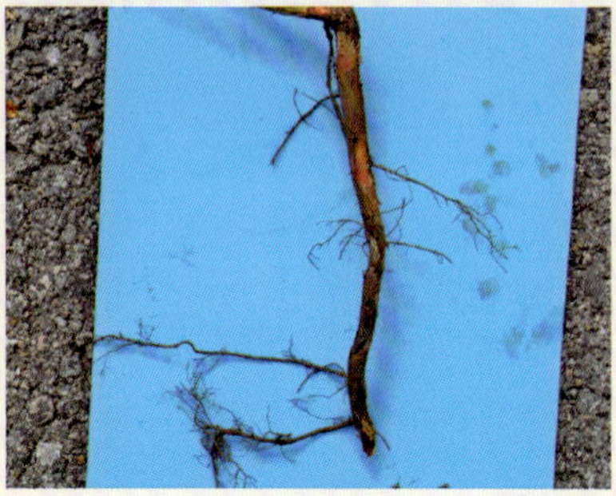

刺玫果根

萝　卜

【满语音名】mursa。

【民间名称】莱菔。

【主要分布】全国各地均有分布。

【生长环境】属于半耐寒性蔬菜，适合生长于土层深厚、土质疏松，保水、保肥性能良好的沙壤土。

【满族应用】满族民间常将萝卜切成片或条，煮水饮用，治疗腹胀、消化不良。

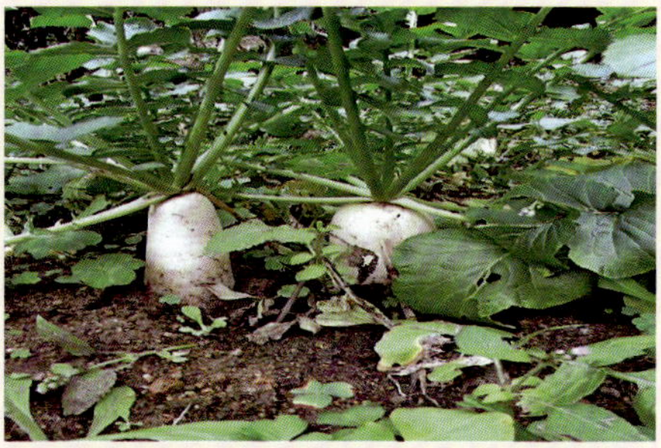

萝卜

爬山虎

【满语音名】hedereku orho。

【民间名称】爬墙虎、地锦、飞天蜈蚣、石血、铁信、铁栏杆、捆石龙、枫藤、小虫儿卧草、红丝草、红葛、趴山虎、红葡萄藤、巴山虎。

【主要分布】河南、辽宁、河北、山西、陕西、山东、江苏、安徽、浙江、江西、湖南、湖北、广西、福建、广东、四川、贵州、云南等省、自治区有分布。

【生长环境】多攀援于岩石、墙壁和山上。

【满族应用】满族民间常用鲜爬山虎捣烂，外敷患处，用于治疗跌打损伤、红肿热痛。

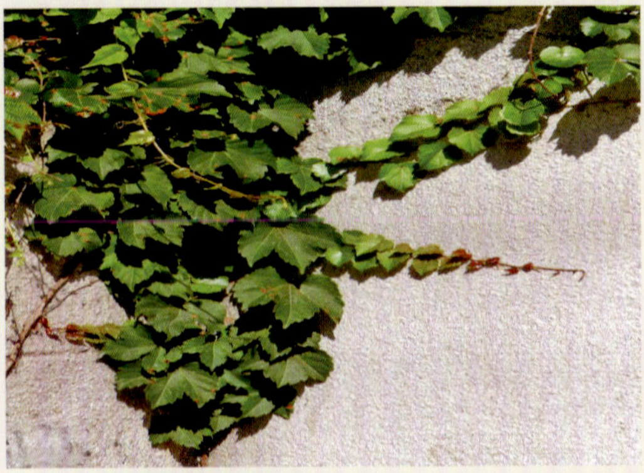

爬山虎原植物

山胡萝卜

【满语音名】 bigan janquhvn mursa。

【民间名称】 羊乳、山海螺、山地瓜。

【主要分布】 东北、河北、山西、内蒙古、新疆等省、自治区。

【生长环境】 生长于海拔 1400 ～ 2400m 的山坡草地、路旁或林下。

【满族应用】 鲜山胡萝卜根煮熟，直接食用，或用山胡萝卜根水煎服，用于治疗瘰疬、乳痈、产后乳少、肺痈。

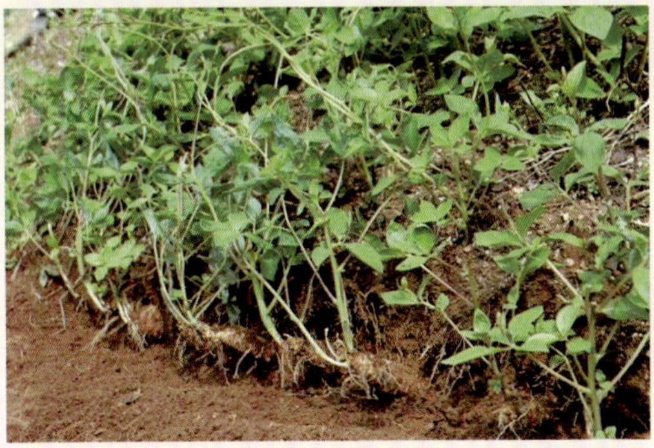

山胡萝卜原植物

大　蒜

【满语音名】suwanda。

【民间名称】胡蒜、葫、蒜头、大蒜头、独蒜。

【主要分布】山东、河北、河南、江苏、安徽等省。

【生长环境】喜冷凉、喜湿怕旱，对土壤要求不高，但疏松透气、保水排水性能强的肥沃壤土更适宜。

【满族应用】

（1）大蒜直接食用或者烤熟后食用，用于治疗腹痛、泄泻、痢疾。

（2）大蒜或者大蒜汁直接食用，用于预防和治疗感冒。

（3）大蒜捣汁，外涂患处，用于治疗疮痈肿毒初期没有溃烂时。

（4）将大蒜捣成糊状，放入小瓶中，对准鼻孔时常闻大蒜辛辣味，用于治疗慢性支气管炎。

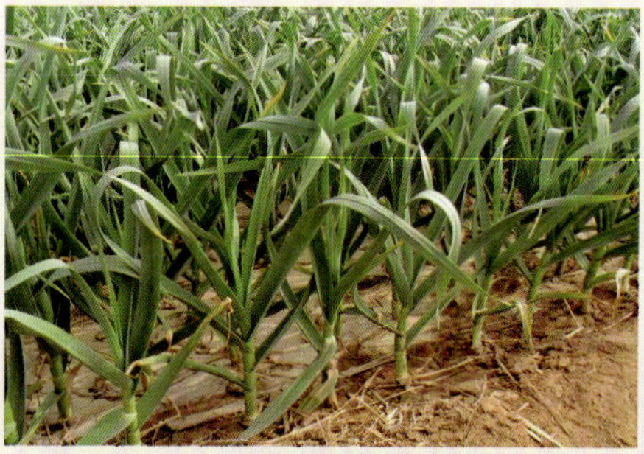

大蒜原植物

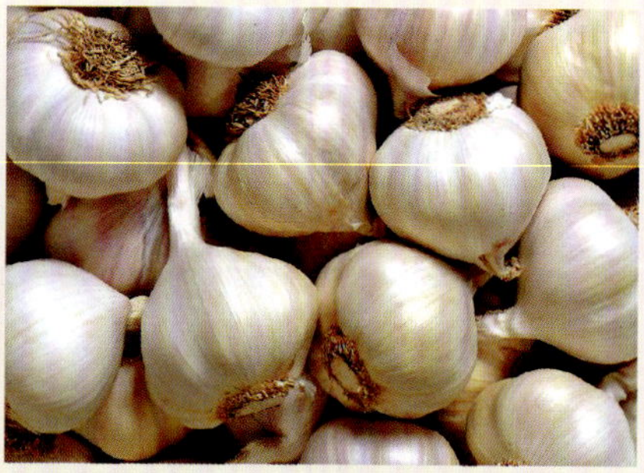

大蒜

土大黄

【满语音名】suwayan jalmin。

【民间名称】血三七、化雪莲、红筋大黄、金不换、鲜大青。

【主要分布】江苏、安徽、浙江、江西、广西、广东、河南、湖南、四川、云南等省、自治区。

【生长环境】生长于原野山坡边。

【满族应用】

（1）土大黄根一两，捣汁，酒煎服，用于治疗肺痈。

（2）土大黄 15 ～ 21g，精猪肉切细，一起做成肉饼，隔水蒸熟食之，用于治疗咳嗽吐血、跌打受伤吐血。

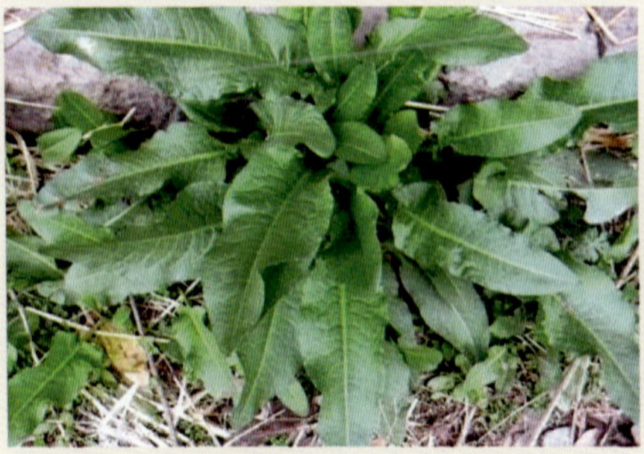

土大黄原植物

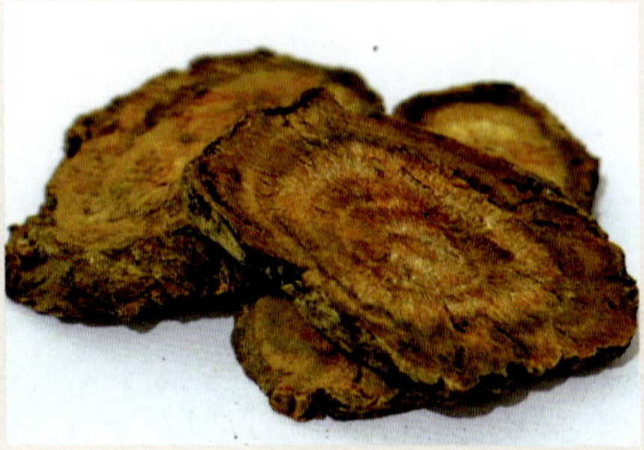

土大黄药材

南沙参

【满语音名】 huhuqu。

【民间名称】 沙参、三四叶草、泡沙参、泡参。

【主要分布】 东北、河北、山西、内蒙古、山东、华东、广东、广西、云南、四川、贵州等省、自治区。

【生长环境】 生长于草地和灌丛中。

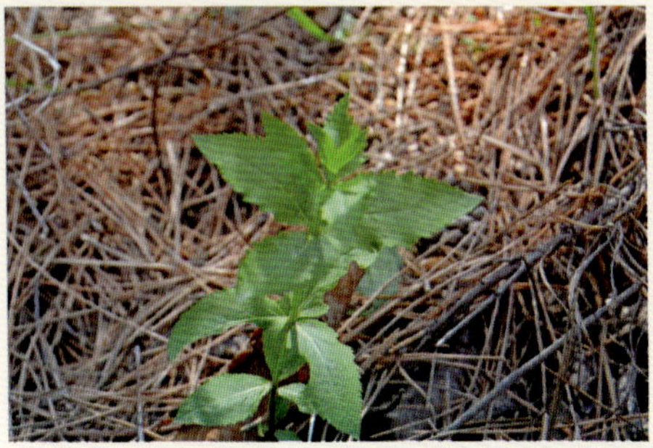

南沙参原植物

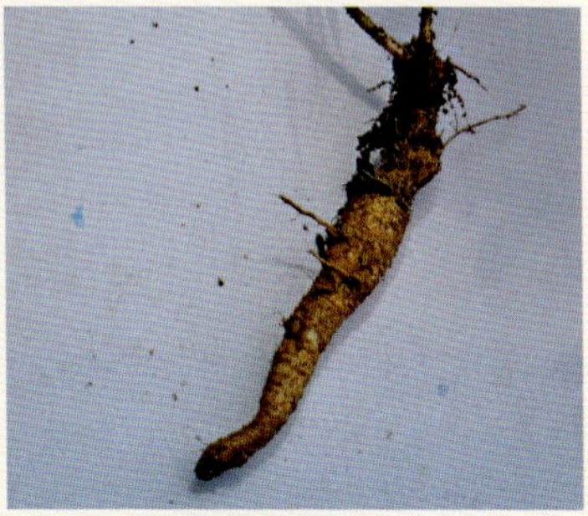

南沙参药材

【满族应用】

（1）南沙参炖鸡，可治诸虚之证。

（2）南沙参半两，水煎服，可治疗肺热咳嗽。

丁　香

【满语音名】imeten。

【民间名称】公丁香、丁子香、宫丁、支解香、雄丁香。

【主要分布】原产于热带，我国海南有种植。

【生长环境】生长于高温、潮湿、静风、温差小的热带雨林气候环境中。

【满族应用】满族民间常用丁香、肉桂制成散剂，治疗胃脘疼痛、脐腹冷痛、腹泻，以及外科疮肿、损伤肿痛等证候。

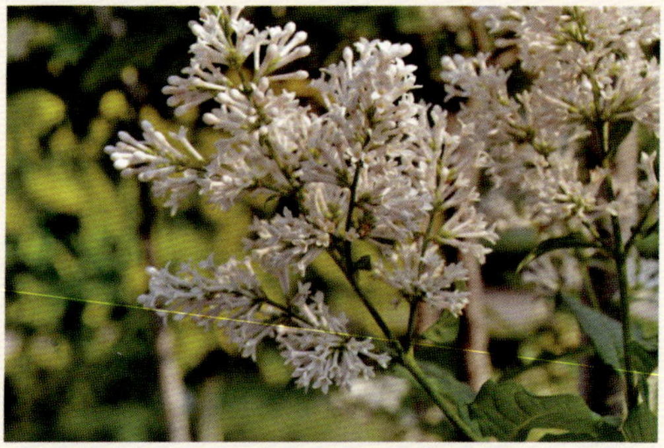

丁香原植物

祁州漏芦

【满语音名】qi jeo bigan xungkeri。

【民间名称】大脑袋花、土烟叶、打锣锤、老虎爪、狼头花、牛馒土、大口袋花、和尚头。

【主要分布】我国黑龙江、吉林、辽宁、河北、内蒙古、陕西、甘肃、青海、山西、河南、四川、山东等省、自治区有分布，俄罗斯远东及东西伯利亚地区、蒙古、朝鲜和日本也有分布。

【生长环境】生长于山地草原、草甸草原、石质山坡。

【满族应用】满族民间常用祁州漏芦水煎服或入丸、散剂，用于治疗痈疮肿毒、瘰疬、乳痈、乳房胀痛、乳汁不下、骨节疼痛。

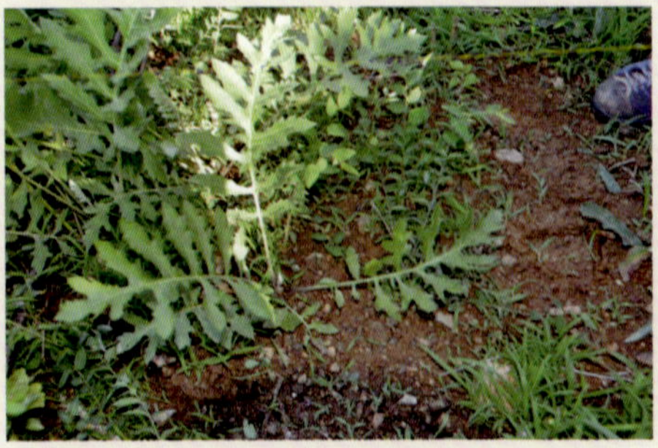
祁州漏芦原植物

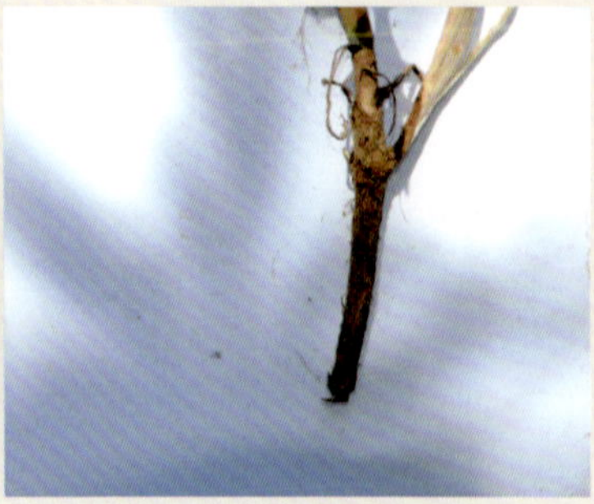
祁州漏芦药材

禹州漏芦

【满语音名】ioi jeo bigan xungkeri。

【民间名称】蓝刺头、华东蓝刺头。

【主要分布】新疆、河南、山东、河北、辽宁、安徽、湖北、江苏等省、自治区。

【生长环境】生长于山坡草地。

【满族应用】满族民间常用禹州漏芦治疗妇女急性乳腺炎，还用于治疗淋巴结炎、痔疮。可内服或外用，外用研末加蜂蜜，调敷患处。

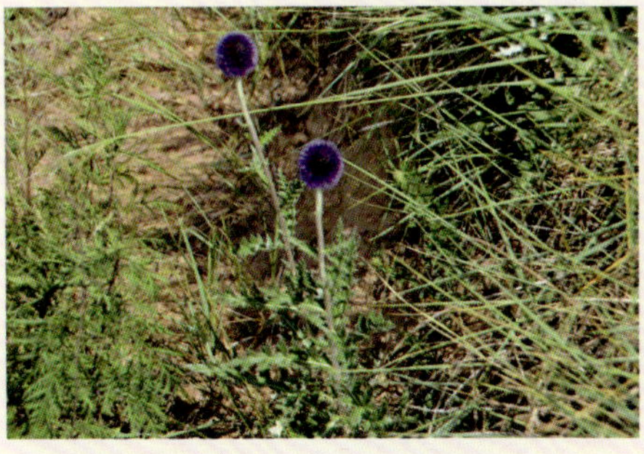
禹州漏芦原植物

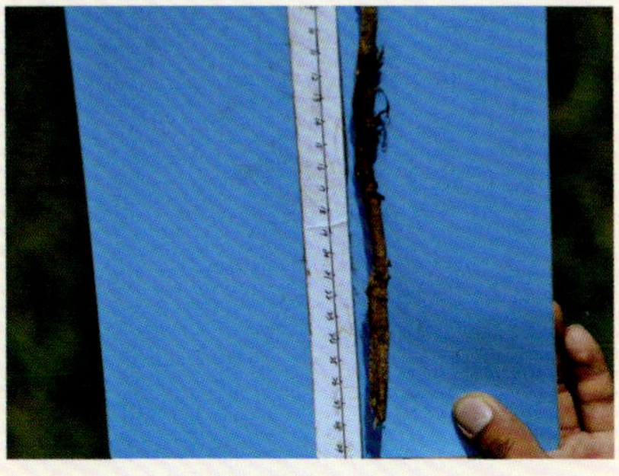
禹州漏芦药材

香 薷

【满语音名】ajige farsa。

【民间名称】香草。

【主要分布】除新疆、青海外，全国各地均有分布。

【生长环境】生长于路旁、山坡、荒地、林内、河岸、山野。

【满族应用】

（1）香薷煎汤内服，1～3钱，或研末。用于治疗夏月感冒、头痛发热、恶寒无汗，或消化道疾病如胸痞腹痛、呕吐腹泻，也可治疗水肿、脚气等。

（2）香薷10g，大米100g，白糖适量，煮粥。可发汗解表，祛暑化湿，利水消肿。适用于夏季外感于寒，内伤暑湿所致的暑湿表证、水肿、小便不利等。

（3）香薷、薄荷、淡竹叶各5g，车前草10g，水煎，代茶饮。适用于心烦尿赤，口干口苦。

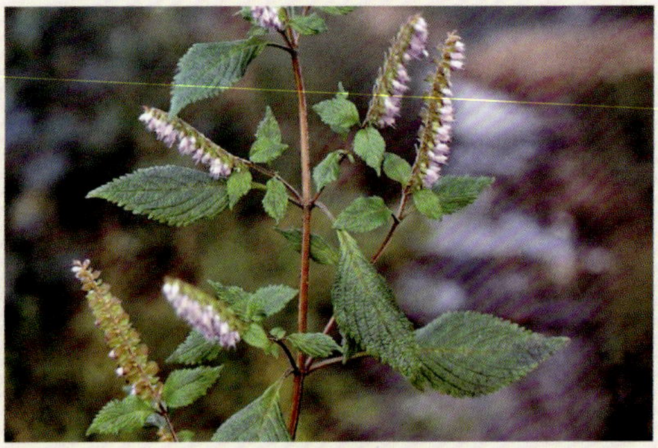

香薷原植物

黄 柏

【满语音名】suwayan nothori。

【民间名称】黄檗。

【主要分布】内蒙古南部、吉林、辽宁、山西、山东、河北、河南、江苏、浙江、福建、安徽、江西、陕西、四川、云南、贵州、甘肃、湖北、湖南等省、自治区。

【生长环境】生长于山林或山谷溪流附近。

【满族应用】满族民间常用黄柏和大黄研细末，用醋调和，外涂患处，用于治疗各种疮疡肿毒、湿疹等。

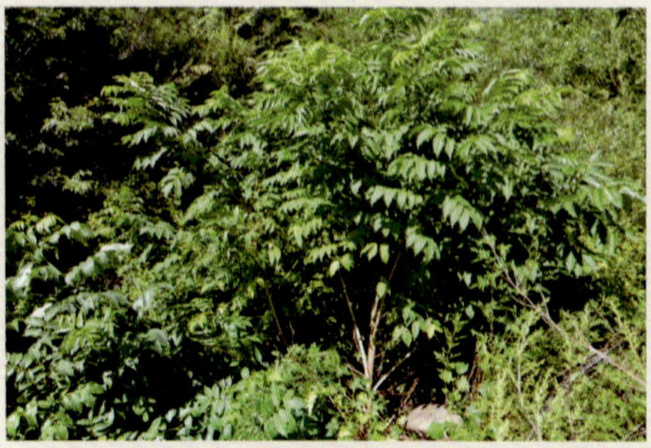

黄柏原植物

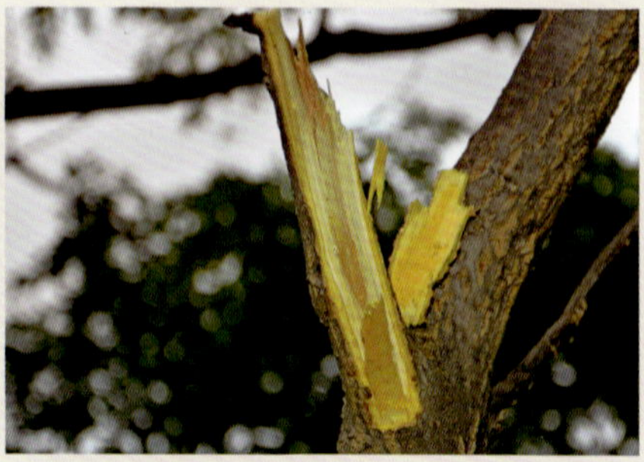

黄柏药材

冬　青

【满语音名】niuwangga mou。

【民间名称】冻青。

【主要分布】全国各地广有分布。

【生长环境】生长于海拔 500 ～ 1000m 的山坡常绿阔叶林中和林缘。

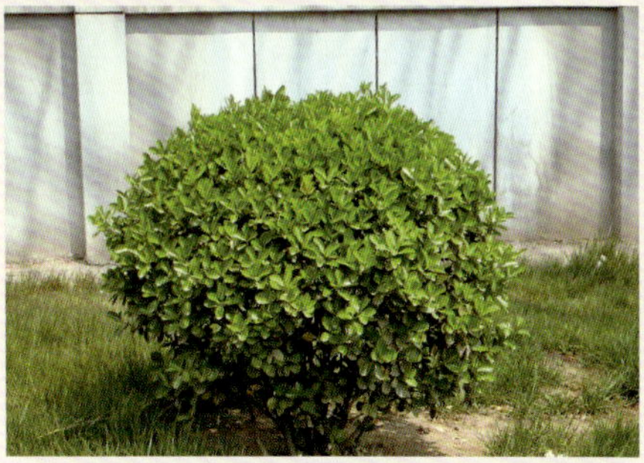

冬青原植物

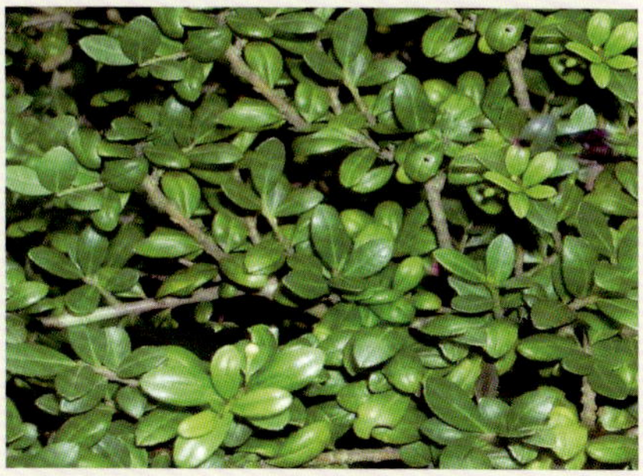

冬青叶

【满族应用】用鲜冬青煮水泡洗，或捣烂外敷，用于治疗肢体轻度冻伤。

暴马子

【满语音名】imeten。

【民间名称】白丁香、荷花丁香、暴马丁香、阿穆尔丁香。

【主要分布】我国黑龙江、吉林、辽宁、河北等省有分布，朝鲜、日本、俄罗斯等国也有分布。

【生长环境】生长于海拔 10 ～ 1200m 的山坡灌丛或林边、草地、沟边，或针叶、阔叶混交林中。

【满族应用】暴马子枝条、花或果实，水煎服，用于治疗肺热咳嗽、小便不利、浮肿、急性或慢性气管炎、哮喘。

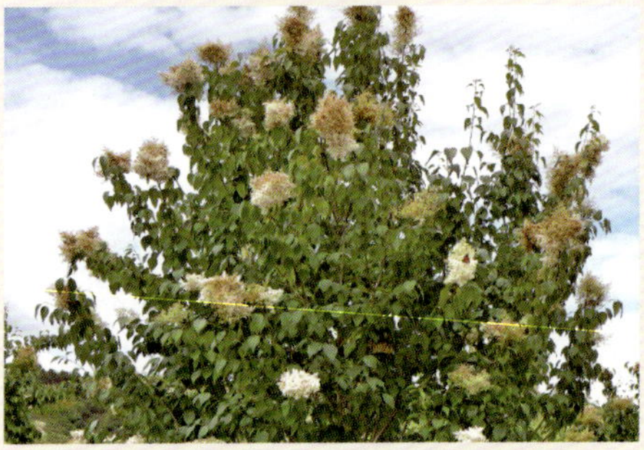

暴马子原植物

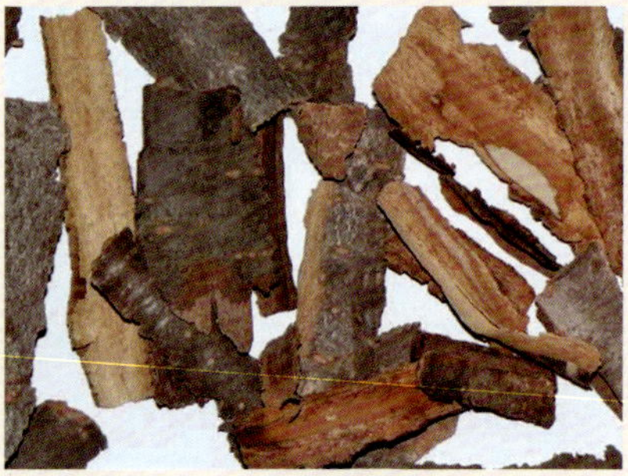

暴马子药材

茄子秧

【满语音名】hasi moui arsun。

【民间名称】白茄、吊菜子、矮瓜、落苏、紫茄。

【主要分布】全国各地均有栽培。

【生长环境】喜高温，对光照时间、强度要求都较高，适于土质肥沃、保水保肥能力强的土壤。

【满族应用】

（1）茄子秧煮水泡洗，治疗手脚冻伤。

（2）茄子秧全草煮水泡洗，治疗脚气。

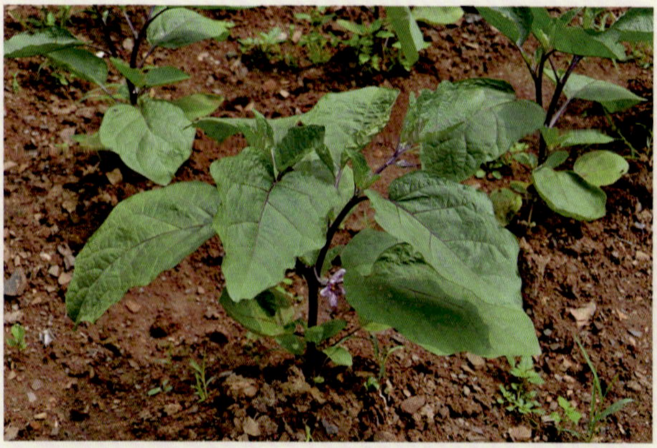

茄子秧

秦　皮

【满语音名】ayan sukv。

【民间名称】木皮、秦白皮、蜡树皮。

【主要分布】辽宁、吉林、河北、河南、内蒙古、陕西、山西、四川等省、自治区。

【生长环境】生长于山坡、疏林、沟旁。

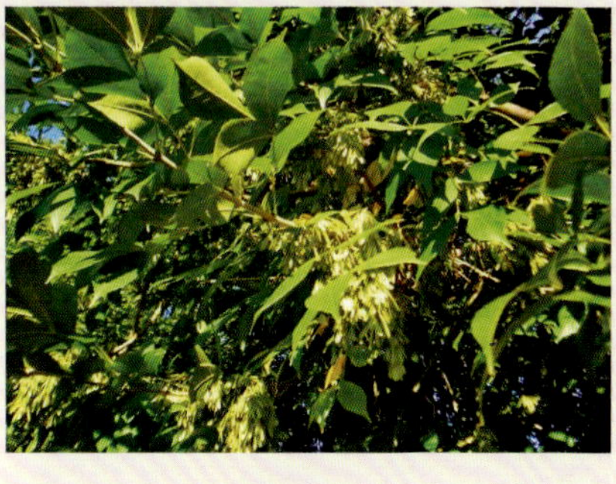

秦皮原植物

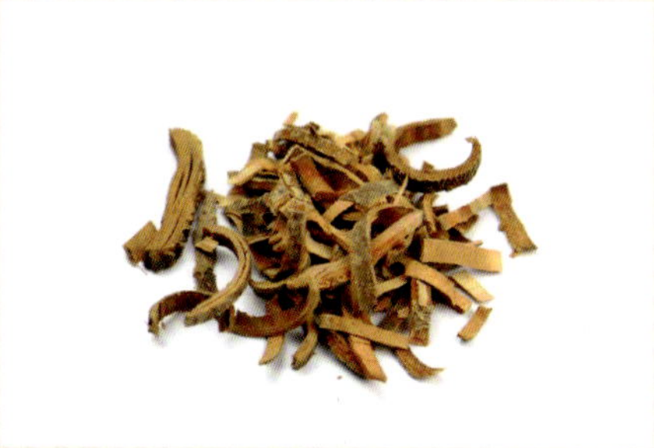

秦皮药材

【满族应用】

（1）用秦皮熬水外敷，治疗目赤肿痛、眼疮。

（2）秦皮熬水服，用于治疗腹泻和痢疾。

合欢皮

【满语音名】holboto sukv。

【民间名称】合昏皮、夜台皮、合欢木皮。

【主要分布】河北、江苏、浙江、江西、黑龙江、吉林、辽宁、四川等省。

【生长环境】生长于山坡，亦有栽培。

【满族应用】熬水服用，用于治疗失眠、胸痛、咳嗽痰多等症。

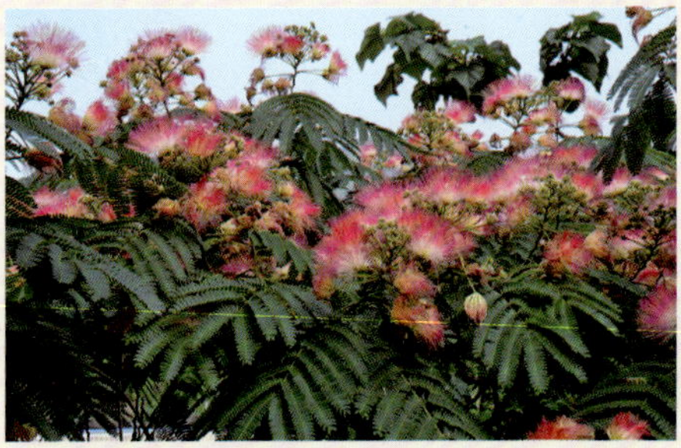

合欢花

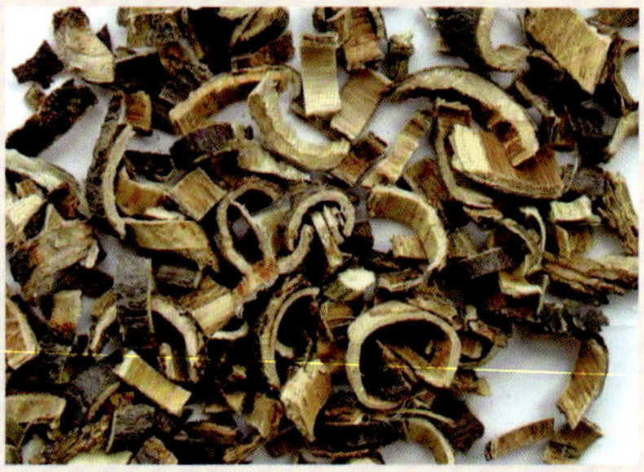

合欢皮

北五味子

【满语音名】misu hvsiha。

【民间名称】山花椒、乌梅子。

【主要分布】我国黑龙江、吉林、辽宁、山西、陕西、河北、山东、宁夏、内蒙古等省、自治区，日本、朝鲜、俄罗斯等国也有分布。

【生长环境】生长于北纬 40°～ 50°、东经 125°～ 135°的广阔山林地带。

【满族应用】

（1）北五味子加水煮鸡蛋，每次服食鸡蛋 1 ～ 2 个，用于治疗慢性气管炎。

（2）北五味子与白矾等分，研细末，开水冲服，或者将煮熟的猪肺蘸药食用，每日 2 次，治疗哮喘、咳嗽。

（3）五味子膏：五味子洗净后，水中浸半天，煮烂去渣，熬稠后加蜂蜜收膏，即为五味子膏。每次 3 ～ 5 勺，开水冲服，可益气强阴，用于治疗咳逆上气、肾阴不足。

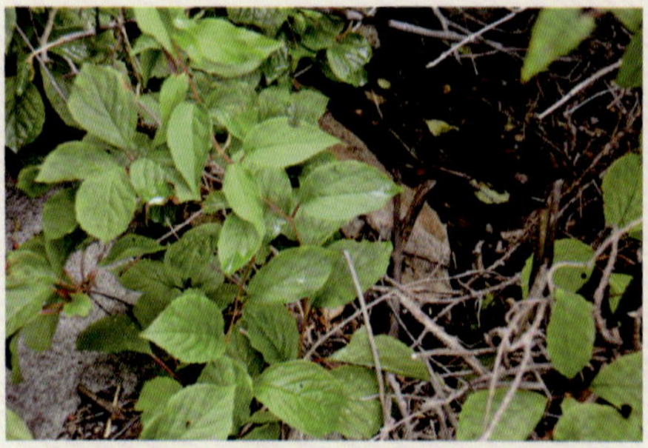

北五味子原植物

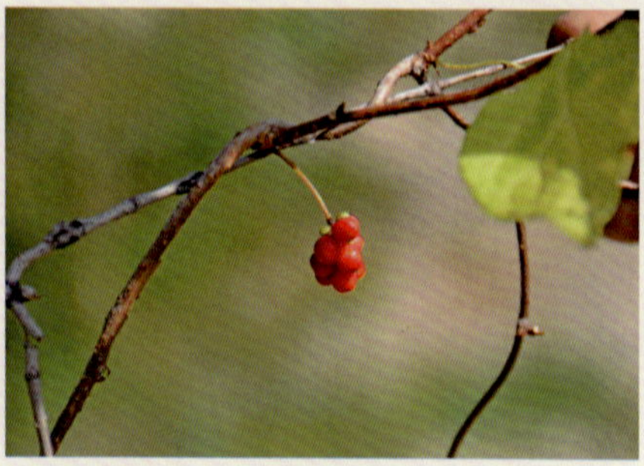

北五味子

覆盆子

【满语音名】janquhvn una。

【民间名称】覆盆、小托盘、乌藨子。

【主要分布】江苏、浙江、安徽、福建、江西、广西等省、自治区。

【生长环境】生长于海拔较低的山坡、路边的灌丛中。

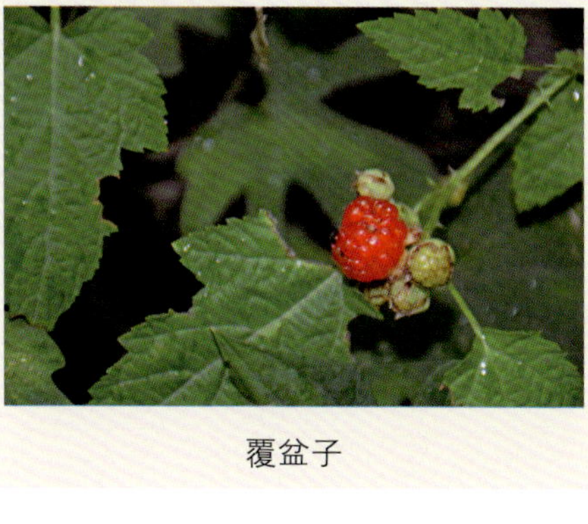

覆盆子

【满族应用】满族民间常直接食用鲜覆盆子，或者配伍菟丝子、桑螵蛸、补骨脂等药，水煎服，用于治疗肝肾不足引起的遗精、早泄、阳痿、遗尿、不孕、尿频、尿急、尿不尽。

胡桃秋

【满语音名】masiri。

【民间名称】胡桃楸、楸子、山核桃。

【主要分布】我国黑龙江、吉林、辽宁、河北、山西、河南、内蒙古等省、自治区有分布，朝鲜北部、俄罗斯也有分布。

【生长环境】生长于海拔 400 ～ 1000m 的中、下部山坡和向阳的沟谷。

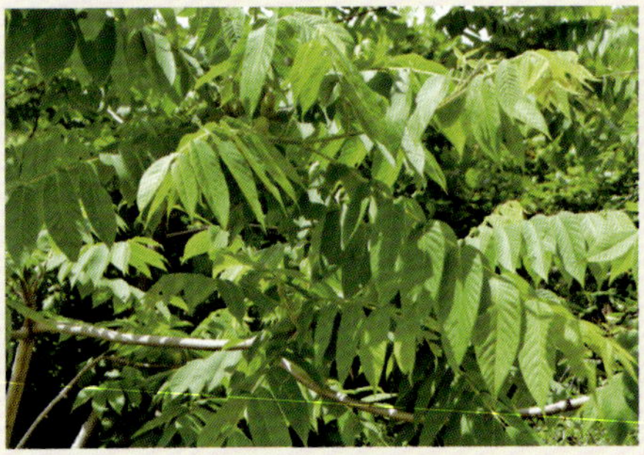

胡桃秋原植物

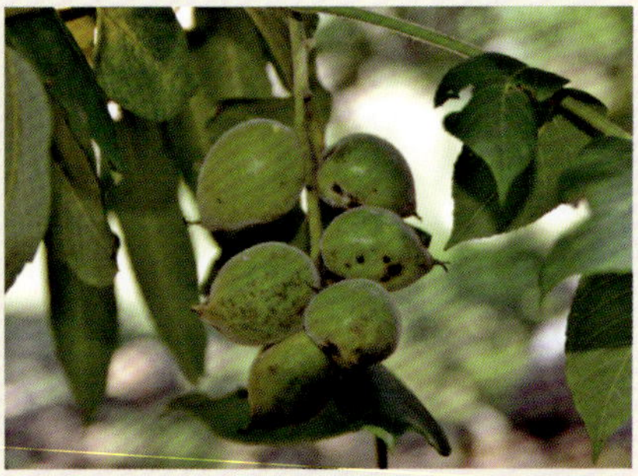

胡桃秋

【满族应用】

（1）胡桃秋果仁适量捣碎，上锅炒至黑、出油，研成糊状，敷于患处，治疗各种湿疹。

（2）胡桃秋果仁与葱白、生姜一起捣烂，与茶叶一同放入砂锅内，煮水服用，可治疗感冒发热。

（3）胡桃秋成熟果仁炒熟食用，治疗肾虚、遗精早泄、阳痿、老年体虚引起的便秘。

（4）满族民间认为胡桃秋皮有一定的抗癌作用，将胡桃秋树枝 1 尺长（约食指粗），截为七八段，煮水去渣，用此水再煮鸡蛋 2 个，分 2 次将鸡蛋吃下，连续服用，直至病愈，吃鸡蛋后不吐，当是胃癌，继续服用有效。如吐则无效，应停服。

白蒺藜

【满语音名】 xanyan ninggiya bula。

【民间名称】 止行、豺羽、升推、即藜、蒺藜子、旁通、屈人、杜蒺藜、休羽、旱草、蒺骨子、野菱角、三角蒺藜、三角刺、八角刺、地菱、硬蒺藜、蒺藜胥茨。

【主要分布】 全国各地均有分布。

【生长环境】 生长于路旁、河边草丛、山坡、沙地、荒地。

【满族应用】 满族民间常将鲜白蒺藜捣烂外敷，用于治疗疮疡肿毒。

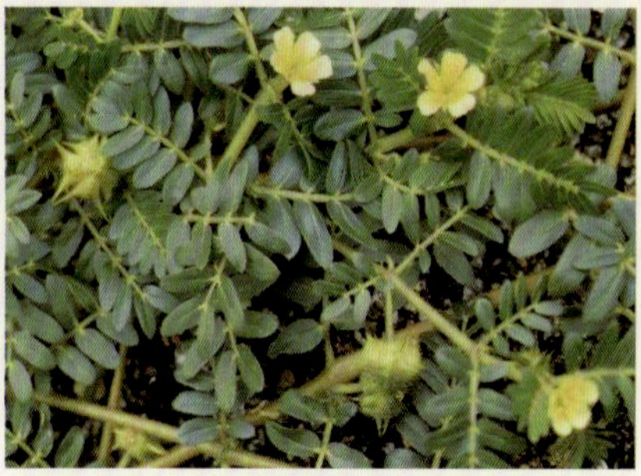

白蒺藜原植物

山葡萄

【满语音名】 bigan muqu。

【民间名称】 阿穆尔葡萄、木龙、烟黑。

【主要分布】 黑龙江、吉林、辽宁、河北、山西、山东、安徽、浙江等省。

【生长环境】 生长于海拔 200 ～ 2100m 的山坡、沟谷林中或灌丛从。

【满族应用】

（1）山葡萄煮水，当茶饮，用于治疗外感头痛、鼻塞流清涕、咳嗽、风湿寒痹。

（2）将山葡萄根的内皮，切碎，捣烂，加入适量食醋搅拌，敷于患处，每日 2 次，可治疗急性乳腺炎。

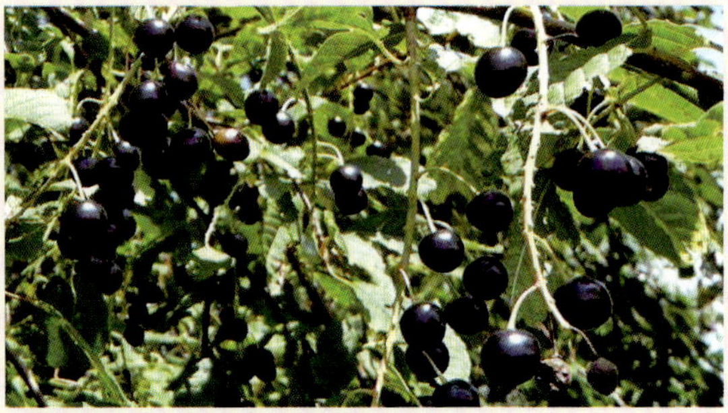

山葡萄原植物

锦灯笼

【满语音名】ukuhu。

【民间名称】金灯笼、天灯笼、红姑娘、酸浆实、灯笼儿、王母珠、洛神珠、野胡椒、挂金灯、天泡灯、天泡草铃儿、灯笼果、天泡果、包铃子、端浆果、鬼灯笼、勒马回、水辣子、浆水罐、红灯笼菇蔫儿、姑娘儿。

【主要分布】陕西、甘肃、河南、湖北、湖南、四川、贵州和云南等省。

【生长环境】适应性很强，耐热、耐寒，喜阳光，喜凉爽、湿润气候，不择土壤。

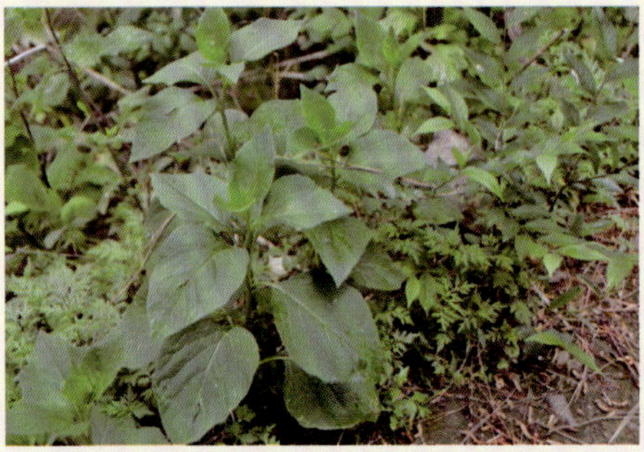

锦灯笼原植物

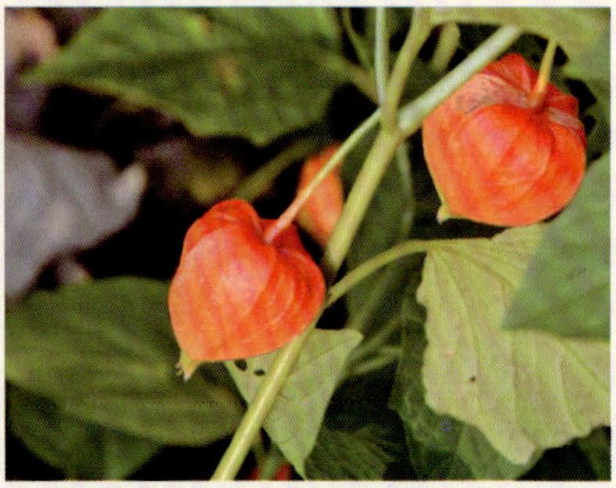

锦灯笼果实

【满族应用】满族民间常用锦灯笼加冰糖煮水饮用，或者使用鲜果，治疗咽喉肿痛、慢性咳嗽、肺热咳嗽、气喘。

山 楂

【满语音名】umpu。

【民间名称】山里果、红果、红果子、山里红、酸里红、山里红果、山林果。

【主要分布】我国黑龙江、吉林、辽宁、内蒙古、河北、河南、山东、山西、陕西、江苏等省、自治区有分布，朝鲜和俄罗斯也有分布。

【生长环境】生长于海拔 100 ～ 1500m 的山坡林边或灌丛中。

【满族应用】

（1）直接食用鲜山楂，或者山楂加糖熬煮食用，治疗饮食过量引起的胃胀腹满。

（2）口服焦山楂或者山楂炭冲服，治疗泻痢腹痛。

（3）山楂、神曲、麦芽煮水代茶饮，用于常食鱼肉肥腻、活动少、易患食积之人，小儿伤食也可饮用。

（4）将山楂切成薄片，沸水冲泡代茶饮，每日 1 剂，辅助治疗脑动脉硬化、高血压。

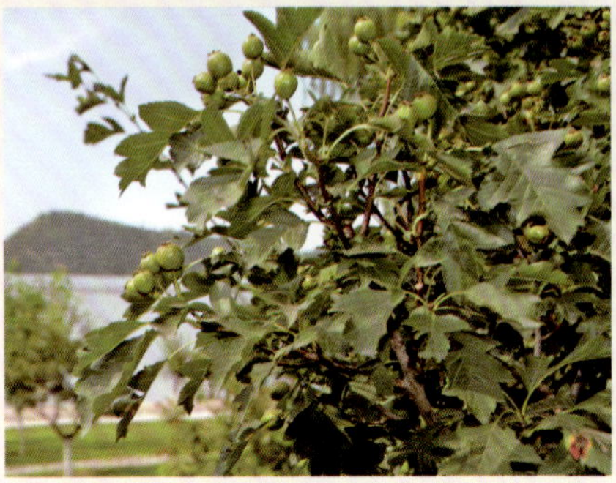

山楂原植物

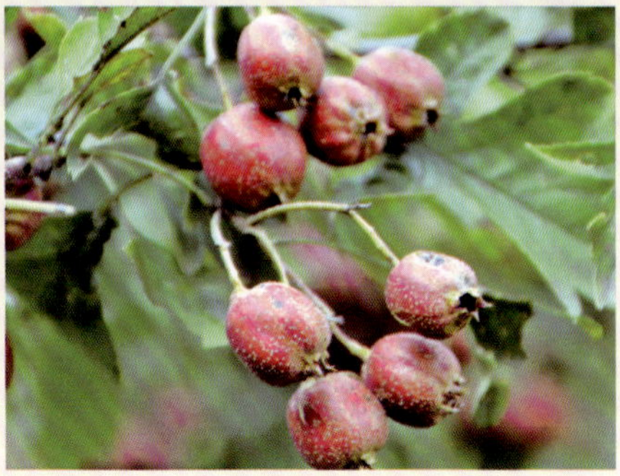

山楂鲜果

枸杞子

【满语音名】una。

【民间名称】甜菜子、枸杞果、枸茄茄、血枸子、红耳坠、地骨子、狗奶子、红青椒、枸蹄子、枸杞豆、血杞子、枸地芽子、津枸杞。

【主要分布】野生分布于河北北部、内蒙古、山西北部、陕西北部、甘肃、宁夏、青海、新疆等省地区，其他地区也有栽培。

【生长环境】生长于山坡、丘陵地、盐碱地、荒地、路旁及村边宅旁。

【满族应用】

（1）将枸杞子放入酒中，20 天后再加入生地黄汁，封口，立春前 30 天开瓶，空腹温服，用于治疗精血虚损、体衰发白。

（2）用枸杞子配伍人参、五味子、山茱萸等滋补药泡酒饮用，可滋补肝肾、明目。

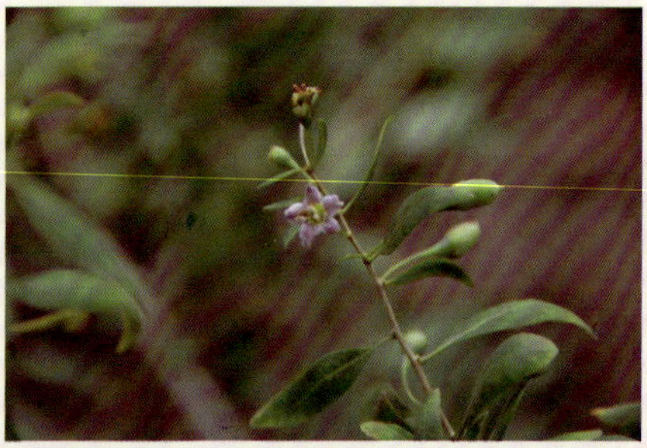

枸杞原植物

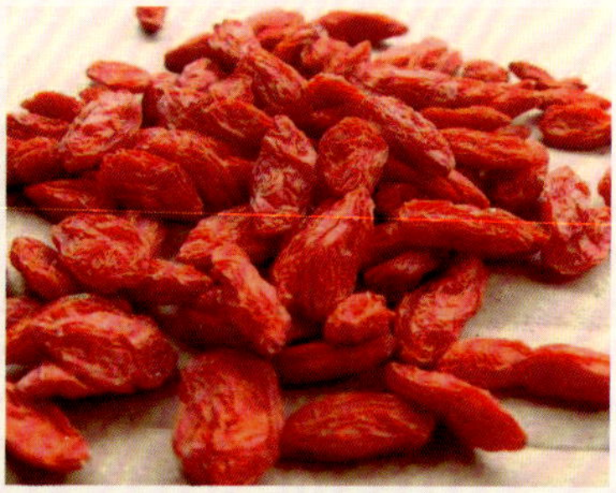

枸杞药材

大力子

【满语音名】fiyelesu。

【民间名称】牛蒡子、鼠黏子、恶实、黑风子、毛锥子、黏苍子等。

【主要分布】全国各地均有分布。

【生长环境】生长于沟边、荒地、山野路旁、林边、山坡向阳草地和村镇附近。

【满族应用】

（1）将鲜大力子茎叶捣烂外敷，可治疗头痛、红眼病。

（2）用大力子治疗外感风寒、咳嗽、咽喉肿痛。

（3）大力子水煎服，或者煮水熏洗患处，治疗麻疹初起，疹出不畅及风疹。

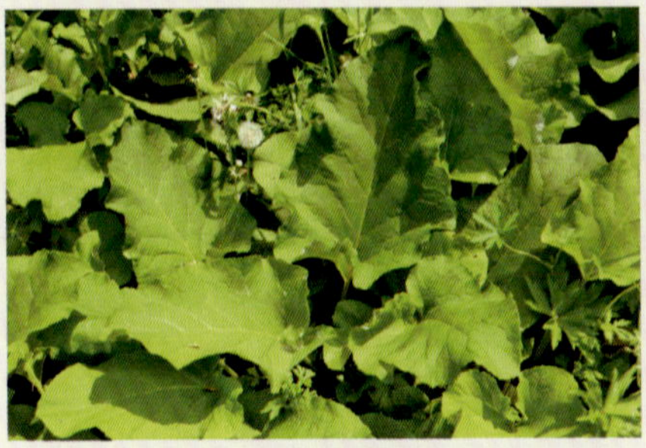

大力子原植物

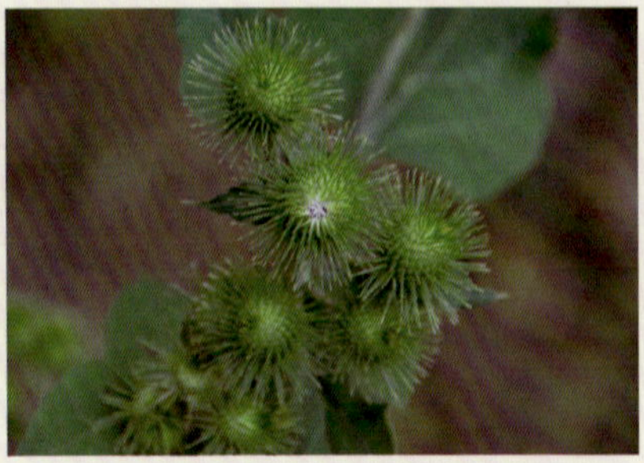

大力子果实

马兜铃

【满语音名】wangga tubihe。

【民间名称】蛇参果、三角草、水马香果、秋木香罐。

【主要分布】我国江南各省区以及山东、河南等省有分布，广东、广西常有栽培，日本也有分布。

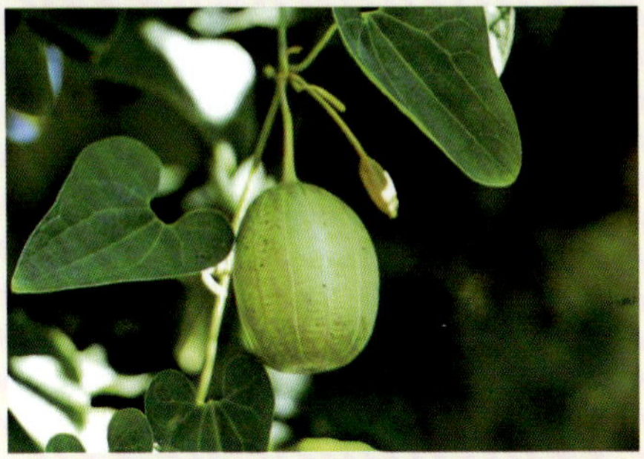

马兜铃原植物

【生长环境】生长于海拔 200 ~ 1500m 的山谷、沟边、路旁阴湿处及山坡灌丛中。

【满族应用】满族民间常用马兜铃煮水饮用，治疗大肠湿热所致的痔疮肿痛、肠风下血之证。

蛇床子

【满语音名】bigan suseri。

【民间名称】蛇珠、野萝卜碗子、野茴香、蛇床实、蛇床仁、蛇米、野芫荽。

【主要分布】河北、山东、山西、陕西、安徽、江苏、浙江、四川、广西等省、自治区。

【生长环境】生长于草地、路旁、山坡、灌丛中及林下。

【满族应用】满族民间常用蛇床子研粉，用猪油调和成膏，治疗疔疖瘙痒。

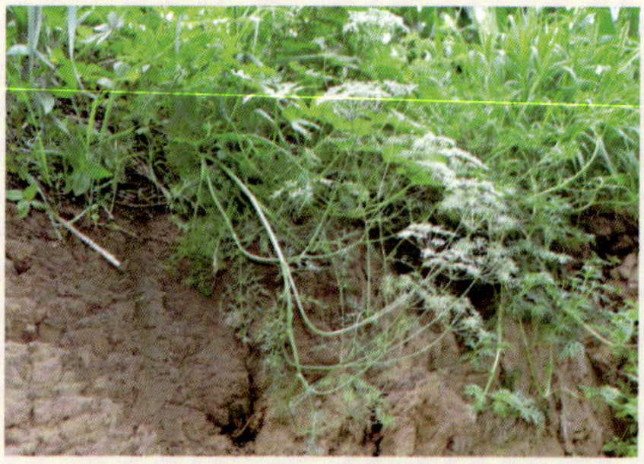

蛇床子原植物

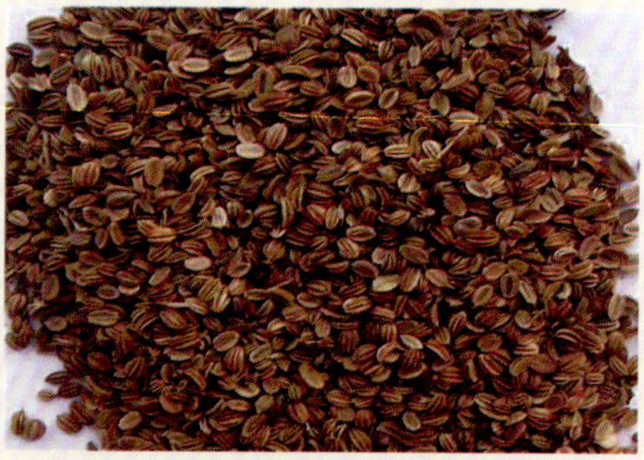

蛇床子药材

皂 角

【满语音名】ibagan i halmari。

【民间名称】皂荚。

【主要分布】山东、河南、江苏、安徽、湖北、广西等省、自治区。

【生长环境】生长于路旁、沟旁、宅旁或家种。

【满族应用】满族民间常用皂角煮水洗头，可养发、黑发。

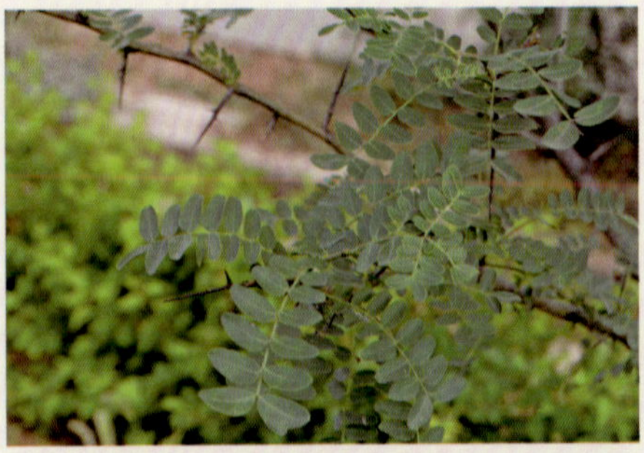
皂角原植物

地肤子

【满语音名】eriku orho。

【民间名称】扫帚苗、地葵、地麦。

【主要分布】黑龙江、吉林、辽宁、河北、山东、山西、陕西、河南、安徽等省。

【生长环境】生长于田野、路旁及山野荒地。

【满族应用】满族民间常用鲜地肤子全草煮水，擦洗患处，治疗湿疹、风疹、皮肤瘙痒。

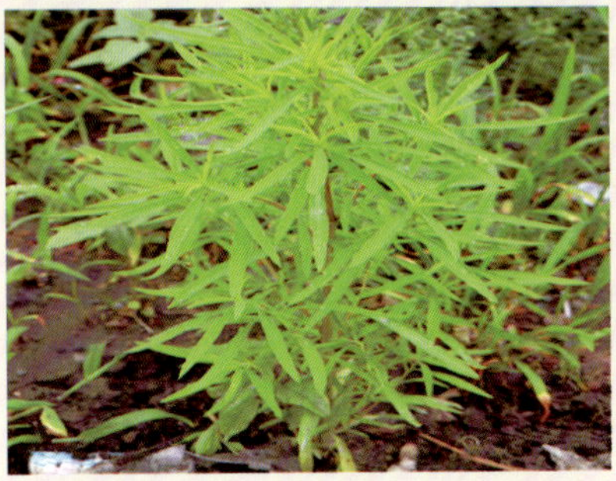
地肤子原植物

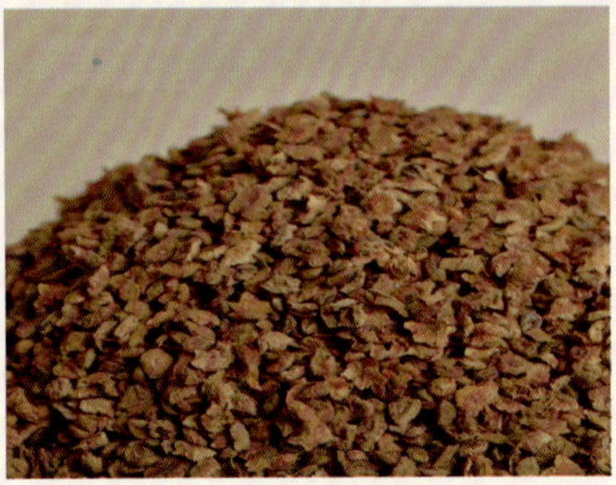
地肤子药材

野罂粟

【满语音名】 bigan belgeri。

【民间名称】 山大烟、山米壳、野大烟、岩罂粟、山罂粟、小罂粟、橘黄罂粟。

【主要分布】 河北、山西、内蒙古、黑龙江、陕西、宁夏、新疆等省、自治区。

【生长环境】 生长于海拔 580 ～ 3500m 的林下、草原、林缘、山坡草地。

【满族应用】 满族民间常用野罂粟全草或者成熟的果实水煎服，治疗急性腹痛、泄泻、痢疾、肺虚久咳、气喘、胃痛、腹痛、筋骨疼痛。

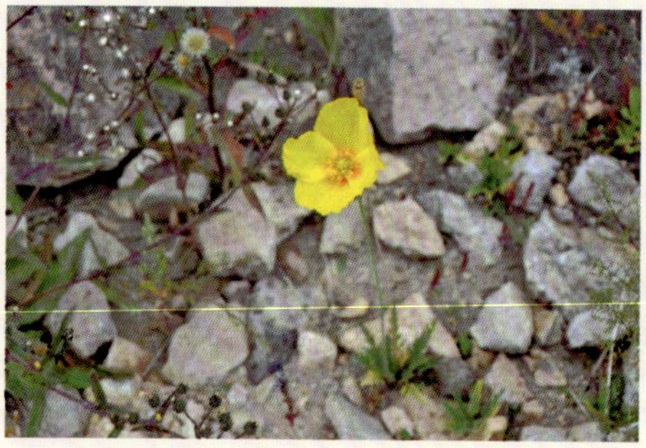

野罂粟原植物

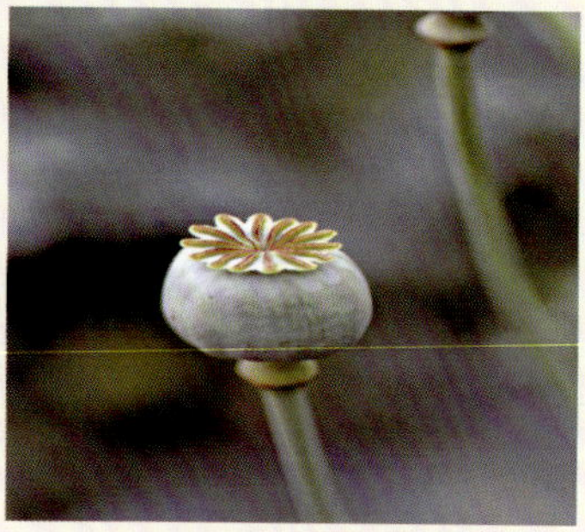

野罂粟果实

苍　耳

【满语音名】 senggete。

【民间名称】 卷耳、葹、苓耳、地葵、枲耳、白胡荽、常枲、爵耳。

【主要分布】 全国各地均有分布。

【生长环境】 生长于丘陵、低山、平原、荒野路边、田边。

【满族应用】

（1）苍耳配伍细辛、黄芩、白芷、薄荷等散风通窍药，水煎服，用于治疗慢性鼻炎、过敏性鼻炎、伤风鼻塞。

（2）苍耳全草煮水，外洗患处，用于治疗风疹瘙痒。

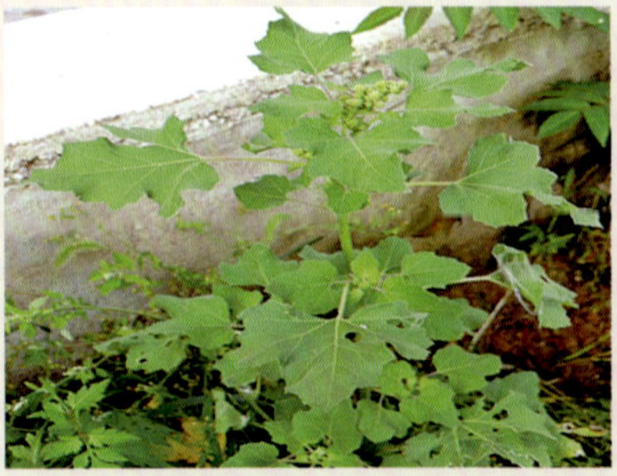

苍耳原植物

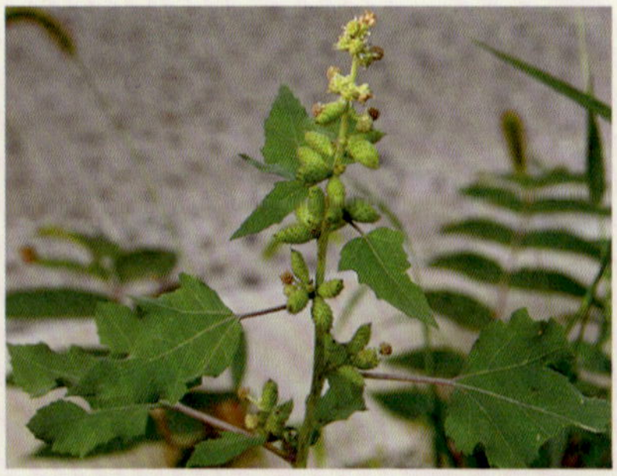

苍耳子

火麻仁

【满语音名】oloi use。

【民间名称】麻子仁、麻仁、大麻子、麻子、大麻仁、火麻子、线麻子、冬麻子、黄麻仁。

【主要分布】全国除青海、西藏等省区外均有分布。

【生长环境】喜温暖湿润气候，以土层深厚、疏松肥沃、排水良好的土壤栽培为宜。

【满族应用】

（1）火麻仁捣烂，温水冲服或者煮粥食用，用于治疗大便干燥。

（2）火麻仁捣烂，用水调和，外敷患处，用于治疗肿毒。

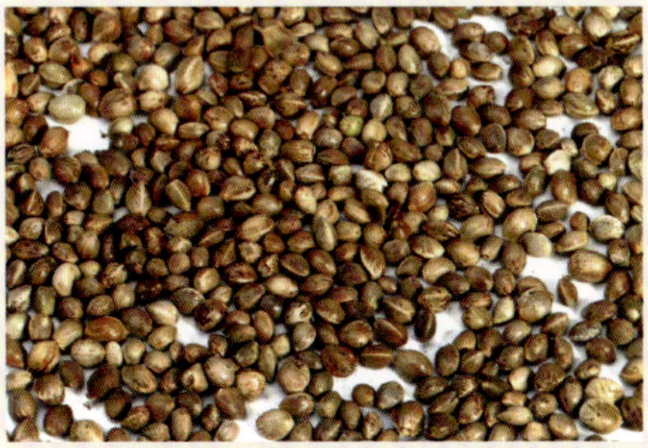

火麻仁药材

山丁子

【满语音名】bigan pingguri。

【民间名称】山荆子、山定子、林荆子。

【主要分布】我国辽宁、吉林、黑龙江、内蒙古、河北、山西、山东、陕西、甘肃等省、自治区有分布，朝鲜、俄罗斯也有分布。

【生长环境】生长于海拔 50 ～ 1500m 的山坡杂木林中及山谷阴处灌丛中。

【满族应用】满族民间常食用鲜山丁子，或者将山丁子加水煮鸡蛋食用，用于治疗慢性咳嗽。

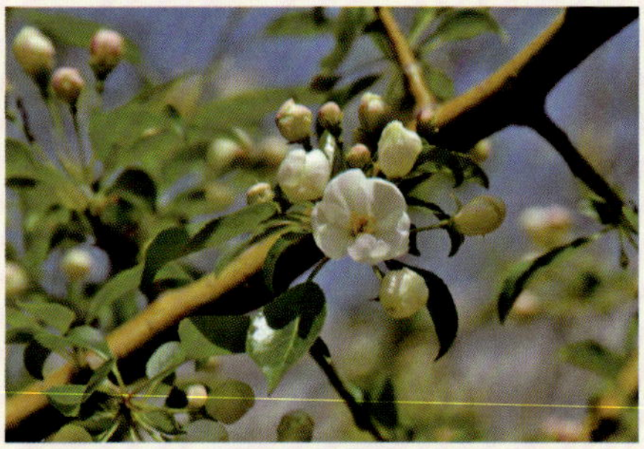

山丁子原植物

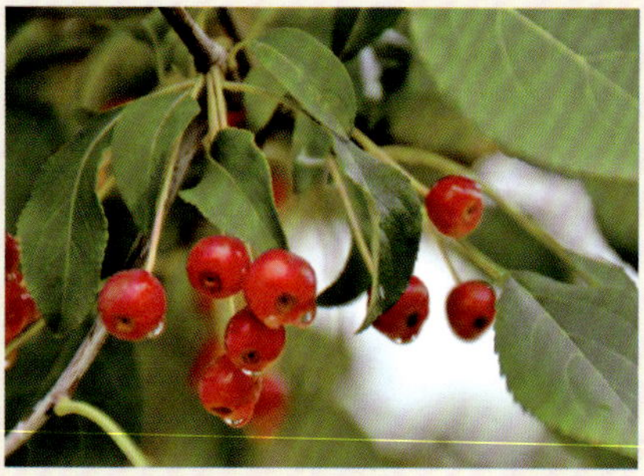

山丁子果实

臭李子

【满语音名】yengge。

【民间名称】稠李子、老鸹眼、老乌眼、乌眼。

【主要分布】黑龙江、吉林、辽宁、河北、山西、湖北、四川等省。

【生长环境】生长于海拔 1800m 以下的山坡林下、灌丛、林缘或沟边阴湿处。

【满族应用】

（1）用臭李子捣烂外敷，治疗瘰疬。

（2）臭李子泡酒饮用，用于治疗慢性哮喘、慢性气管炎。

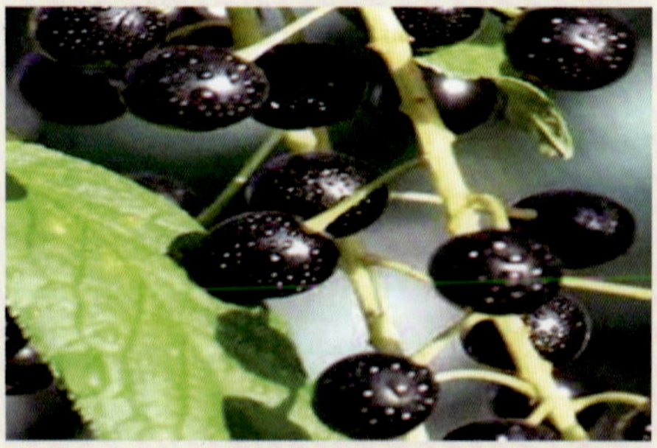

臭李子果实

软枣子

【满语音名】 uhuken soro。

【民间名称】 黑枣、牛奶枣、野柿子、软枣、丁香枣、樗枣、小柿。

【主要分布】 山东、辽宁、河南、河北、山西、陕西、甘肃、江苏、浙江、安徽、江西、湖南、湖北、贵州、四川、云南、西藏等省、自治区。

【生长环境】 生长于海拔 500 ～ 2300m 的山地、山坡、山谷的灌丛中，或在林缘。

【满族应用】

（1）食用鲜软枣子，或者煮水食用，用于治疗慢性肝病。

（2）鲜软枣子加红糖煮水食用，用于治疗发热、心烦口渴、小便赤黄、尿痛。

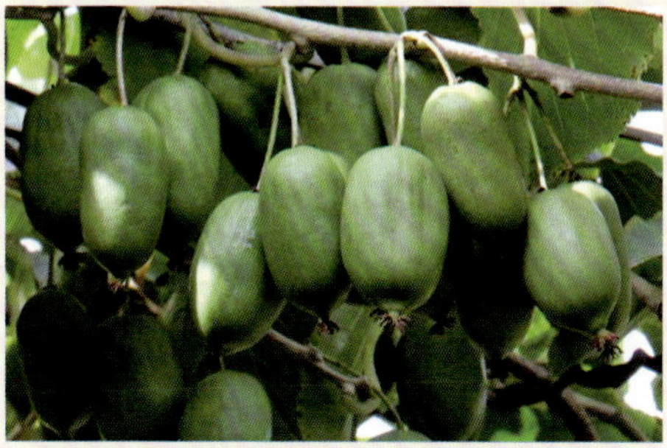

软枣子果实

西瓜皮

【满语音名】dungga sukv。

【民间名称】夏瓜、寒瓜。

【主要分布】全国各地均有栽培。

【生长环境】生长发育的最适温度为 24 ～ 30℃，喜温暖、干燥的气候，不耐寒，适应性强，以土层深厚、土质疏松、排水良好的砂质土壤最佳。

【满族应用】

（1）用西瓜皮去掉外层硬皮，切成小块或者小条，加水煮汤，加番茄，鸡蛋和调料，喝汤食瓜皮，用于治疗暑热烦渴、小便赤黄、尿痛尿急、肾炎水肿。

（2）用西瓜皮制成西瓜霜，喷涂患处，用于治疗声音嘶哑、咽喉肿痛、口舌生疮。

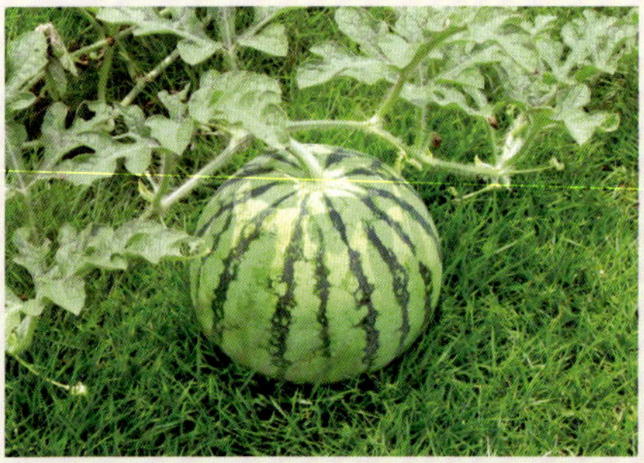

西瓜

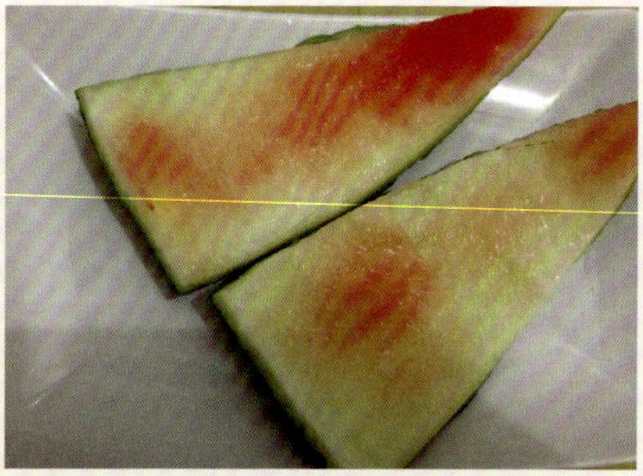

西瓜皮

辣　椒

【满语音名】kakiri。

【民间名称】牛角椒、长辣椒、菜椒、灯笼椒、辣子、辣角、朝天椒、红海椒。

【主要分布】全国各地均有栽培，主要分布于贵州、四川、云南、湖南、河南、河北、陕西、内蒙古等省、自治区。

【生长环境】对水分要求严格，不耐旱、不耐涝，喜欢比较干爽的空气条件。

【满族应用】用辣椒或者辣椒秧煮水，浸泡患处，治疗冻伤。

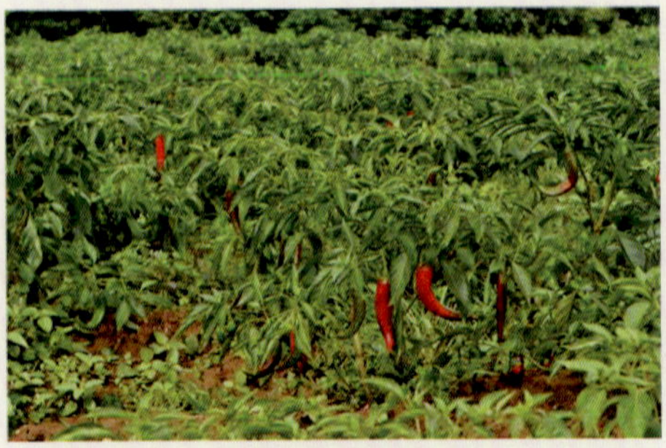
辣椒原植物

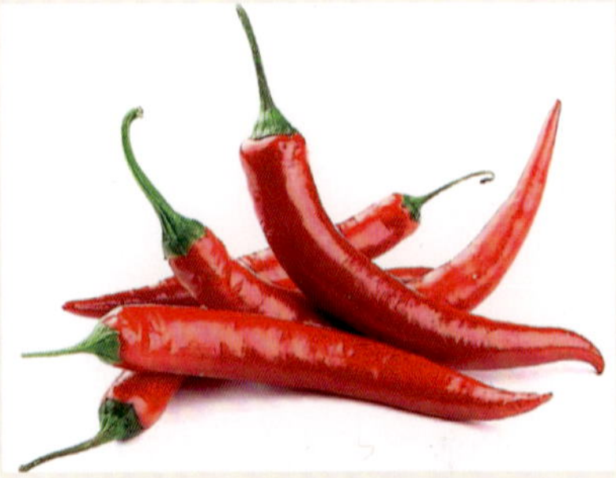
辣椒

酸枣仁

【满语音名】soro use。

【民间名称】山枣仁、酸枣核、枣仁、酸枣核、酸枣子、棘仁。

【主要分布】吉林、辽宁、河南、河北、山西、山东、陕西、甘肃、新疆、江苏、浙江、安徽、江西、福建、湖南、湖北、广东、广西、四川、云南、贵州等省、自治区。

【生长环境】生长于山区、丘陵或平原、旷野或路旁以及野生山坡，一般生长在海拔 1700m 以下之处。

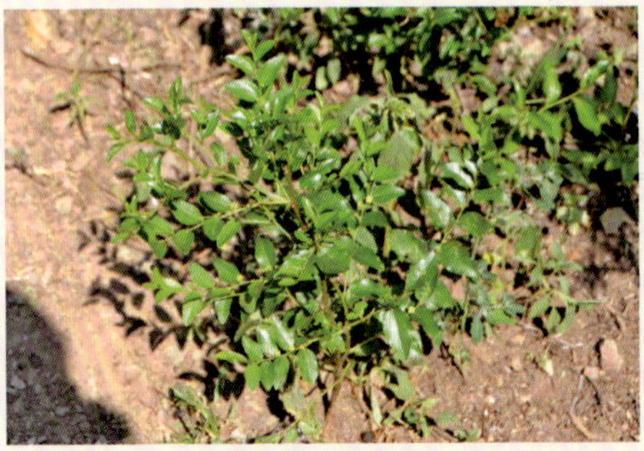
酸枣仁原植物

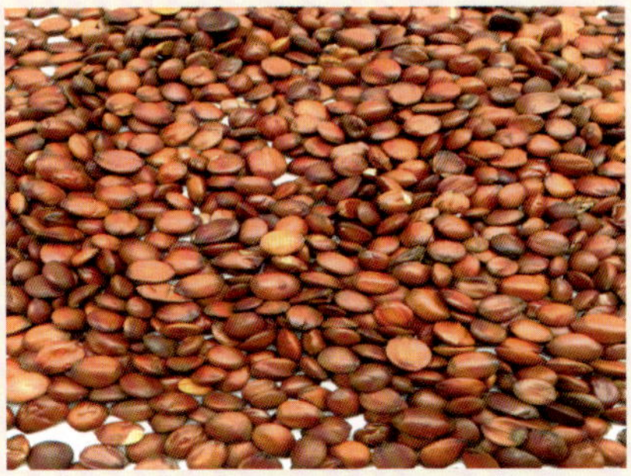
酸枣仁药材

【满族应用】满族民间常用酸枣仁炒熟，研末冲服，每日 1 次，睡前服，用于治疗失眠、心悸。

沙苑子

【满语音名】halfiyan jamuri。

【民间名称】沙苑白蒺藜、沙苑蒺藜子、沙苑蒺藜、同州白蒺藜、潼蒺藜、沙蒺藜等。

【主要分布】黑龙江、吉林、辽宁、河北、四川、陕西、江苏、甘肃、宁夏、河南等省、自治区。

【生长环境】生长于海拔 1000 ～ 1700m 的路边、沟岸、草坡和干草场。

【满族应用】满族民间常用沙苑子水煎服，治疗风湿腰腿疼痛、肾虚腰腿酸软、遗精早泄、小便不利、白浊带下。

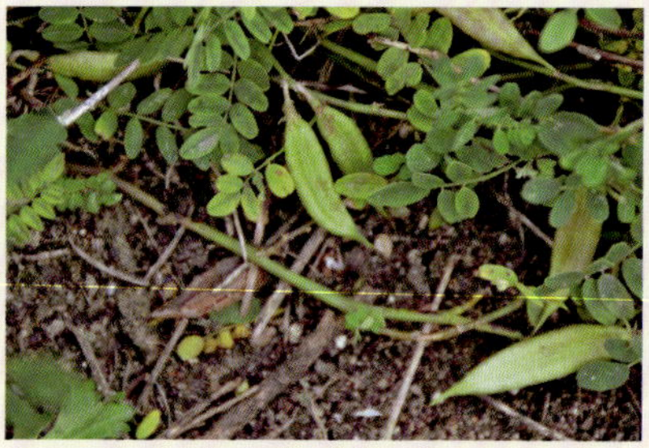

沙苑子原植物

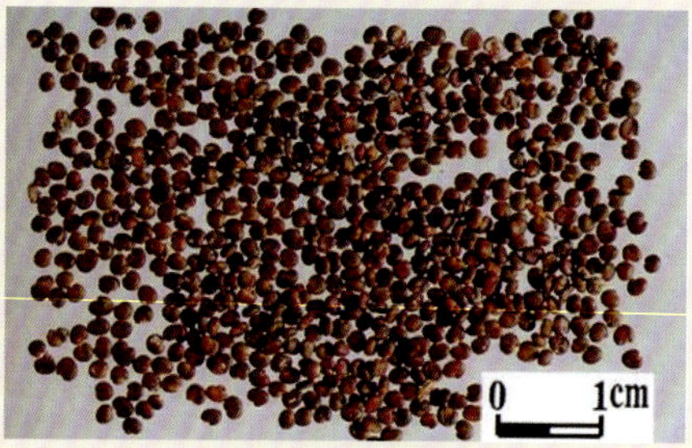

沙苑子药材

菟丝子

【满语音名】sirenehe mailan。

【民间名称】豆寄生、豆阎王、黄丝、无根草、禅真、黄丝藤、鸡血藤、金丝藤。

【主要分布】我国黑龙江、吉林、辽宁、山东、河北、山西、宁夏、甘肃、陕西、内蒙古、新疆、江苏、安徽、河南、浙江、福建、四川、云南等省、自治区有分布。伊朗、阿富汗、日本、朝鲜、斯里兰卡、马达加斯加、澳大利亚等国也有分布。

【生长环境】生长于海拔 200 ～ 3000m 的田边、路边灌丛或海边沙丘、山坡阳处，常寄生于豆科、菊科、蒺藜科等多种植物上。

【满族应用】

（1）菟丝子研末，制成蜜丸服用，治疗上消之饮水不止。

（2）将鲜菟丝子全草捣烂，加醋磨成药泥，外涂患处，治疗白癜风。

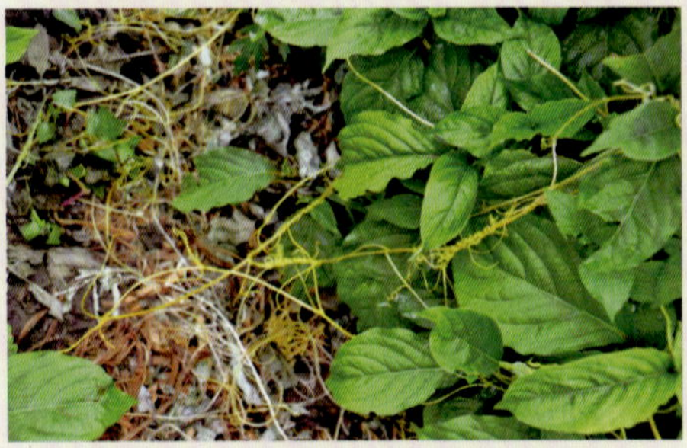

菟丝子原植物

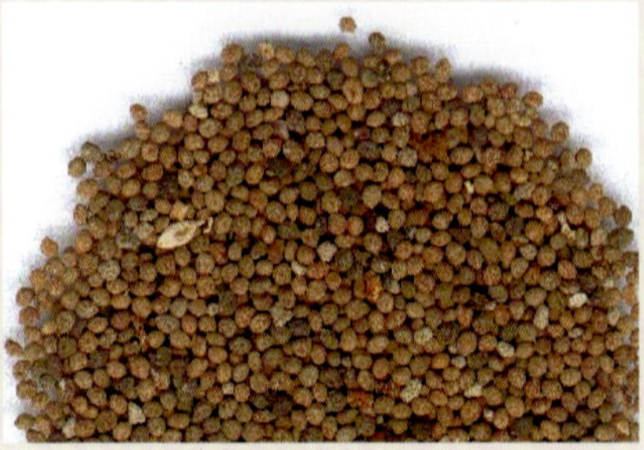

菟丝子药材

车前子

【满语音名】jodoba。

【民间名称】车前实、车茶草子、猪耳朵穗子、凤眼前仁、蛤蟆叶子、车轱辘菜。

【主要分布】我国黑龙江、吉林、辽宁、河北、陕西、甘肃、新疆、江苏、安徽、湖南、湖北、江西、四川等省、自治区有分布。朝鲜、俄罗斯、哈萨克斯坦、阿富汗、印度、巴基斯坦等国也有分布。

【生长环境】生长于草地、草甸、河滩、沟边、田间及路旁。

【满族应用】

（1）车前子、白茯苓、猪苓、人参、香薷，各等分，研细末，温水送服，可治疗成人腹泻，对小儿消化不良，或夏季感受暑湿所致的泄泻，也有理想效果，但服用剂量需适当减少。

（2）用车前子做枕芯，能清利头目，改善目赤、眼内障、视物昏花。

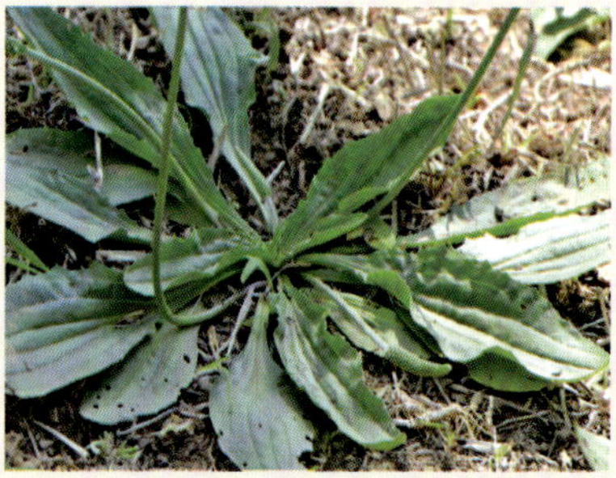
车前子原植物

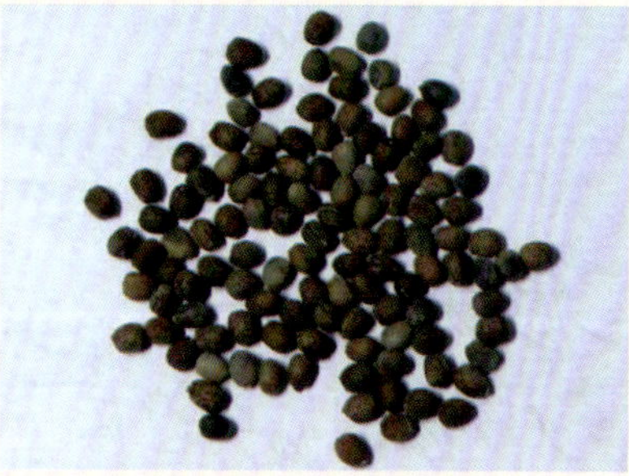
车前子药材

杏　仁

【满语音名】guilehe use。

【民间名称】苦杏仁、杏梅仁、杏核仁、杏子、木落子、甜梅。

【主要分布】我国河北、辽宁、甘肃、山西、山东、内蒙古等省、自治区有分布，中亚、西亚、地中海地区也有分布。

【生长环境】生长于干燥向阳山坡、丘陵、草原。

【满族应用】

（1）杏仁配伍柏子仁、郁李仁，捣烂冲服，代茶饮，用于治疗肠燥便秘。

（2）杏仁焙制后捣细末，用香油调和，外涂患处，用于治疗脓疮、黄水疮。

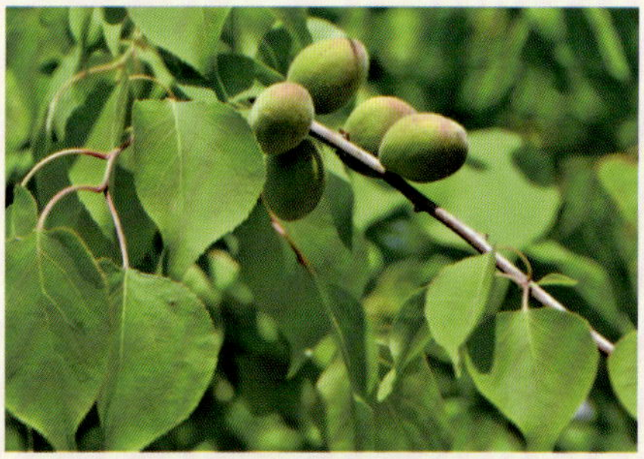
杏仁原植物

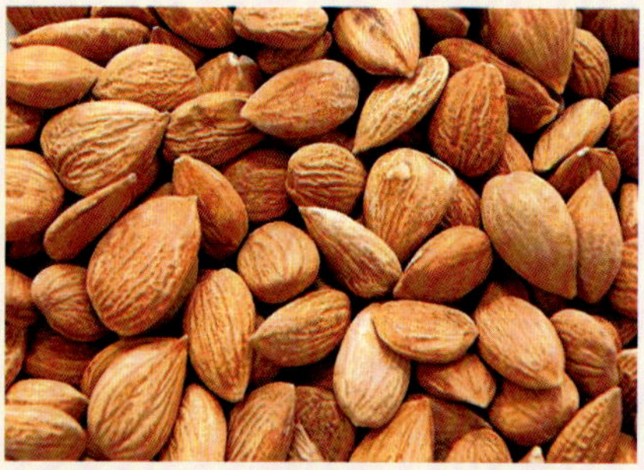
杏仁

绿　豆

【满语音名】lidu。

【民间名称】青小豆、植豆等。

【主要分布】全国各地均有栽培。

【生长环境】喜温，一般砂土、山坡薄地、黑土、黏土均可生长。

【满族应用】绿豆煮水饮用，可治疗轻度食物中毒、预防和治疗夏日中暑。

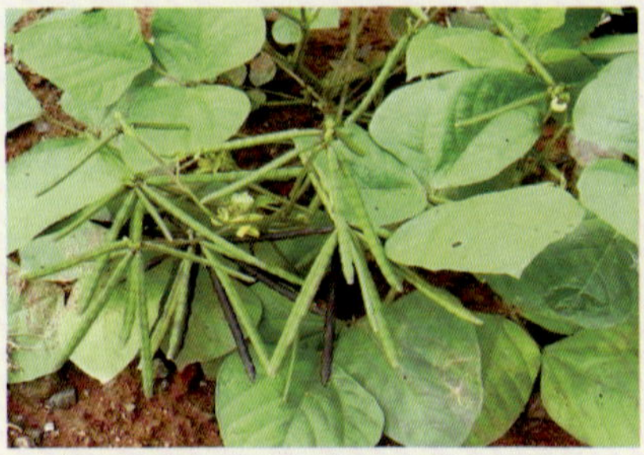

绿豆原植物

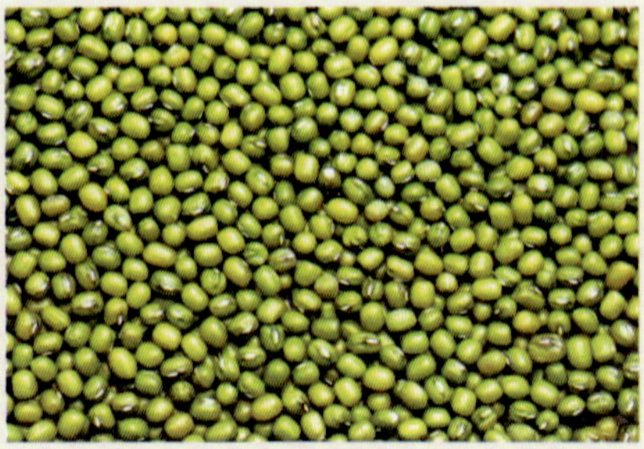

绿豆

冬瓜子

【满语音名】qirku hengke i use。

【民间名称】白瓜子、瓜子、瓜瓣、冬瓜仁、瓜犀。

【主要分布】全国各地均有栽培。

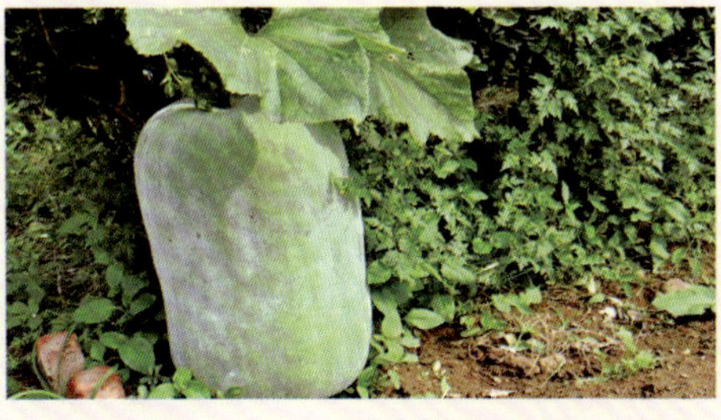

冬瓜

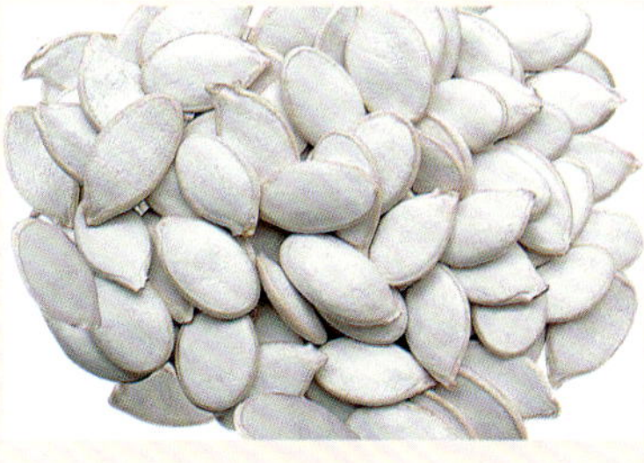

冬瓜子

【生长环境】喜温，耐热，对土壤要求不严格，沙壤土或枯壤土均可栽培。

【满族应用】冬瓜子煮水或者炒熟口服，用于治疗咳嗽痰多、小便不利。

榛　子

【满语音名】sisi。

【民间名称】平榛、山板栗、尖栗、榧子。

【主要分布】我国黑龙江、吉林、辽宁、内蒙古、山东以及河南等地有分布。土耳其、西班牙、意大利、美国、希腊、伊朗、俄罗斯也有分布。

【生长环境】生长于海拔 750m 以下、地势较缓的坡地、梯田和平地。

【满族应用】直接食用榛子仁，可健脑明目，治疗脾虚食欲不振。

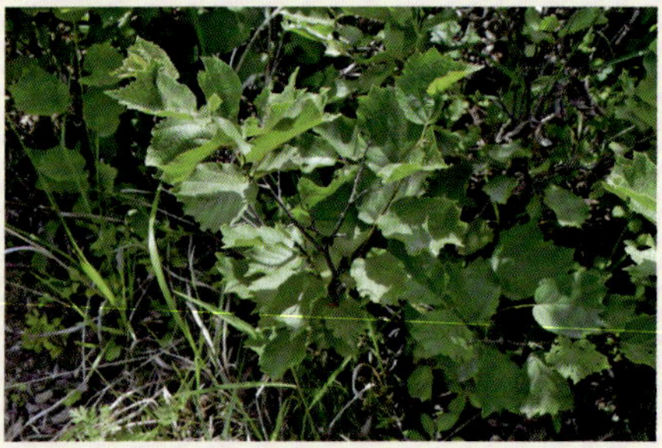
榛子原植物

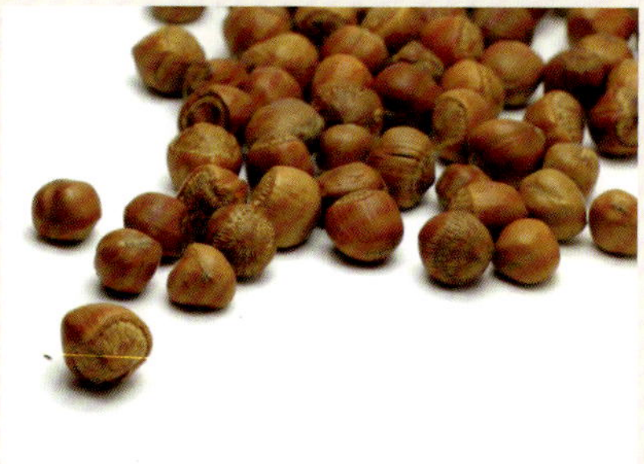
榛子

黄瓜子

【满语音名】halisu。

【民间名称】胡瓜子、刺瓜子、王瓜子、勤瓜子、青瓜子、唐瓜子、吊瓜子。

【主要分布】全国各地均有栽培。

【生长环境】喜温暖，不耐寒冷，喜湿而不耐涝、喜肥而不耐肥，宜选择富含有机质的肥沃土壤。

【满族应用】将老黄瓜子粉用温水或者黄酒送服，辅助治疗骨折。

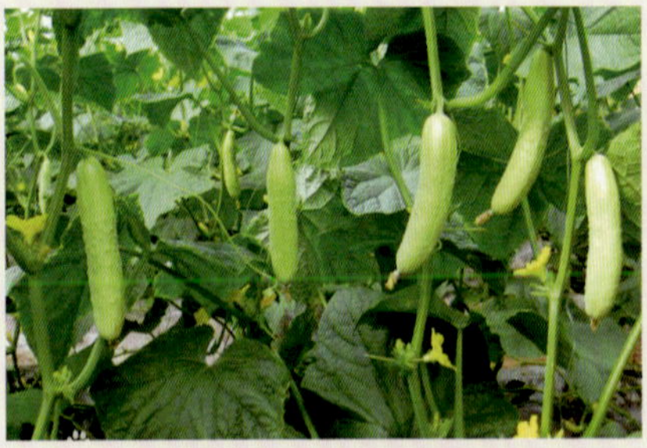

黄瓜子原植物

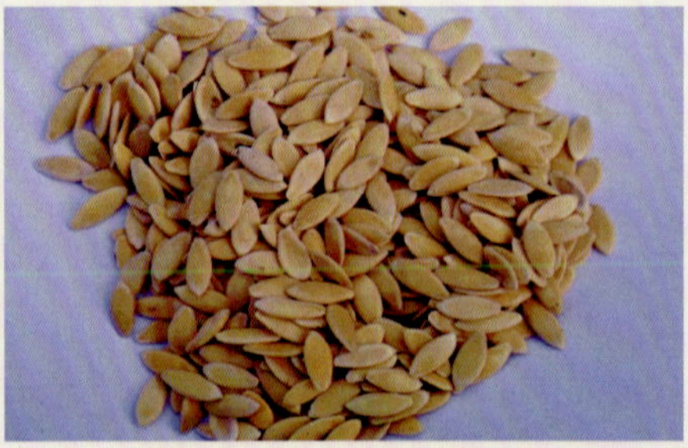

黄瓜子

松　子

【满语音名】 hvri。

【民间名称】 新罗松子。

【主要分布】 我国东北长白山区、吉林山区、小兴安岭地区有分布，朝鲜、韩国、俄罗斯等国也有分布。

【生长环境】 生长于海拔 150 ～ 1800m 的气候温寒、湿润、棕色森林土地带。

【满族应用】

（1）直接食用松子，辅助治疗肺阴亏虚之咯血，以及腰腿痛、头晕眼花、视物不清、耳鸣、大便干涩。

（2）松子油脂涂冻伤处，可治疗手脚冻伤。

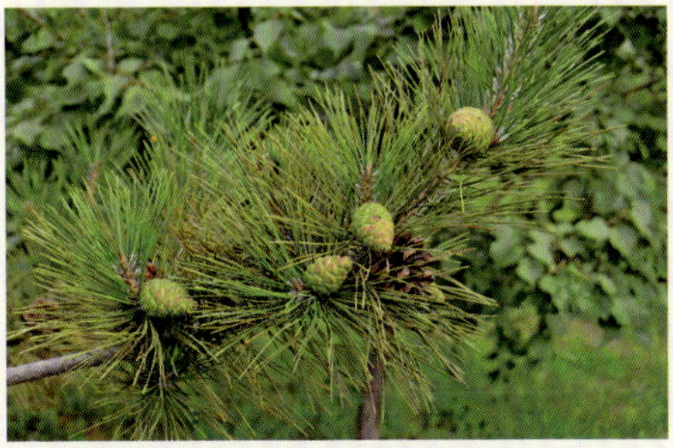

松子原植物

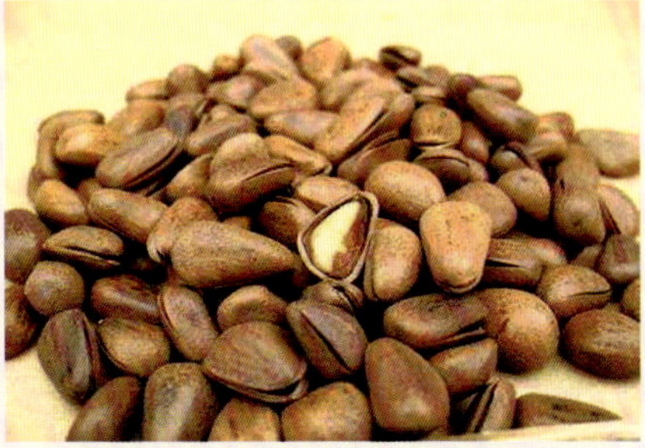

松子

牵牛子

【满语音名】buleri ilha。

【民间名称】二丑、黑丑、白丑、姜姜籽。

【主要分布】全国各地均有分布。

【生长环境】生长于山野灌丛中、路旁、村边。

【满族应用】

（1）牵牛子水煎服或研末冲服，用于治疗水肿胀满，二便不通，痰饮积聚，气逆喘咳，蛔虫、绦虫病，虫积腹痛。

（2）生姜 2 片，粳米 80g，牵牛子 1g，煮粥，每日 1 次，空腹食用，不适宜长期、大量服用，用于治疗水肿、便秘。

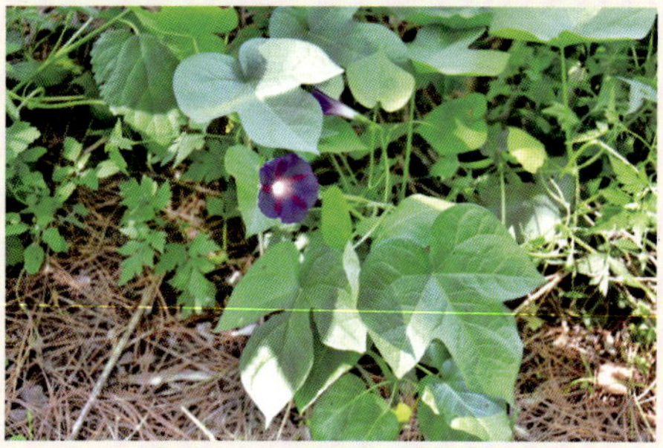

牵牛子原植物

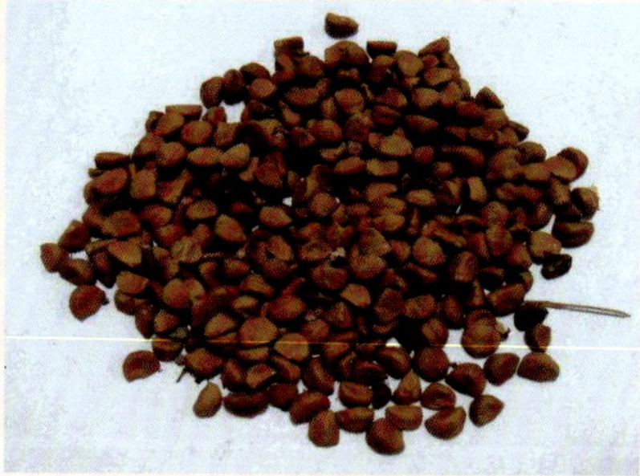

牵牛子

苘 麻

【满语音名】kima。

【民间名称】青麻、白麻、椿麻、塘麻、车轮草等。

【主要分布】除青藏高原外，全国各地均有分布。

【生长环境】生长于路旁、荒地和田野间。

【满族应用】

（1）苘麻子水煎服，治疗痢疾、中耳炎、睾丸炎、化脓性扁桃体炎。

（2）用苘麻鲜叶和蜜捣敷，治疗痈疽肿毒。

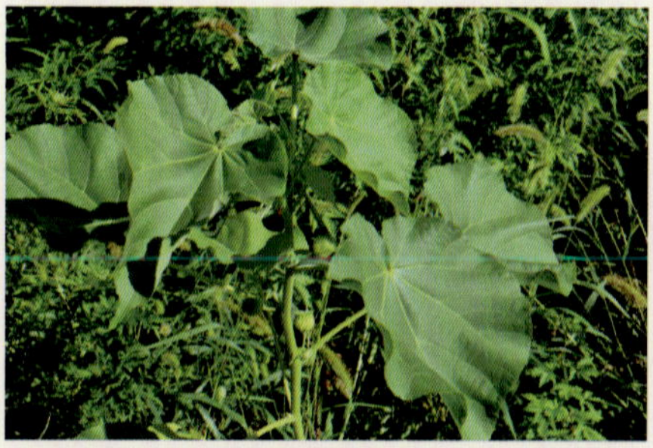
苘麻原植物

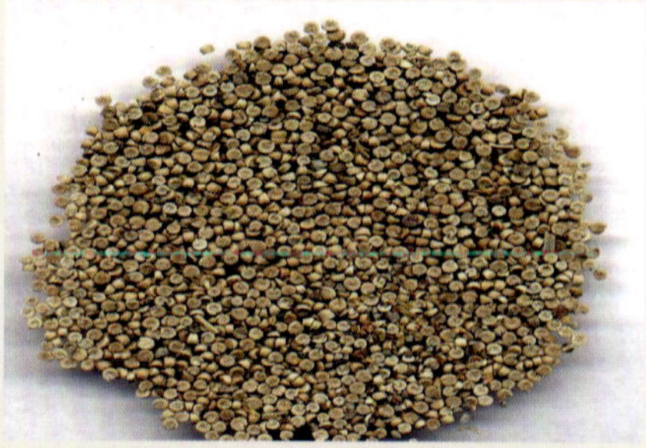
苘麻子

沙　棘

【满语音名】yonggan bula。

【民间名称】酸刺柳、黑刺、醋柳、黄酸刺、酸刺。

【主要分布】河北、内蒙古、山西、陕西、甘肃、青海、四川西部等地。

【生长环境】生长于向阳的山嵴、干涸河床地或山坡上，适宜砾石、沙质土壤或黄土。

【满族应用】沙棘果实直接食用或捣汁服用可止咳化痰、健胃消食、活血散瘀。

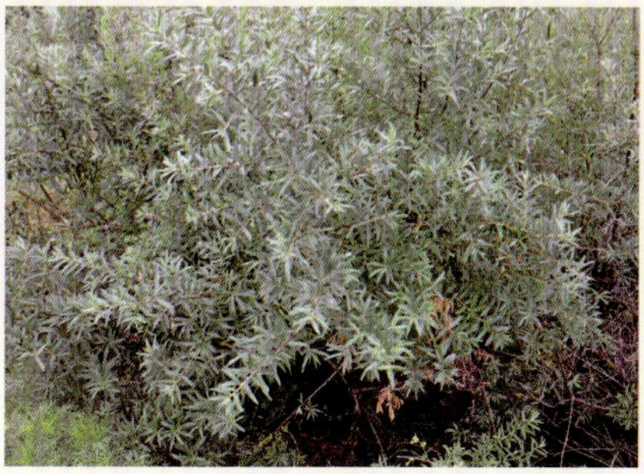
沙棘原植物

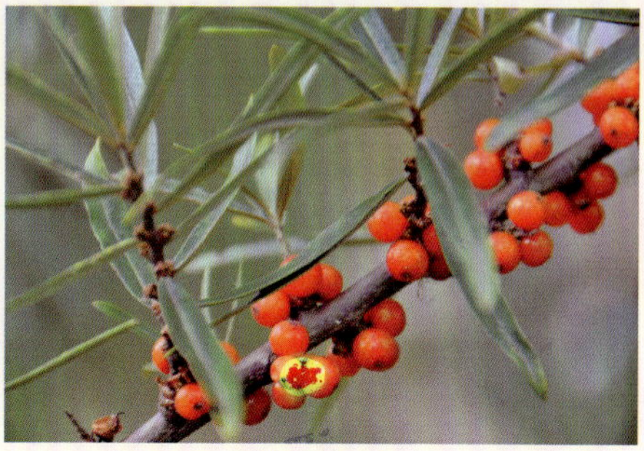
沙棘果实

水红花子

【满语音名】fulgiyan suihe。

【民间名称】河蓼子、川蓼子、水荭子、荭草实、水红子。

【主要分布】我国黑龙江、吉林、辽宁、河北、山西、内蒙古、山东、甘肃、江苏等省、自治区有分布。朝鲜、日本、菲律宾、印度、俄罗斯等国也有分布。

【生长环境】生长于田间、路旁、湿地、村边。

【满族应用】

（1）水红花子1斤，水煎熬膏。每次1汤匙，每日2次，黄酒或开水送服。并将药膏摊布上，外贴敷于患部，每天换药1次，可治疗脾大、肚子胀。

（2）满族民间常用水红花子治疗消化不良、胃脘胀满、水肿、腹水等病症。

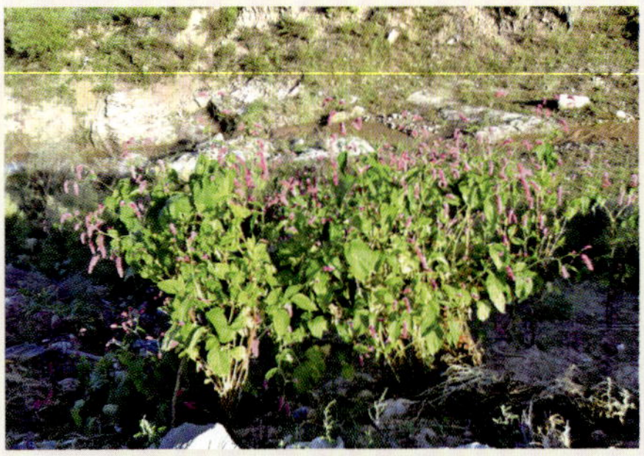

水红花子原植物

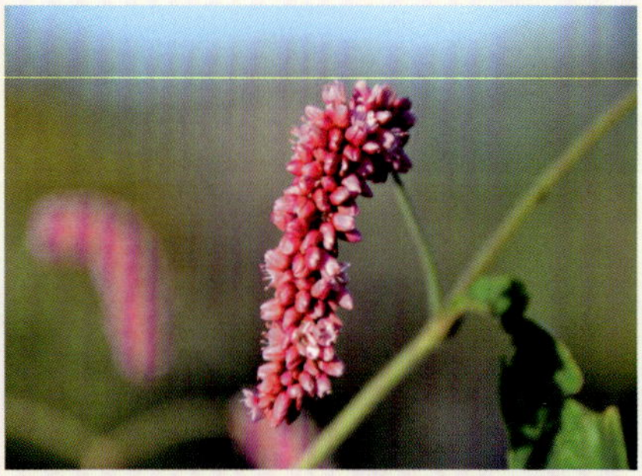

水红花子

葶苈子

【满语音名】abuna。

【民间名称】大適、大室、丁历。

【主要分布】全国各地均有分布。

【生长环境】 生长于田边路旁、山坡草地及河谷湿地。

【满族应用】

（1）葶苈子水煎服，用于治疗胸腹积水、小便不利、慢性肺源性心脏病、心力衰竭之喘肿。

（2）葶苈与大枣煮水，用治肺痈喘不得卧。

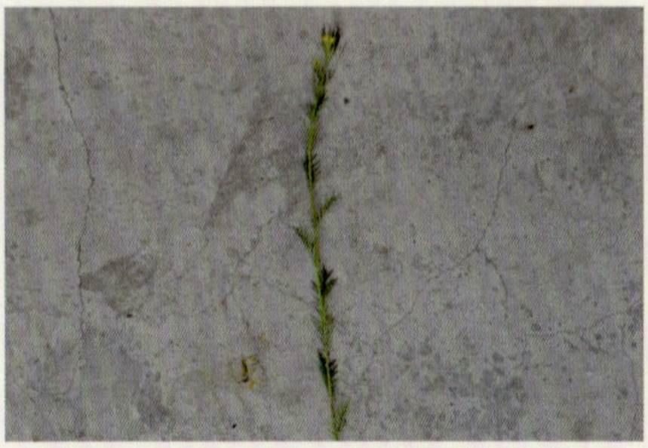

葶苈子原植物

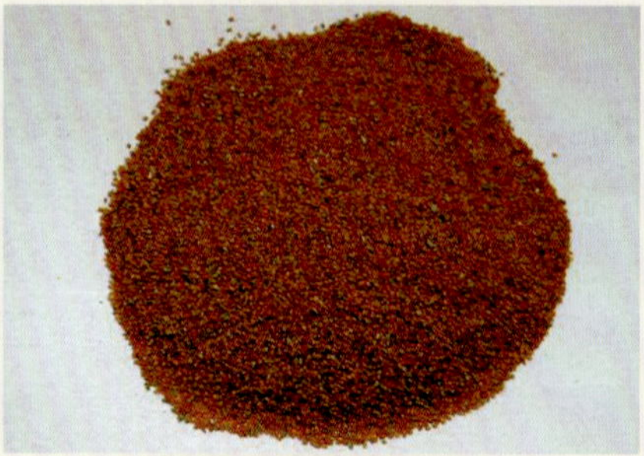

葶苈子

亚麻子

【满语音名】 ayan malanggv。

【民间名称】 胡麻子、亚麻仁、壁虱胡麻子。

【主要分布】 黑龙江、吉林、辽宁、内蒙古、甘肃、青海、新疆、陕西、山西、湖北、湖南、广西、广东、云南、贵州、四川等省、自治区。

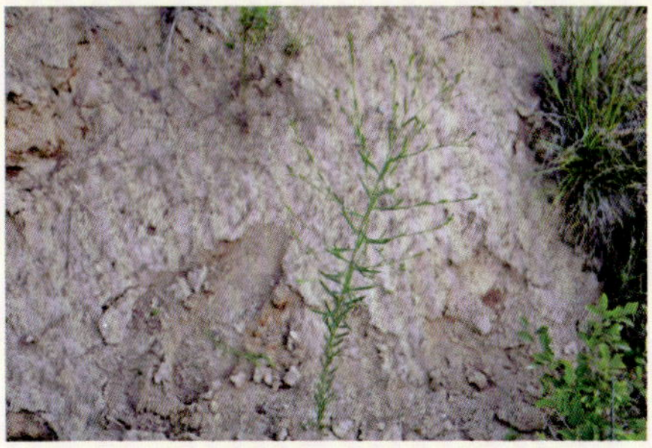

亚麻子原植物

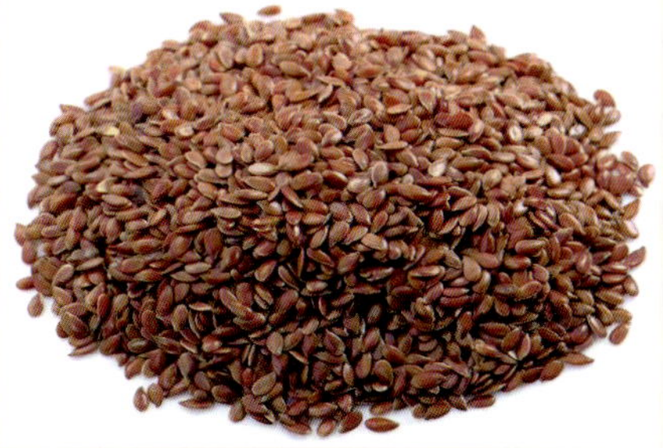

亚麻子

【生长环境】生长于凉爽湿润环境。

【满族应用】亚麻子水煎服，用于治疗瘾疹瘙痒、溢脂性脱发、咳嗽气喘、便秘。

韭菜子

【满语音名】sengkule use。

【民间名称】起阳草子、懒人菜子、壮阳草子、扁菜子。

【主要分布】全国各地有栽培。

【生长环境】生长于田园。

【满族应用】

（1）韭菜子研末或作蜜丸服，用治阳痿、遗精、白带、遗尿、尿频、腰膝酸软。

（2）韭菜子干品或炒后研末服，每日 2 次，每次 9 ～ 15g，治顽固性呃逆。

（3）韭菜子、面粉各适量，擀面饼，蒸熟，日服 2 次，用治小儿遗尿。

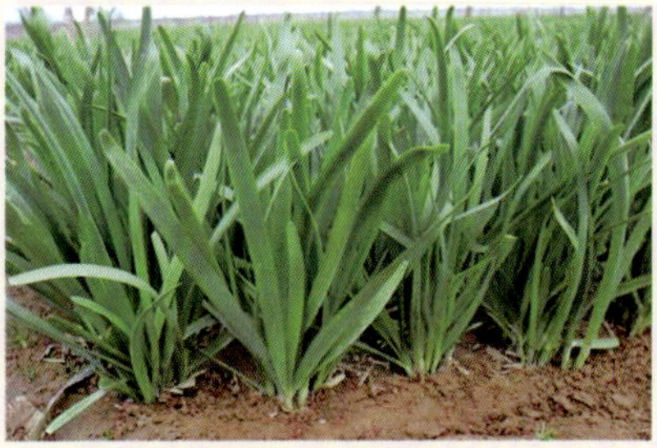

韭菜

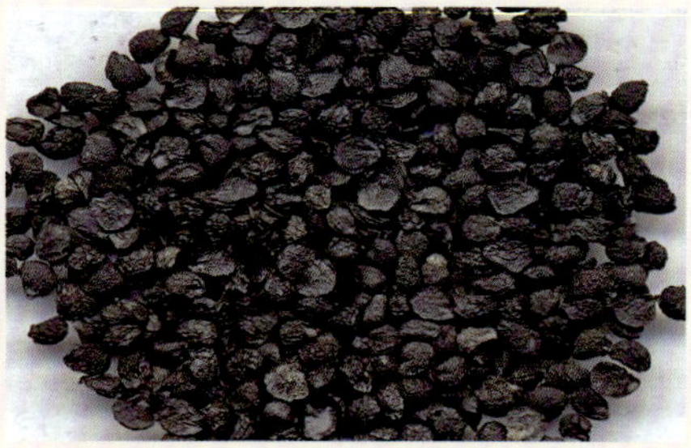

韭菜子

郁李仁

【满语音名】bigan jamuri use。

【民间名称】郁子、山梅子、小李仁、李仁肉。

【主要分布】黑龙江、吉林、辽宁、内蒙古、河北、山东等省、自治区。

【生长环境】生长于山坡林下、灌丛中或栽培。

【满族应用】

（1）郁李仁内服，可治水肿胀满、小便不利、脚气等症。

（2）郁李仁捣成末，和面作饼吃，吃下即可通便，用于治疗肿满气急、睡卧不得。

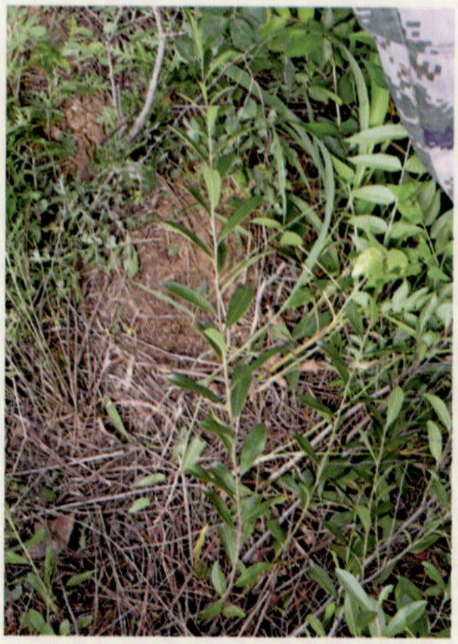

郁李仁原植物

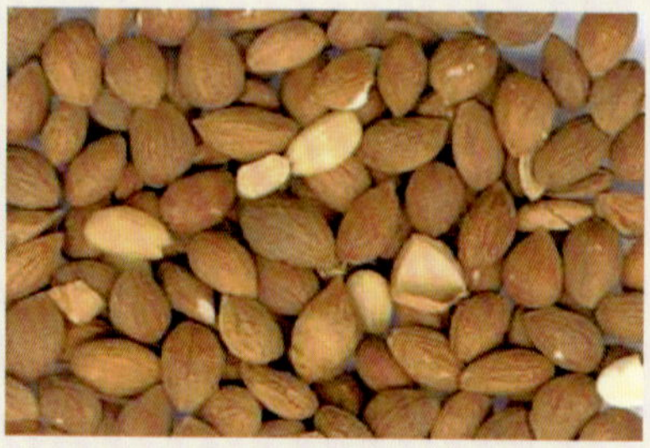

郁李仁

桑 椹

【满语音名】nimalan i use。

【民间名称】桑果、桑葚子、葚、桑实、乌椹、桑枣、桑粒。

【主要分布】全国各地均有栽培。日本、蒙古、朝鲜、中亚各国、俄罗斯、欧洲等地以及印度、越南亦均有栽培。

【生长环境】生长于温暖湿润环境，对土壤的适应性强。

【满族应用】桑椹直接食用，或压榨取汁，或干品入药，水煎，用于治疗因体虚而导致的头晕目眩、腰酸耳鸣、失眠多梦、消渴、肠燥便秘、血虚便秘、遗精等。

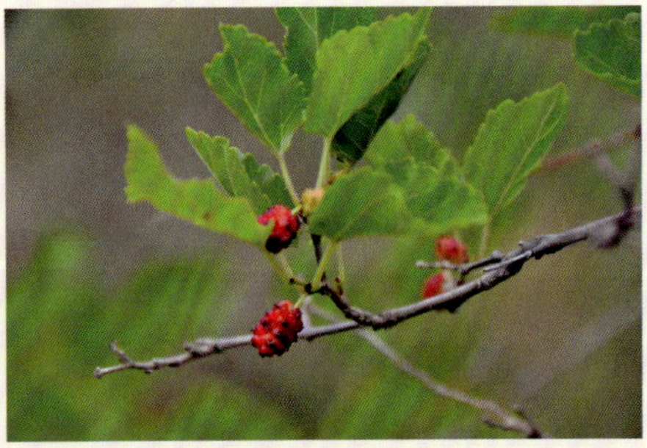

桑椹原植物

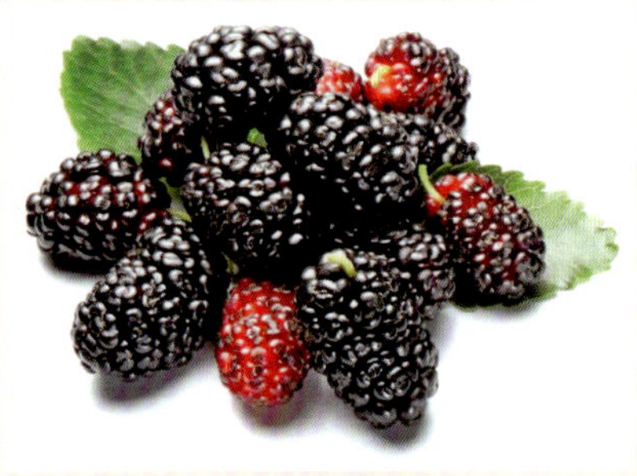

桑椹

蒲公英

【满语音名】okjiha orho。

【民间名称】蒲公草、食用蒲公英、华花郎、婆婆丁、尿床草、西洋蒲公英。

【主要分布】我国江苏、湖北、河南、安徽、浙江、黑龙江、吉林、辽宁、内蒙古、河北、山西、陕西、甘肃、青海、山东、浙江、福建北部、台湾、湖南、广东北部、四川、贵州、云南等地有分布。朝鲜、蒙古、俄罗斯等国也有分布。

【生长环境】生长于中、低海拔地区的山坡草地、路边、田野、河滩。

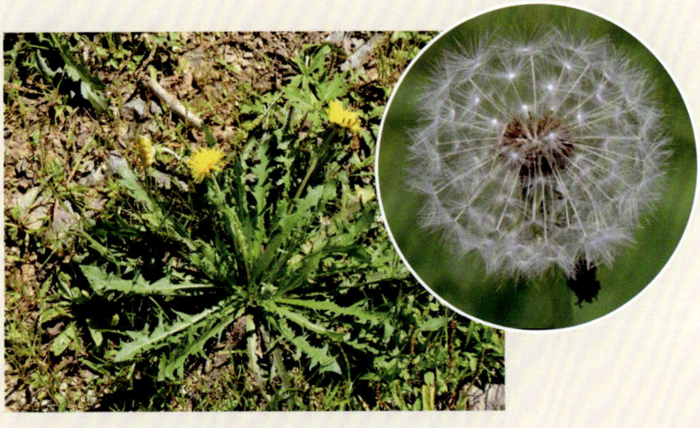

蒲公英

【满族应用】

（1）蒲公英当野菜食用，可清热解毒、消炎利咽。

（2）蒲公英水煎服，用于治疗乳痈、口疮、口腔炎、舌炎。

（3）鲜蒲公英捣烂，外敷患处，用于治疗痈疮肿毒、红肿热痛。

紫花地丁

【满语音名】 xuxu moyaqi sogi。

【民间名称】 野堇菜、光萼堇菜、光瓣堇菜。

【主要分布】 我国吉林、黑龙江、辽宁、内蒙古、山东、河北、山西、陕西、甘肃、江苏、浙江、安徽、江西、福建、湖北、湖南、台湾、河南、广西、四川、云南、贵州等省、自治区。

【生长环境】 生长于山坡草丛、田间、荒地、林缘或灌丛中。

【满族应用】

（1）鲜紫花地丁水煎服，或者捣烂涂擦患处，用于治疗疖疮痈肿、乳房肿痛、外感风热、肝火目赤肿痛。

（2）鲜紫花地丁捣烂涂擦患处，治疗虫蛇咬伤。

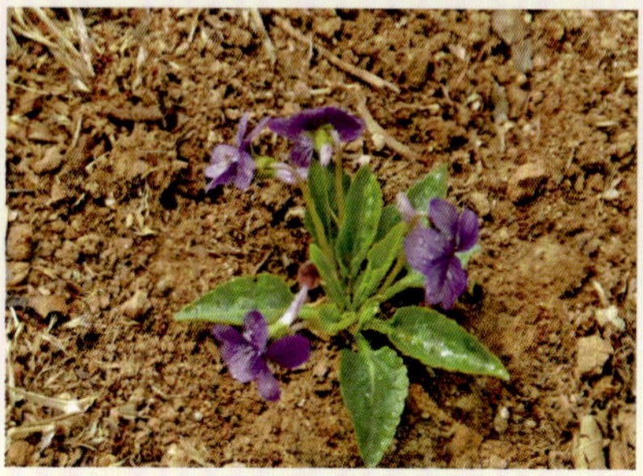

紫花地丁原植物

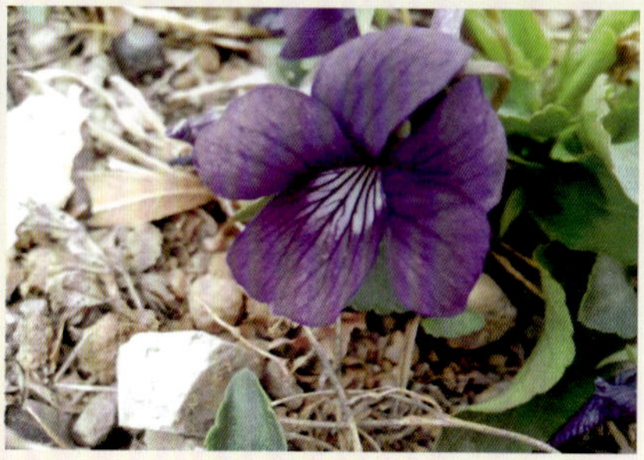

紫花地丁花朵

紫苏叶

【满语音名】 xuxu malanggv abdaha。

【民间名称】 赤苏叶、红苏叶、桂荏叶、白苏叶、黑苏叶、苏麻叶、白紫苏叶、青苏叶、水升麻叶。

【主要分布】我国河北、山东、广东、广西、江西、四川、贵州、云南及台湾均有野生分布和栽培。日本、朝鲜、印度、缅甸、韩国、俄罗斯和印度尼西亚等国也有分布。

【生长环境】生长于湿地、路旁、村野、荒地、房前屋后、沟边地边、果树幼林下。

【满族应用】

（1）紫苏叶加生姜，煮水饮用，治疗风寒感冒。

（2）紫苏叶水煎服，治疗乳痈肿痛、虫蛇咬伤、鱼蟹中毒。

（3）干紫苏叶加干姜水煎，每服 100mL，早晚各 1 次，10 天 1 个疗程，治疗慢性支气管炎。

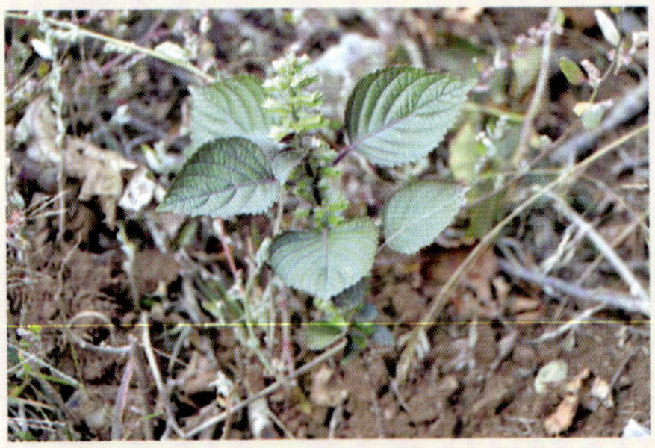

紫苏原植物

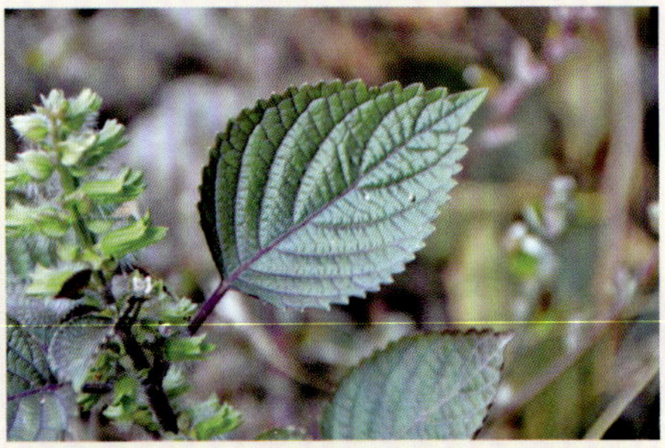

紫苏叶

石 韦

【满语音名】asamu fuktala。

【民间名称】金星草、石兰、石樜、石皮、生扯拢、石剑、虹霓剑草、潭剑、金汤匙、石背柳。

【主要分布】安徽、江苏、浙江、河南、福建、台湾、广东、广西、江西、湖北、四川、贵州、云南等地。

【生长环境】生长于海拔 100 ～ 1800m 的林下树干上，或稍干的岩石上。

【满族应用】

（1）刮取石韦叶背面的黄粉敷在伤口处，能止血收口。

（2）石韦水煎服，治疗膀胱湿热引起的小便淋沥涩痛、肾炎水肿、小儿惊风等。

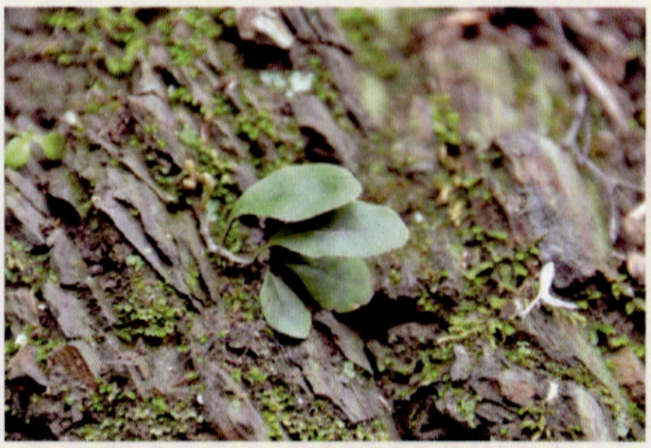

石韦原植物

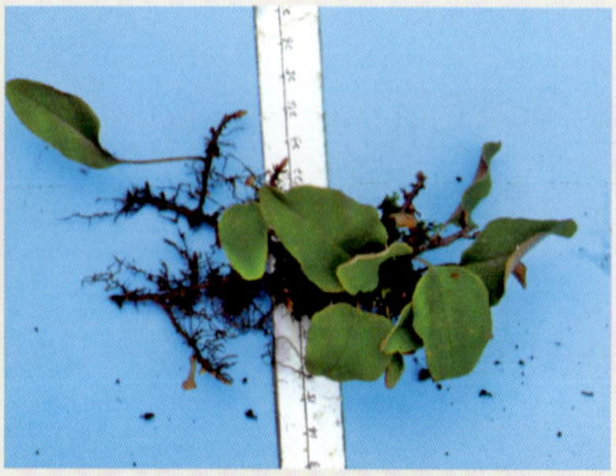

石韦植株

黄花败酱

【满语音名】gosihon abdaha。

【民间名称】黄花菜、黄狗草、大对角草、黄花青菜。

【主要分布】全国各地均有分布。

【生长环境】生长于山坡、林缘、林间向阳草地、草甸、草原。

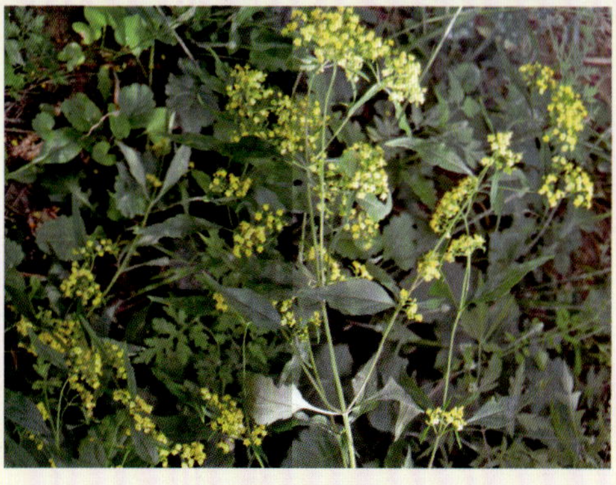

败酱草原植物

【满族应用】

（1）鲜败酱水煎服，用于治疗肠痈、痢疾、胃痛、食后吐酸、妇女赤白带下或产后瘀滞腹痛。

（2）鲜败酱捣烂外敷，用于治疗痈肿疥癣。

藿　香

【满语音名】 bigatu suseri。

【民间名称】 苍告、合香、山茴香等。

【主要分布】 我国各地均有分布，主产于四川、江苏、浙江、湖南、广东等地。朝鲜、日本、俄罗斯等国，以及北美洲也有分布。

【生长环境】 喜高温、阳光充足、湿润、多雨的环境，对土壤要求不严，一般土壤均可生长，但以土层深厚肥沃而疏松的砂质土壤为佳。

【满族应用】 藿香水煎服，可治疗夏日感冒、头痛、胸脘痞闷、呕吐、泄泻。

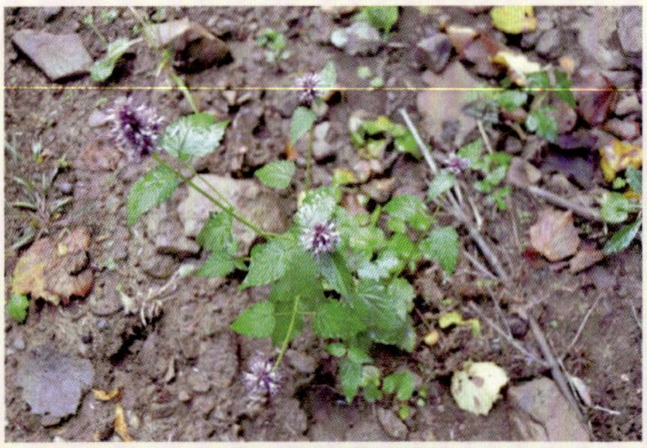

藿香原植物

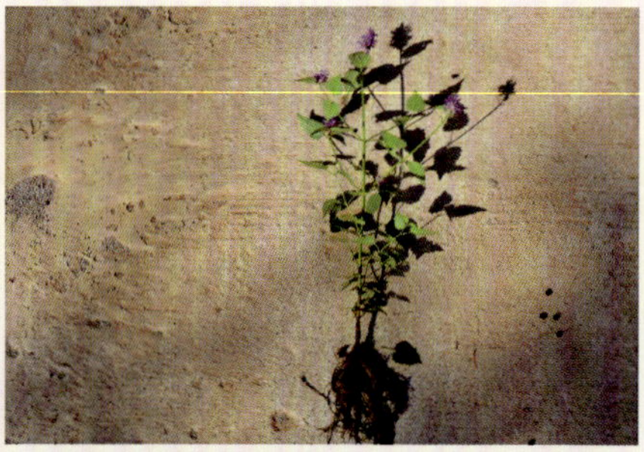

藿香植株

草苁蓉

【满语音名】 orho wahvn sogi。

【民间名称】 苁蓉、不老草。

【主要分布】 我国河北、黑龙江、吉林和内蒙古等省、地区有分布。日本、朝鲜和俄罗斯等国也有分布。

【生长环境】生长于海拔 1500 ～ 1800m 的山坡、林下低湿处及河边。

【满族应用】

（1）用草苁蓉治妇女冲任虚衰，月经量少、闭经。

（2）草苁蓉与人参、鹿茸，泡酒饮用，用于治疗体虚乏力、头晕目眩、腰腿酸软、遗精早泄。

（3）草苁蓉配伍人参、枸杞，水煎服，或者泡酒饮用，用于治疗肾虚引起的失眠健忘。

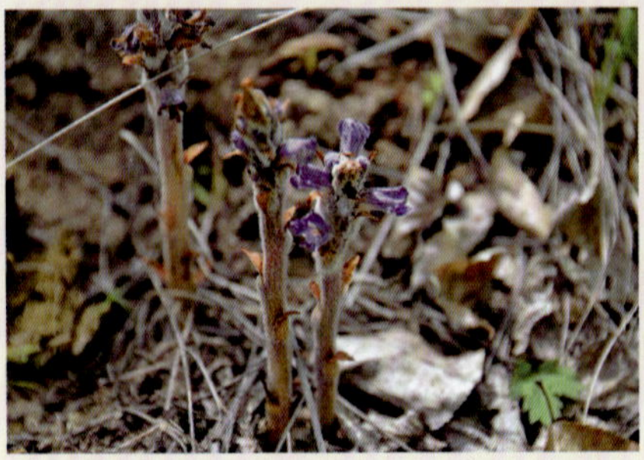

草苁蓉原植物

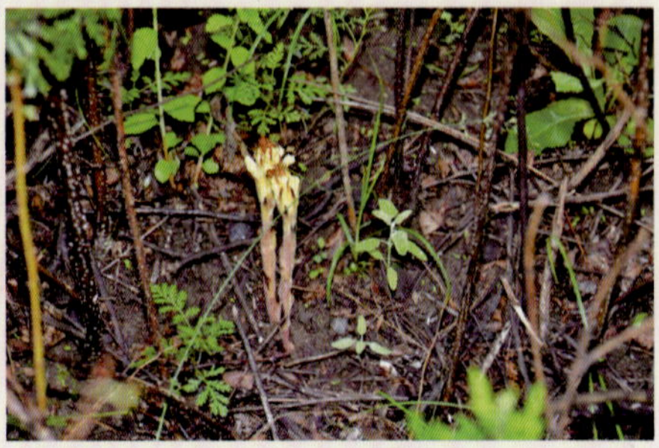

草苁蓉植株

艾　叶

【满语音名】suiha abdaha。

【民间名称】艾蒿叶、家艾叶、白蒿叶、灸草叶、白艾叶、祁艾叶、野艾叶等。

【主要分布】我国河北、辽宁、吉林、四川、湖北、湖南、浙江、云南、陕西、甘肃等省有分布。蒙古、朝鲜、俄罗斯远东地区等国家和地区也有分布。

【生长环境】生长于低、中海拔地区的、路旁、荒地河边及山坡等地，或森林草原及草原地区。

【满族应用】

（1）艾叶煎汤，熏蒸沐浴，可温运气血、活血化瘀，治疗妇女月经不调、经行不畅、少腹坠痛。

（2）艾叶熬煮，浓缩，用黄酒冲服，治疗胎动不安。

（3）用艾叶 1 把，煎汤洗脚；同时用艾叶八九片、葱三五根，煎汤，温服取汗，用于治疗风寒咳嗽。

（4）将艾叶加工成艾绒或者艾炷施灸法，治疗胃脘寒痛、风湿寒痛。

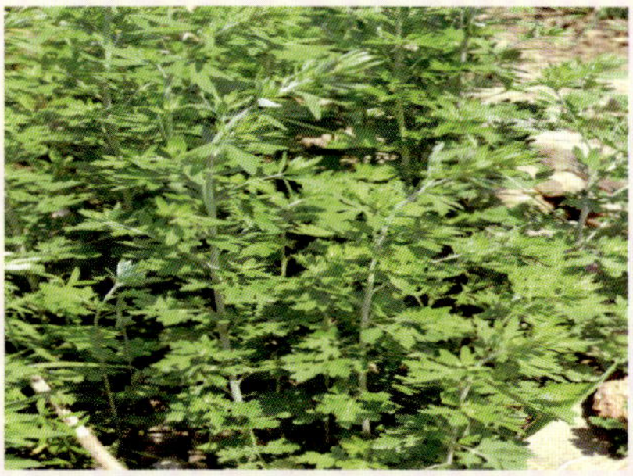

艾叶原植物

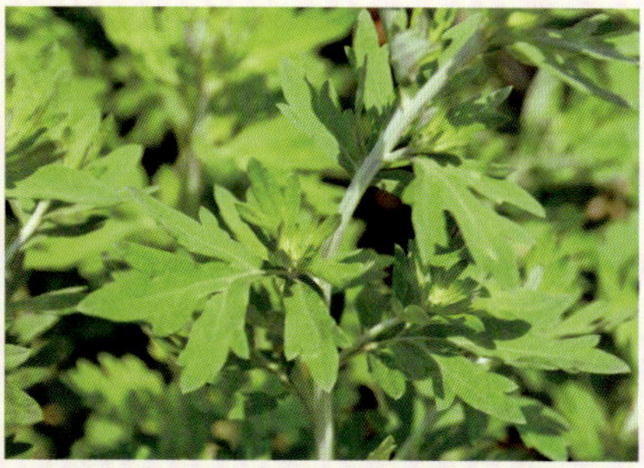

艾叶

景天三七

【满语音名】 sube jamuri。

【民间名称】 费菜、土三七、旱三七、还阳草、金不换、六月淋、石菜兰、松三七等。

【主要分布】 我国河北、山西、陕西、甘肃、河南、山东、江苏、安徽、浙江、江西、湖北、湖南、广东、贵州、四川、广西、云南、西藏等省、自治区有分布。俄罗斯乌拉尔至蒙古、朝鲜、日本等国家和地区也有分布。

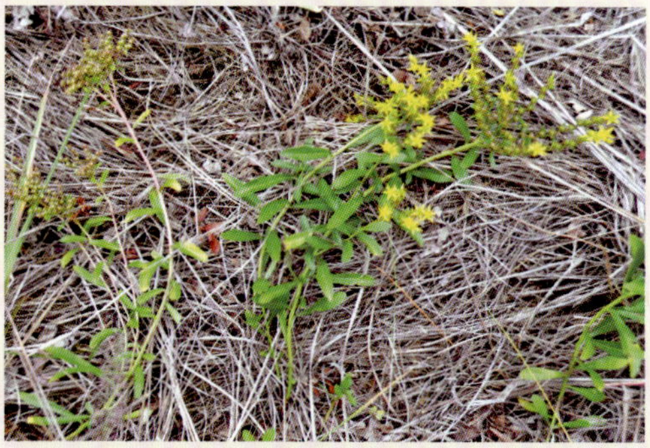

景天三七原植物

【生长环境】生长于林下、灌丛中、山地林缘或草地及石砾地。

【满族应用】

（1）景天三七鲜茎叶捣烂外敷，用于治疗跌打损伤、肿痛。

（2）景天三七煮水服用，用于治疗崩漏、乳痈、咯血、吐血、便血、尿血。

黄花菜

【满语音名】niuhe sube。

【民间名称】金针菜、忘忧草、萱草、柠檬萱草、萱草花、安神菜、健脑菜、绿葱花。

【主要分布】我国各地均有栽培。

【生长环境】对土壤要求不严，地缘或山坡均可栽培，耐瘠、耐旱。

【满族应用】

（1）满族民间常食用黄花菜，可以健脑抗衰、预防高血脂、延缓机体衰老。

注意：鲜黄花中含有秋水仙碱，它本身虽无毒，但经过肠胃道的吸收，在体内氧化为二秋水仙碱，具有较大的毒性。所以在食用鲜品时，不能多吃。由于鲜黄花菜的有毒成分在高温 60℃时可减弱或消失，所以食用前应先将鲜黄花菜用开水焯过，再用清水浸泡 2h 以上，捞出用水洗净后再进行炒食。食用干黄花菜时，最好在食用前用清水或温水多次浸泡后再食用，可以去掉残留的有害物，如二氧化硫等。

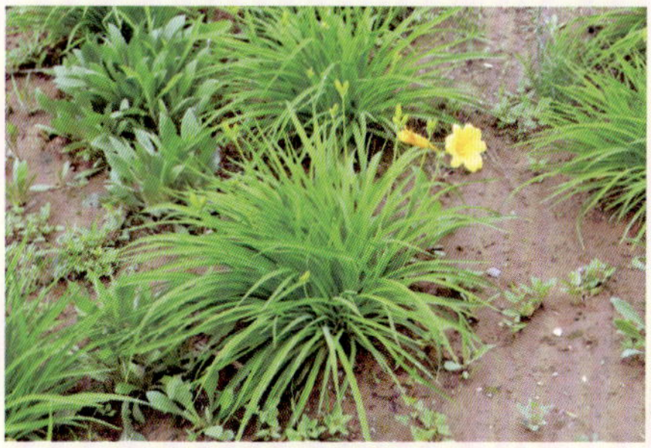

黄花菜原植物

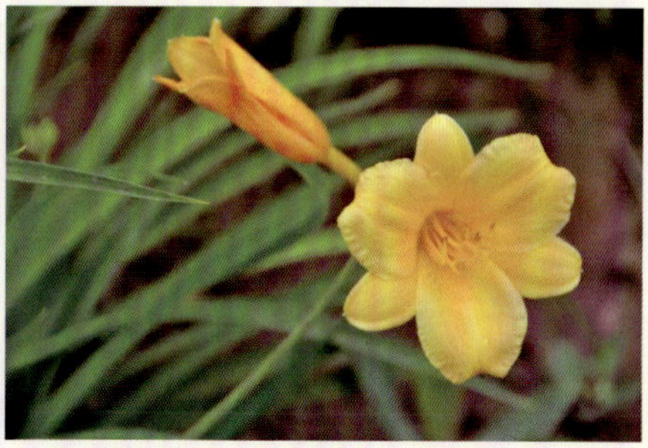

黄花

（2）将新鲜黄花菜全草捣烂，外敷患处，用于治疗疔疮肿毒、虫蛇咬伤、乳腺炎。

马尿骚

【满语音名】 sarpa orho。

【民间名称】 公道老、扦扦活、接骨木、大接骨丹。

【主要分布】 黑龙江、吉林、山东、辽宁、河北、陕西、山西、甘肃、江苏、安徽、浙江、福建、河南、广东、广西、湖北、湖南、四川、贵州及云南等省、自治区。

【生长环境】 生长于海拔 540 ～ 1600m 的山坡、灌丛、沟边、路旁、住宅边等地。

【满族应用】

（1）马尿骚枝叶，水煎洗患处，用于治疗关节炎、风湿、骨折。

（2）马尿骚水煎服，用于治疗创伤出血、肿胀疼痛、腰痛、风湿筋骨疼痛、骨折、跌打损伤。

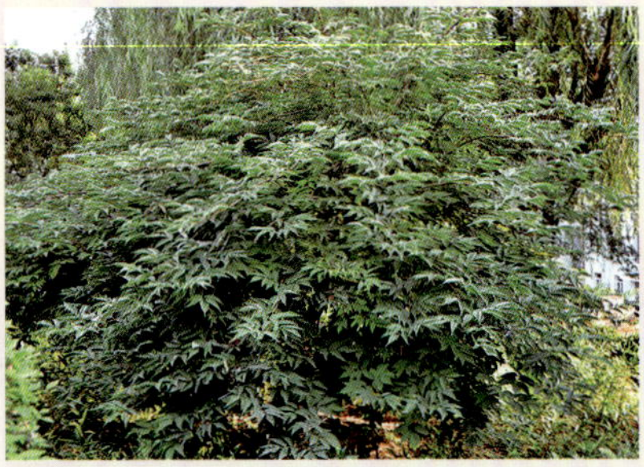

马尿骚原植物

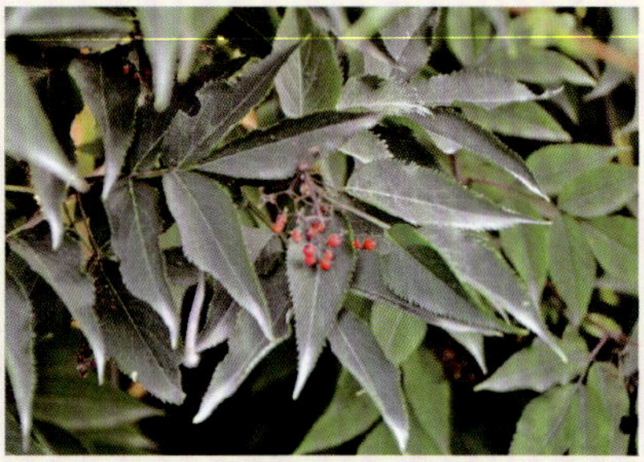

马尿骚果实

木　贼

【满语音名】 sibe。

【民间名称】 锉草、笔头草、千峰草、笔筒草、接骨草等。

【主要分布】 我国黑龙江、吉林、辽宁、四川、贵州、云南、河北、安徽、湖北、山西、陕西、内蒙古、甘肃、新疆、青海等省、自治区有分布。

朝鲜、日本、俄罗斯等国，以及欧洲、中美洲、北美洲等地区也有分布。

【生长环境】易生于河岸湿地、溪边，或杂草地及山坡林下阴湿处。

【满族应用】用木贼配伍蝉蜕、决明子、菊花、夏枯草等，水煎服，用治迎风流泪、目生翳障。

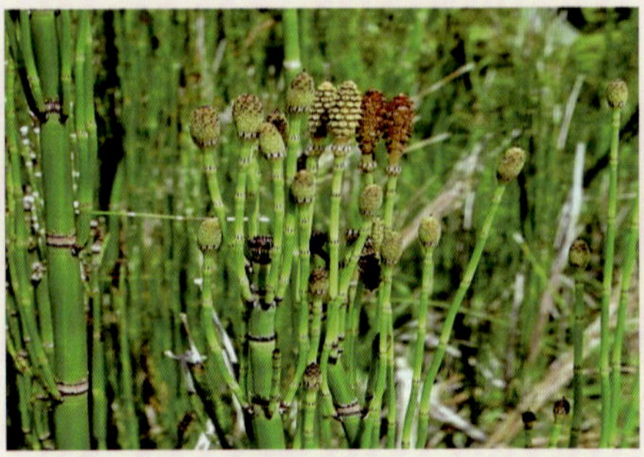

木贼原植物

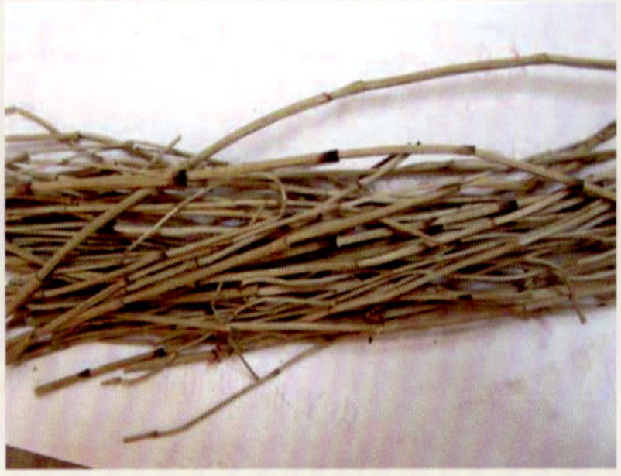

木贼药材

茵陈蒿

【满语音名】niyanqiri hamgiya。

【民间名称】绵茵陈、家茵陈、白茵陈、绒蒿、臭蒿等。

【主要分布】江西、安徽、湖北、河北、河南、江苏、浙江、陕西、山东等省。

【生长环境】生长于低海拔地区的河岸、海岸附近的湿润沙地、路旁及低山坡地区。

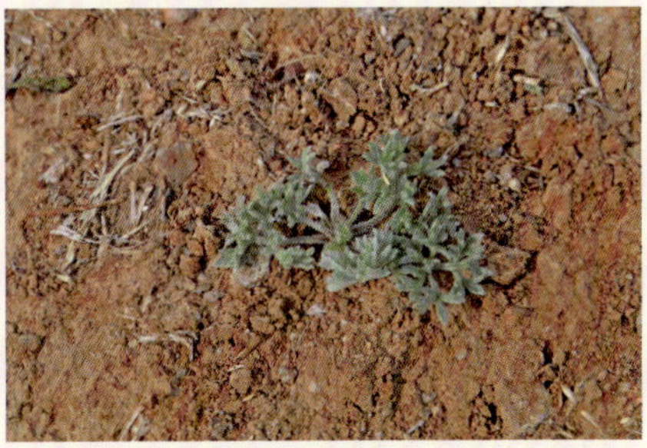

茵陈蒿原植物

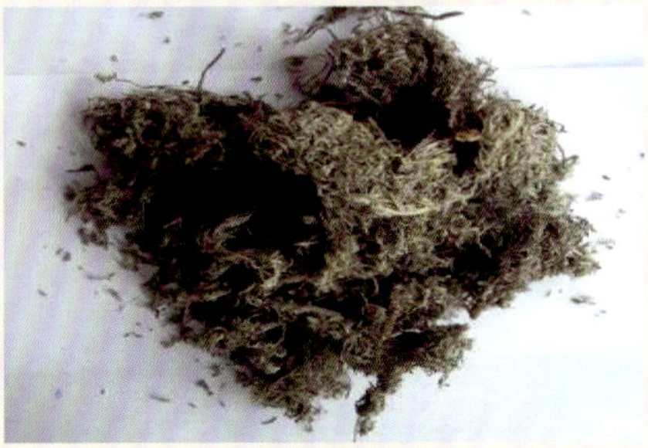

茵陈蒿药材

【满族应用】

（1）茵陈蒿水煎服，治疗肺结核潮热、黄疸型肝炎。

（2）用茵陈蒿煮水，擦洗患处，治疗皮肤风疹瘙痒。

野薄荷

【满语音名】bigan farsa。

【民间名称】吴菝活、南薄荷、薄荷、菝活、蕃荷菜、金钱薄荷。

【主要分布】全国各地均有分布。日本、朝鲜等国，以及北美洲、俄罗斯远东地区也有分布。

【生长环境】生长于水旁潮湿地。

【满族应用】

（1）鲜野薄荷水煎服，治疗外感风热、头痛、咽喉肿痛、咳嗽。

（2）鲜野薄荷叶捣烂，贴敷患处，治疗蚊虫叮咬、毒蜂蜇所致肿胀。

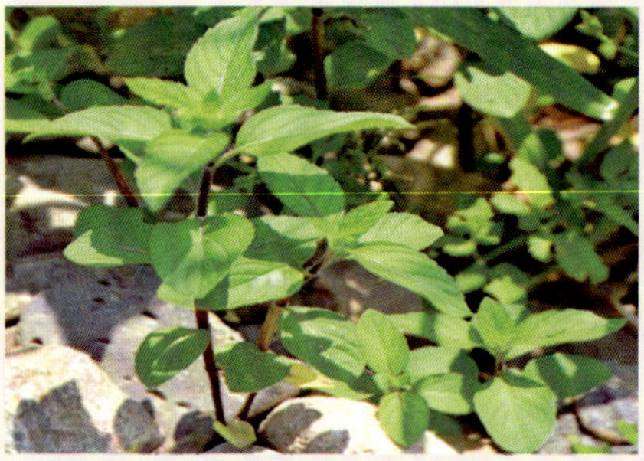

野薄荷原植物

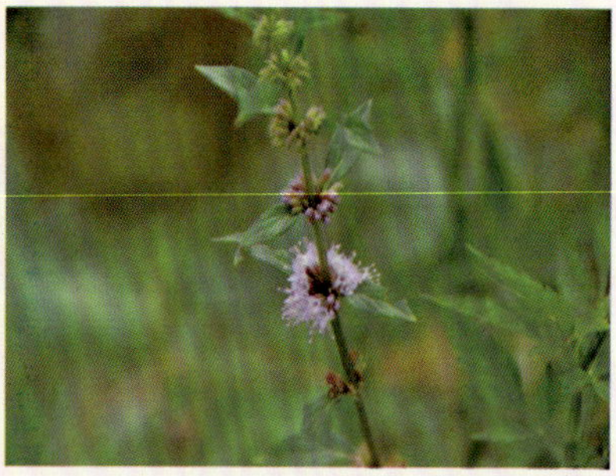

野薄荷花

铃　兰

【满语音名】honggon xungkeri。

【民间名称】草玉玲、君影草、山谷百合、风铃草、香水花、鹿铃、草寸香、糜子菜、小芦铃、芦藜花。

【主要分布】我国黑龙江、吉林、辽宁、内蒙古、河北、河南、山西、山东、宁夏、陕西、甘肃、浙江和湖南等省、自治区有分布。日本、朝鲜等国，以及欧洲、北美洲等地区也有分布。

【生长环境】生长于海拔 850 ～ 2500m 的阴坡林下潮湿处或沟边。

【满族应用】

（1）铃兰煮水，熏洗患处，可治疗丹毒。

（2）铃兰水煎服，治疗肾病引起的心悸、气喘、咳嗽、浮肿。

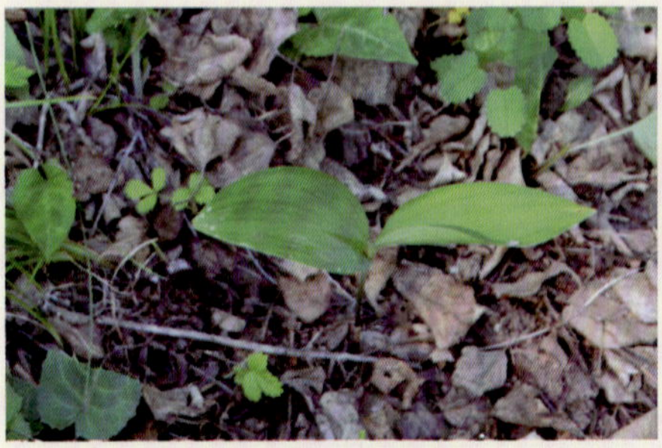

铃兰原植物

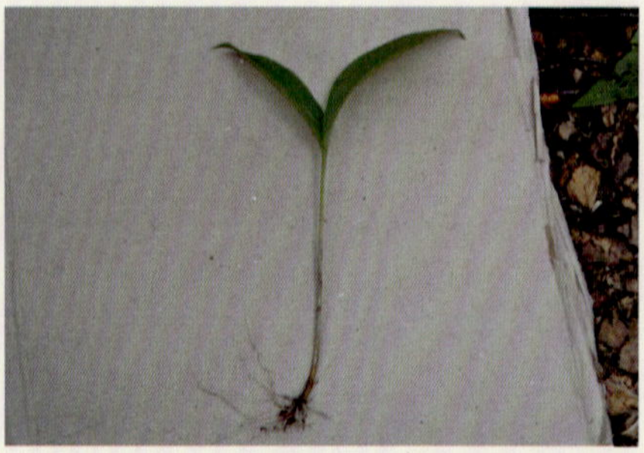

铃兰植株

山韭菜

【满语音名】bigan sengkule。

【民间名称】野韭菜、野麦冬、长生草、不死草、书带草、黑花野韭、黑花韭。

【主要分布】我国四川、云南、贵州、湖南、广西、西藏等省、自治区。

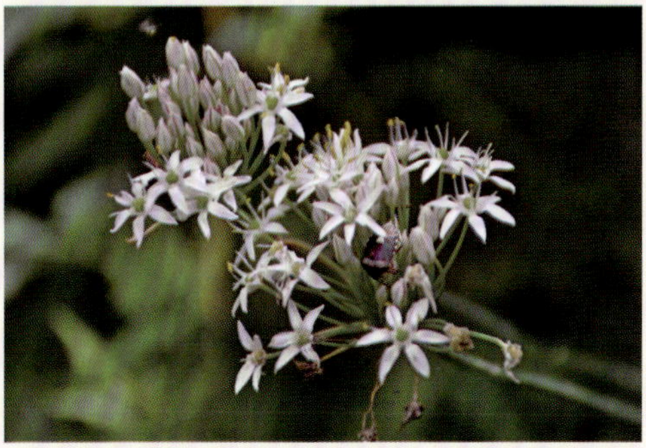

山韭菜花

【生长环境】生长于湿润草坡、林缘、灌丛下或沟边。

【满族应用】

（1）满族民间常炒食山韭菜，能养血健脾、强筋骨、增气力，治疗肾虚、阳痿早泄、肠道不适、便秘、食欲不振、胃腹胀满。

（2）山韭菜捣烂，外敷患处，治疗跌打损伤。

瞿　麦

【满语音名】wequ。

【民间名称】镜泊湖石竹、东北石竹。

【主要分布】东北镜泊湖地区。

【生长环境】生长于熔岩台地草地的石缝中。

【满族应用】瞿麦水煎服，治疗尿路感染、小便不利、尿血。

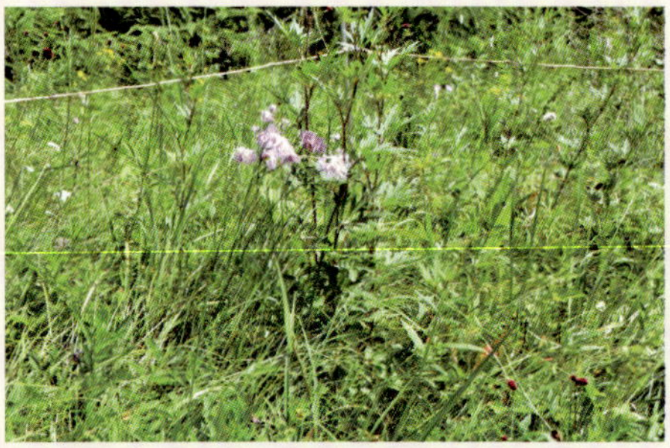

瞿麦原植物

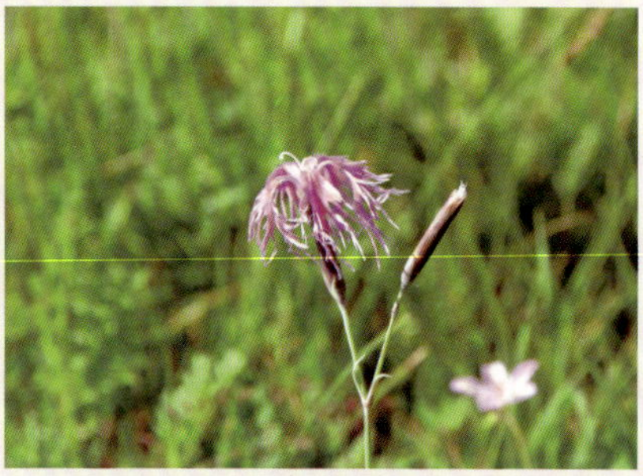

瞿麦花

益母草

【满语音名】kailari orho。

【民间名称】红花艾、坤草、益母蒿、益母艾、野天麻、灯笼草、玉米草、铁麻干等。

【主要分布】全国各地均有分布。朝鲜、日本、俄罗斯等国，以及亚洲热带、非洲、美洲各地区也有分布。

【生长环境】生长于野荒地、路旁、田埂、山坡草地，生长的最高海拔可达 3400m。

【满族应用】

（1）益母草熬制成膏服用，治疗妇女痛经、产后恶露不尽、月经不调、胎死腹中、产后腹痛等妇科疾病。

（2）鲜益母草捣烂外敷患处，或者益母草煎剂外洗患处，治疗疮痈肿毒、皮肤湿疹。

（3）益母草和猪肉炖汤服用，具有活血调经、利尿消肿的功效，可治疗经期紊乱、经血过多。

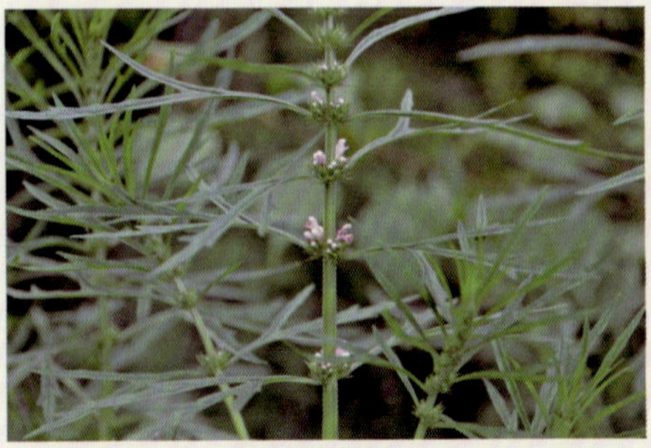
益母草原植物

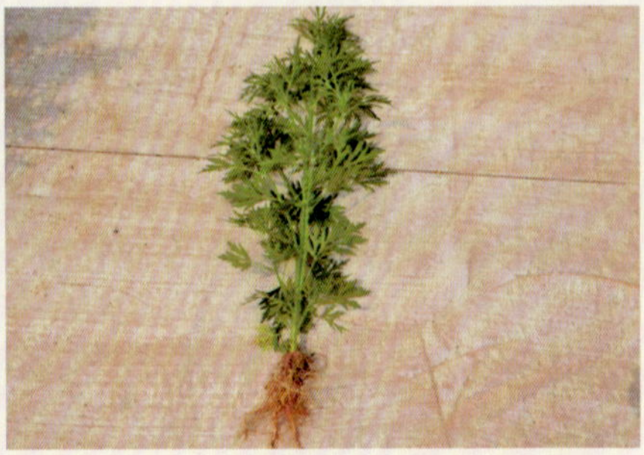
益母草植株

卷　柏

【满语音名】mudalingga fuktala。

【民间名称】老虎爪、一把抓、长生草。

【主要分布】全国大部分地区均有分布。

【生长环境】生长于向阳山坡或岩石上。

【满族应用】

（1）卷柏水煎服，治疗闭经、癥瘕积聚、腹痛、跌打损伤、咯血、尿血、便血、脱肛。

（2）卷柏烧炭研粉，外敷伤口，治疗外伤出血。

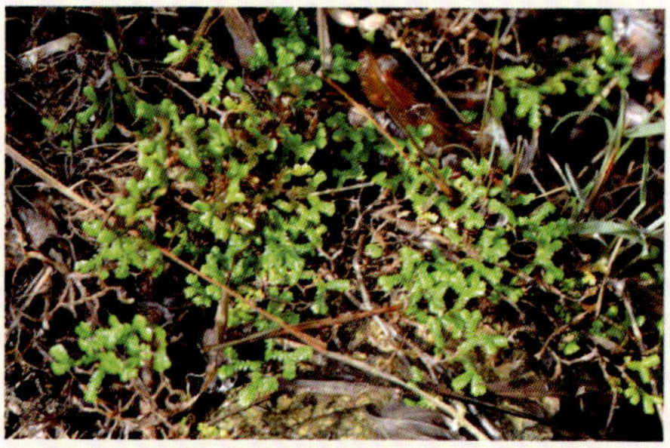

卷柏原植物

柳树叶

【满语音名】fodoho abdaha。

【主要分布】北半球温带地区。

【生长环境】能适应不同的生态环境，无论高山、平原、沙丘、极地都有柳树生长。

【满族应用】

（1）柳树叶，火焙，研末，以白糖炖服，辅助治疗子宫出血。

（2）用鲜柳树叶煮水，熏洗患处，治疗风疹、皮肤瘙痒。

（3）用鲜柳树叶煮水漱口，治疗牙痛。

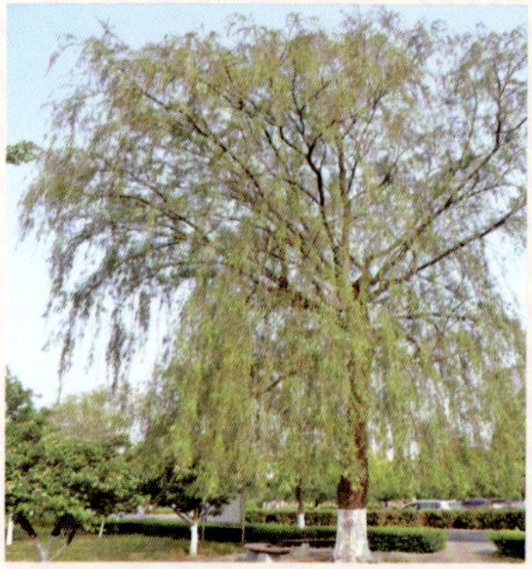

柳树

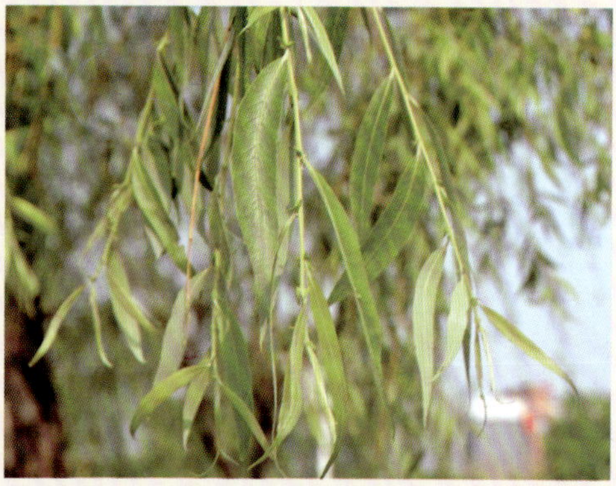

柳树叶

苣荬菜

【满语音名】xari。

【民间名称】败酱草、荬菜、野苦菜、野苦荬、苦葛麻、苦荬菜、取麻菜、苣菜、曲麻菜、曲曲菜。

【主要分布】河北、甘肃、内蒙古、黑龙江、吉林、辽宁等省、自治区。

【生长环境】生长于盐碱地、山坡草地、林间草地、潮湿地或近水旁、河边砾石滩或村边等地方。

【满族应用】

（1）直接食用苣荬菜，能清热、解毒、开胃，用于协日热引起的口苦、发烧、食欲不振，以及胃痛、胸胁刺痛、胸口灼热、泛酸、作呕、胃腹不适等。

（2）苣荬菜煮水口服，用于治疗肺热咳嗽、喉炎，痔疮。

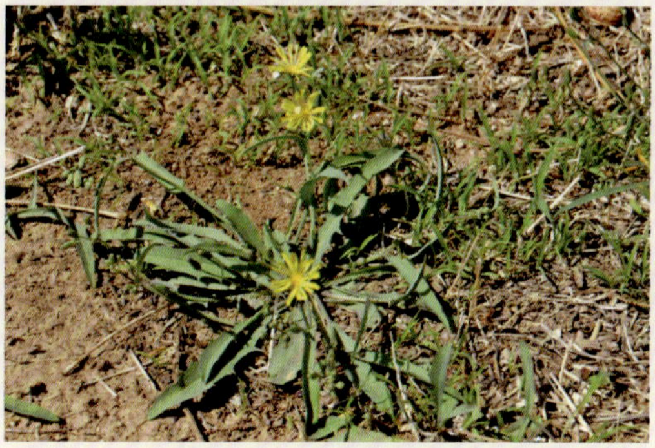

苣荬菜

地　黄

【满语音名】qoko orhoi abdaha。

【民间名称】怀庆地黄、小鸡喝酒。

【主要分布】辽宁、河南、河北、山东、山西、陕西、甘肃、内蒙古、江苏、湖北等省、自治区。

【生长环境】生长于海拔 50 ～ 1100m 的荒山坡、山脚、路旁、墙边等处。

【满族应用】用地黄叶煮水泡洗患处，或者地黄叶捣烂取汁，涂抹患处，治疗痈疮肿毒、红肿疼痛。

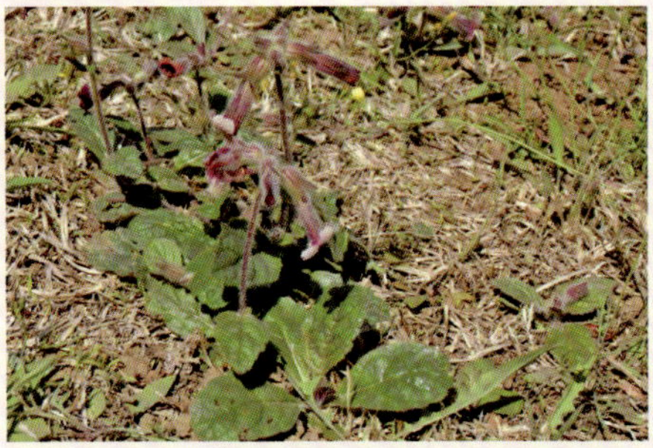

地黄原植物

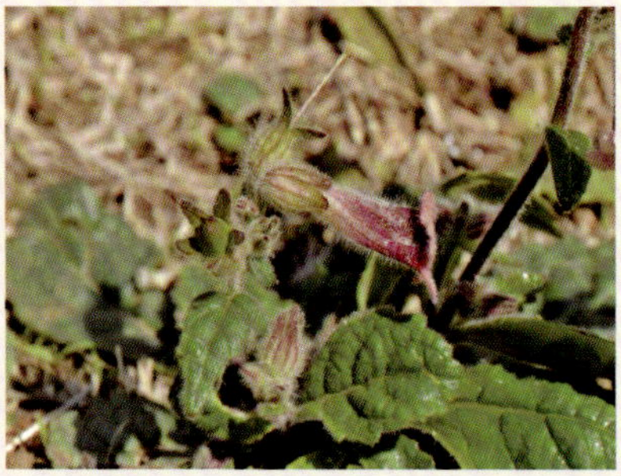

地黄花

山菊花

【满语音名】abuha ilha。

【民间名称】野黄菊花、野菊花、苦薏。

【主要分布】吉林、辽宁、河北、河南、山西、陕西、甘肃、青海、新疆、山东、江苏、浙江、安徽、福建、江西、云南、广西、湖北、四川、深圳、贵州、湖南等省、自治区。

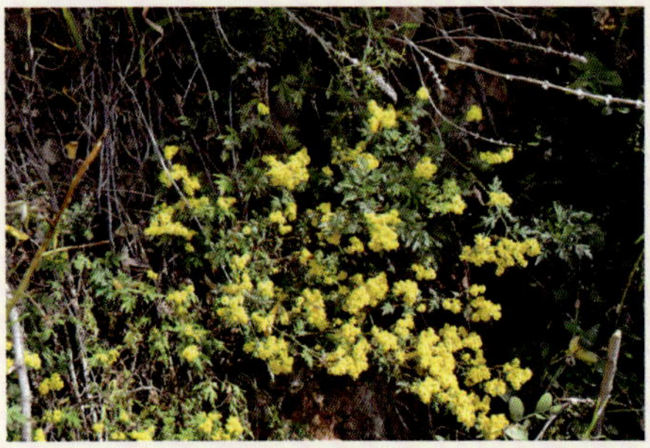

野菊花原植物

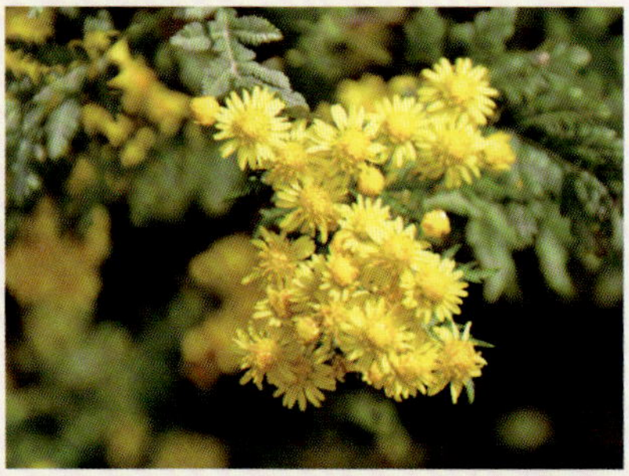

野菊花

【生长环境】生长于灌丛、山坡草地、河边湿地、海滨盐渍地及田边、路旁。

【满族应用】

（1）山菊花水煎服，治疗外感风热头痛、发热、咳嗽、咽喉肿痛。

（2）山菊花泡水饮用，治疗高血压。

（3）山菊花、地骨皮水煎服，每日 2 ～ 3 次，治疗多种牙痛。

葛 花

【满语音名】jodon ilha。

【民间名称】葛条花、葛藤花。

【主要分布】除新疆、西藏外，全国各地均有分布。

【生长环境】生长于向阳湿润的山坡、林地、路旁，喜温暖、潮湿的环境。

【满族应用】用葛花全草煮水饮用，具有很好的解酒作用。

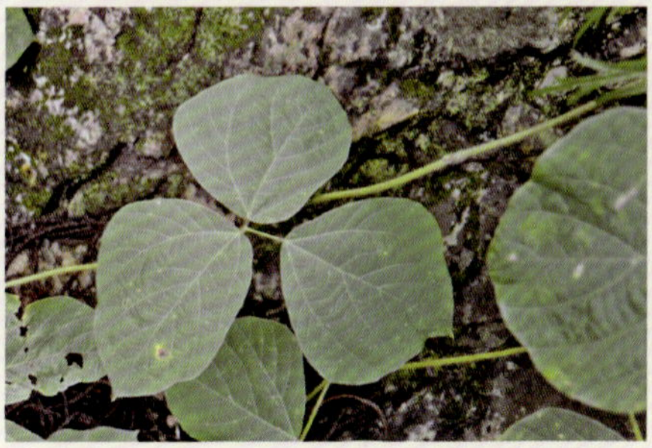

野葛

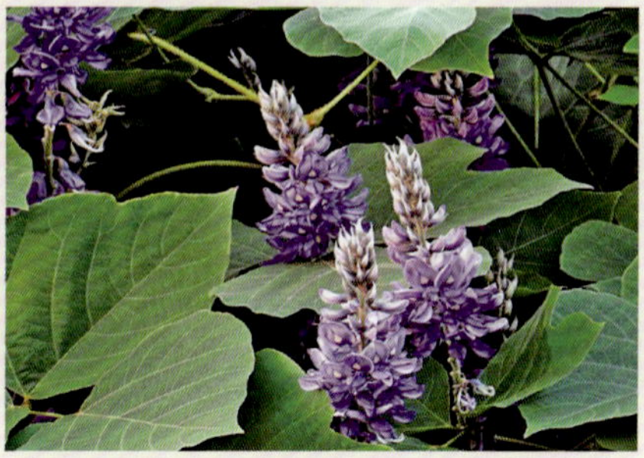

葛花

龙 葵

【满语音名】mukei hasi。

【民间名称】黑星星、野海椒、石海椒、野伞子。

【主要分布】我国各地均有分布。亚洲、欧洲、美洲的温带至热带地区也有分布。

【生长环境】生长于田边、荒地及村庄附近。

【满族应用】鲜龙葵全草水煎服，治疗痢疾、淋浊、白带、痈疽肿毒。

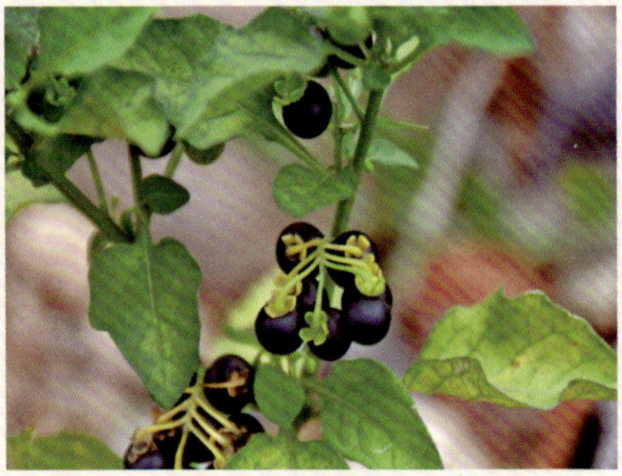

龙葵原植物

蒲　棒

【满语音名】ibagan hiyabun。

【民间名称】蒲槌、蒲捶、蒲厘、水蜡烛实。

【主要分布】我国黑龙江、吉林、辽宁、河北、上海、江苏、江西、湖南、陕西、甘肃、新疆、云南、四川等省、自治区。

【生长环境】生长于湖泊、池沼或沟塘浅水处。

【满族应用】用蒲棒炮制成炭，单味使用，或者配伍其他药使用，治疗多种出血证。

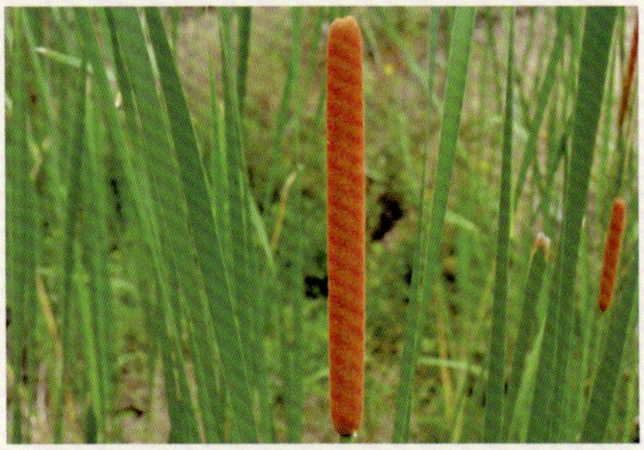

蒲棒

白屈菜

【满语音名】ajige suwaliyan。

【民间名称】牛金花、土黄连、断肠草、山黄连、地黄连、八步紧、假黄连、山西瓜、雄黄草、黄汤子、胡黄连等。

【主要分布】我国大部分省区有分布。朝鲜、日本、俄罗斯等国，及欧洲也有分布。

【生长环境】生长于水沟边、山谷湿润地、绿林草地，或住宅附近。

【满族应用】白屈菜捣烂，外敷患处，治疗扁平疣。

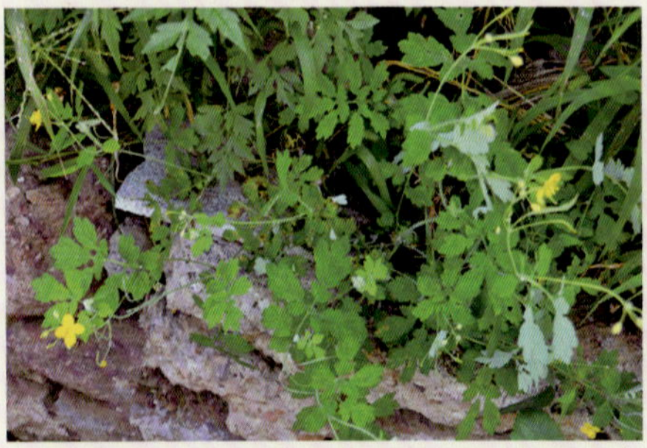

白屈菜原植物

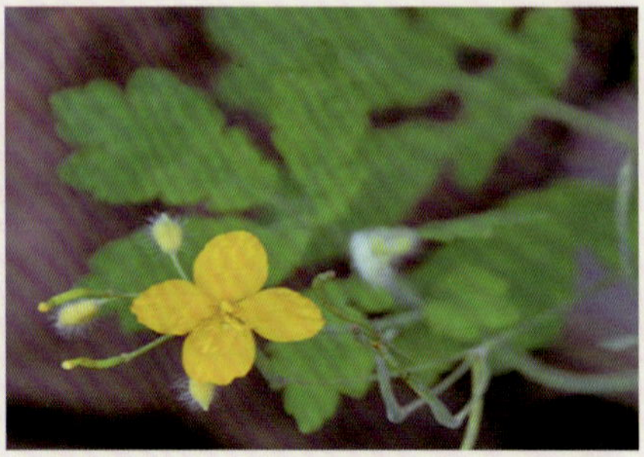

白屈菜花

满山红

【满语音名】bigan useri。

【民间名称】山石榴、马礼士杜鹃、守城满山红。

【主要分布】河北、江苏、安徽、陕西、浙江、江西、福建、台湾、河南、湖北、湖南、广东、广西、四川和贵州等省、自治区。

【生长环境】生长于海拔 600 ～ 1500m 的山地稀疏灌木丛。

【满族应用】满山红根水煎服，治疗慢性咳喘、外感咳嗽、痰多、急性或慢性支气管炎、气喘。

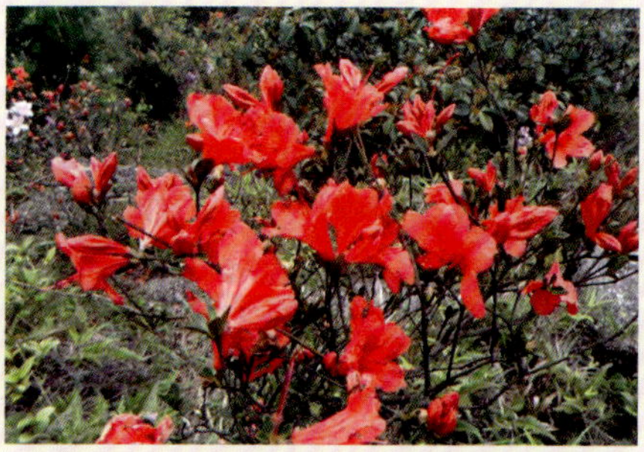

满山红原植物

羽叶千里光

【满语音名】 wenje orho。

【民间名称】 额河千里光、斩龙草。

【主要分布】 辽宁、吉林、黑龙江、河北、内蒙古等中国东部、中部、北部及西北部地区有分布。日本、朝鲜、蒙古、俄罗斯等国也有分布。

【生长环境】 生长于林缘、草甸。

【满族应用】

（1）鲜羽叶千里光水煎服，治疗痢疾腹痛。

（2）鲜羽叶千里光捣烂，外敷患处，治疗疔疮痈肿、虫蛇咬伤。

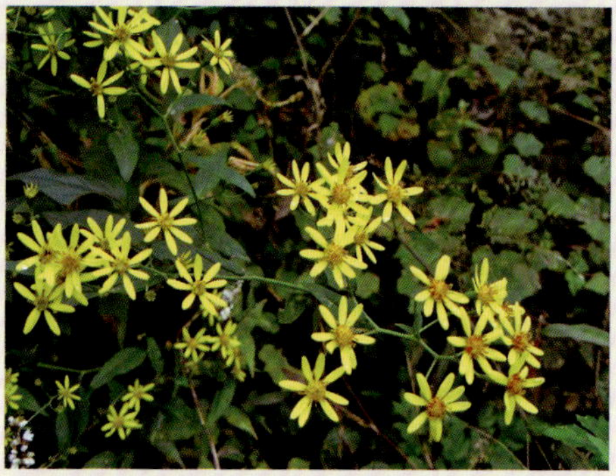

羽叶千里光原植物

凤仙花

【满语音名】kina ilha。

【民间名称】急性子、金凤花、凤仙透骨草、指甲花、女儿花、桃红。

【主要分布】我国各地均有栽培，药材主产于河北、江苏、浙江、安徽等省。

【生长环境】喜阳光，耐热不耐寒，怕湿。喜疏松肥沃的土壤，在较贫瘠的土壤中也可生长。

【满族应用】

（1）凤仙花水煎服，治疗跌打损伤、风湿性关节炎。

（2）凤仙花捣烂，外敷患处，治疗痈疮疖肿、虫蛇咬伤。

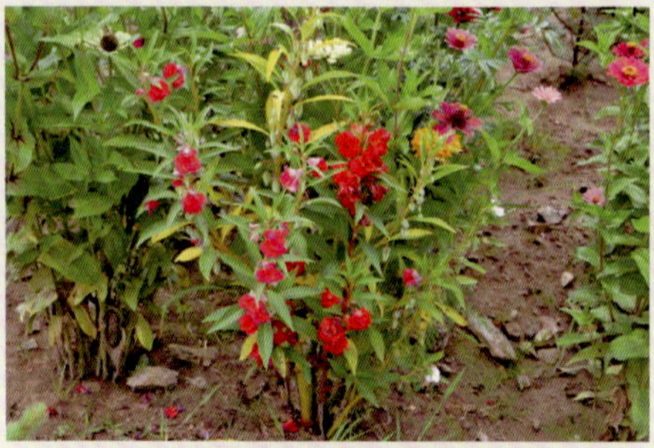

凤仙花原植物

北细辛

【满语音名】goqikv ilha。

【民间名称】细参、细辛、烟袋锅花。

【主要分布】辽宁、山西、河北、山东、吉林、黑龙江、陕西、河南等省。

【生长环境】生长于山坡林下、灌丛阴湿处。

【满族应用】

（1）北细辛全草干品，研细末，少许，吹入鼻中，治疗外感风寒感冒之发热、鼻流清涕、咳嗽、鼻塞不通、头痛。

（2）鲜北细辛水煎服或口嚼，治疗头痛、牙痛。

（3）鲜北细辛全草捣烂，外敷患处，可治疗神经性皮炎、风寒腰腿疼痛。

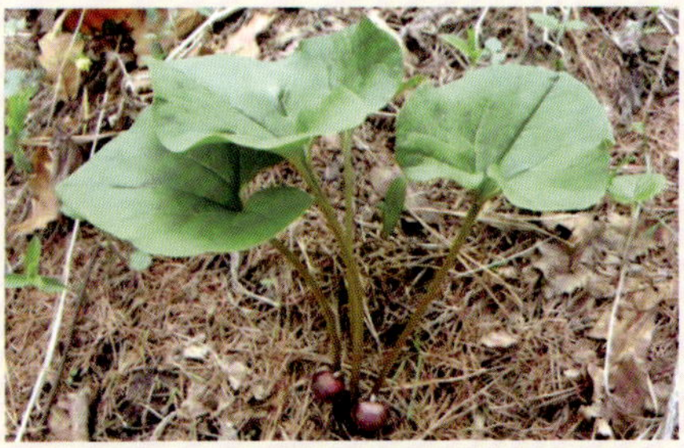

北细辛原植物

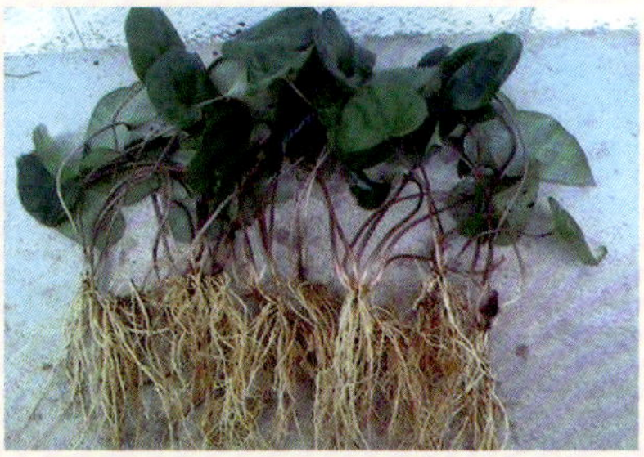

北细辛植株

东北堇菜

【满语音名】moyaqi sogi。

【民间名称】堇堇菜。

【主要分布】黑龙江、吉林、辽宁、河北、陕西、甘肃、山东、台湾等。

【生长环境】生长于灌丛、林缘、疏林下、草地、草坡、田野荒地及河岸沙地处。

【满族应用】东北堇菜水煎服，治疗疔毒痈疽、咽喉肿痛、目赤肿痛、乳痈、各种脓肿、黄疸、淋巴结核、痢疾、泄泻。

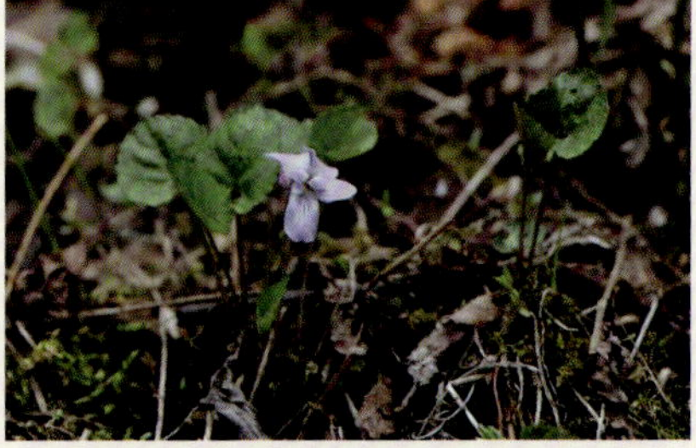

东北堇菜原植物

马蔺草

【满语音名】mailan。

【民间名称】马莲、马兰、马兰花、旱蒲、蠡实、荔草、剧草、三坚、马韭。

【主要分布】我国黑龙江、吉林、辽宁、河北、内蒙古、甘肃、新疆、西藏等省、自治区有分布。中亚细亚、朝鲜等地区和国家也有分布。

【生长环境】生长于山坡草丛、荒地路旁、盐碱草甸中。

【满族应用】

（1）鲜马蔺草捣烂，外敷患处，治疗疮痈肿痛、虫蛇咬伤。

（2）马蔺草水煎服，治疗咽喉肿痛、小腹疼痛、小便不利。

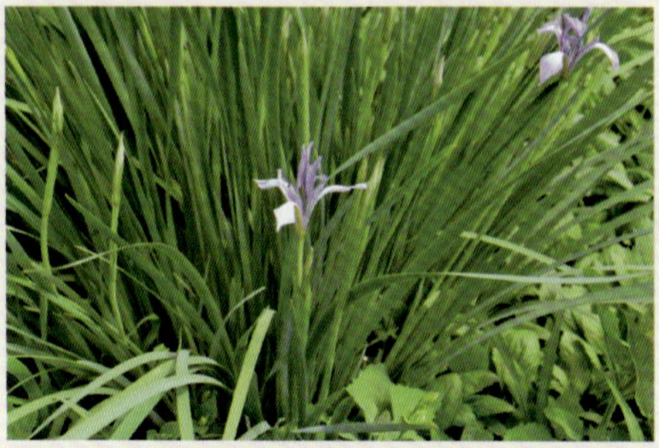

马蔺草原植物

马齿苋

【满语音名】yerhuwe sogi。

【民间名称】马舌菜、马蛇子菜、蚂蚁菜、马齿菜、长命菜、马齿草、五行草、长寿菜、酸苋等。

【主要分布】全国各地均有分布。

【生长环境】生长于路旁、荒地及田野中。

【满族应用】

（1）鲜马齿苋洗净，加水煎 15 分钟，去渣取汁，凉后外涂，每日 5 ～ 6

次，可治痱子。

（2）鲜马齿苋煮食，用治痢疾、腹泻。

（3）鲜马齿苋捣汁拌白糖，冷水冲服，治疗阑尾炎、止痛。

（4）鲜马齿苋加蜂蜜煮水饮用，治疗肺结核。

（5）鲜马齿苋捣烂外敷患处，治疗虫蛇咬伤。

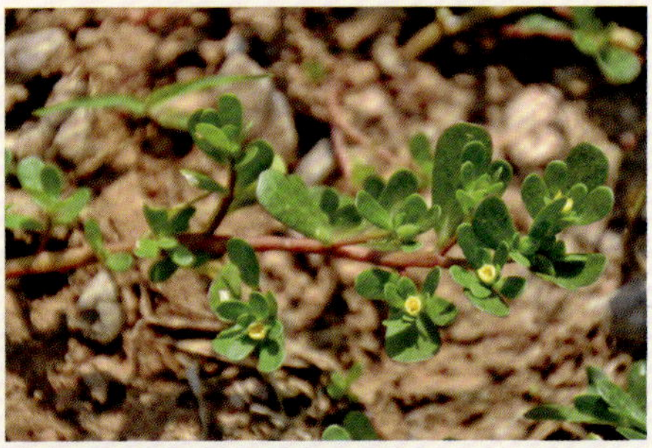

马齿苋原植物

冬葵子

【满语音名】 hingneqi。

【民间名称】 葵子、葵菜子、冬寒菜子、薪菜子、皱叶锦葵子。

【主要分布】 全国各地均有分布。

【生长环境】 喜冷凉、湿润气候，不耐高温和严寒，对土壤要求不高，但在疏松肥沃、保水保肥、排水良好的土壤中栽培更易丰产。

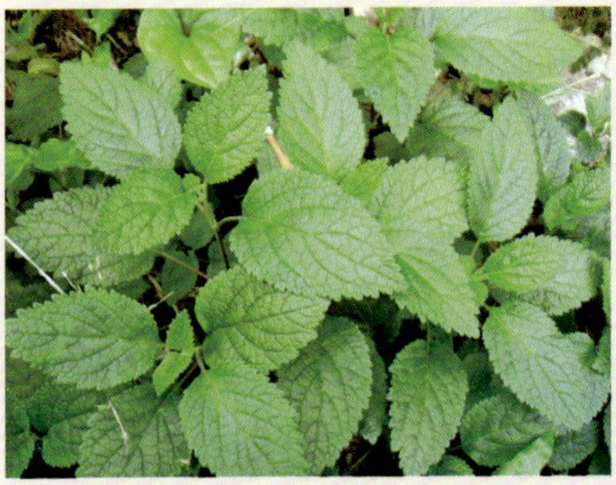

冬葵子原植物

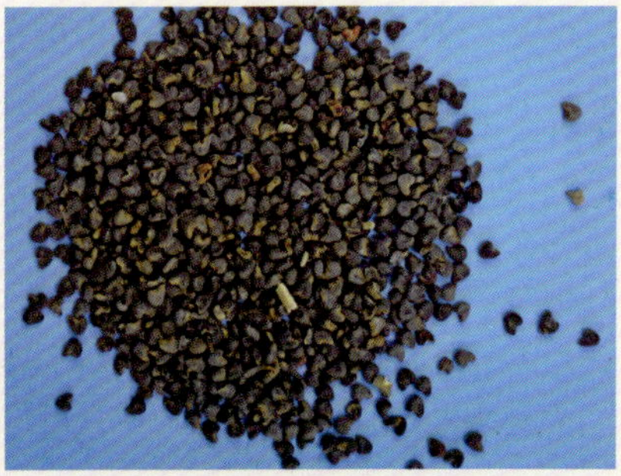

冬葵子药材

【满族应用】用冬葵子或者鲜秧苗水煎服，治疗咽喉肿痛、下肢浮肿、便秘、产后乳汁不通。

山苏子

【民间名称】山菠菜了、野菠菜子、榆钱菠菜子。

【主要分布】我国青海、新疆、内蒙古、河北、山西、吉林、辽宁、黑龙江、江苏等省、自治区有分布。朝鲜、日本等国也有分布。

【生长环境】生长于海拔 1700m 以下的路旁、山坡草地、灌丛及潮湿地上。

【满族应用】

（1）山苏子全草，水煎服，治疗慢性支气管炎、感冒。

（2）鲜山苏子全草，捣烂外敷患处，治疗痈疮疖肿。

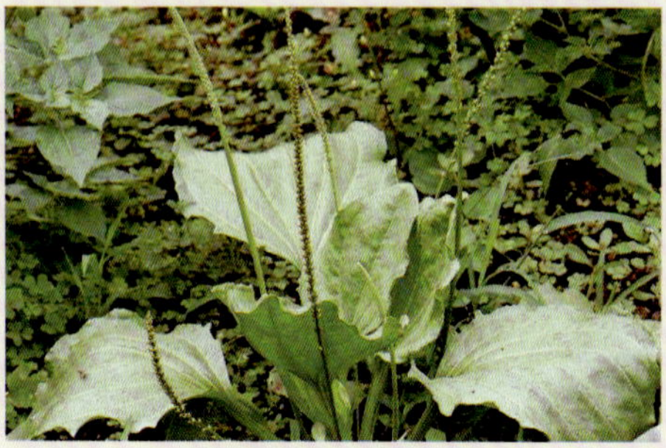

山苏子原植物

蕨　菜

【满语音名】fuktala。

【民间名称】猫爪、龙头菜、拳头菜、蕨儿菜、鹿蕨菜、猫爪子。

【主要分布】全国各地均有分布，主要产于长江流域及以北地区。

【生长环境】生长于海拔 200 ～ 830m 的山地阳坡及森林边缘阳光充足的地方。

【满族应用】蕨菜煮熟后直接食用，可以治疗痢疾、湿热腹泻、慢性肝炎、便秘、便血、肺结核咯血。

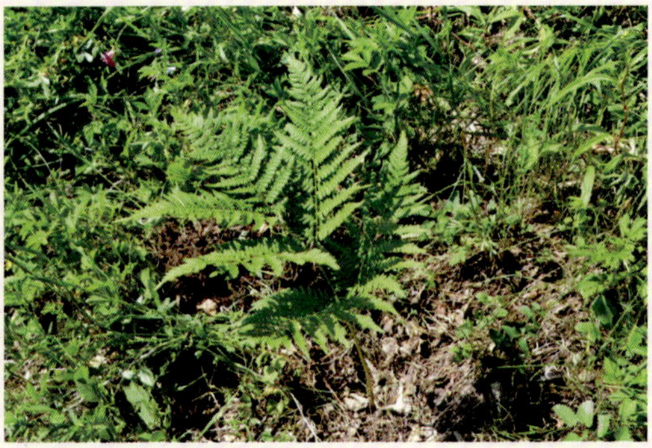

蕨菜原植物

野　葱

【满语音名】bigan elu。

【民间名称】山葱、沙葱、麦葱。

【主要分布】青海、甘肃、陕西、云南、西藏、四川、湖北等省、自治区。

【生长环境】生长于山坡或草地上。

【满族应用】野葱直接食用，或者捣烂，饮用野葱汁，治疗风寒感冒头痛、腹部冷痛、消化不良、鼻塞不通。

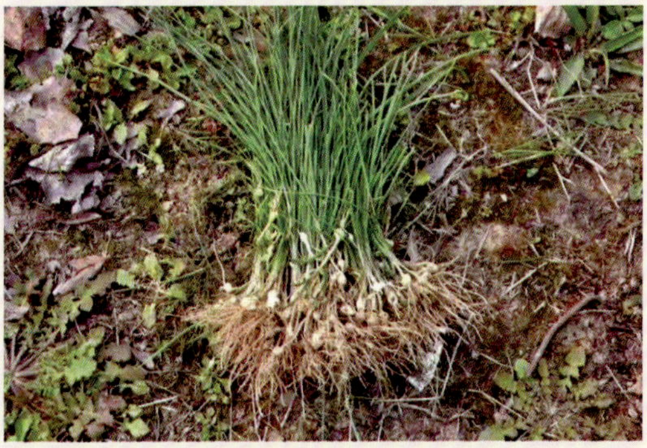

野葱植株

荠　菜

【满语音名】abuha。

【民间名称】麦角菜。

【主要分布】全国各地均有分布。

【生长环境】生长于田边、山坡及路旁。

【满族应用】

（1）荠菜水煎服，治疗慢性气管炎、宫颈糜烂、阴道炎。

（2）荠菜花水煎服，治疗头痛、头晕。

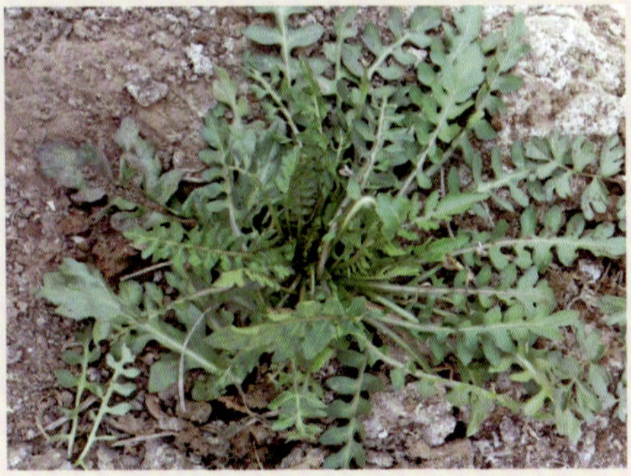

荠菜原植物

浮　萍

【满语音名】niyokso。

【民间名称】浮萍草、水浮萍、青萍、田萍、水萍草。

【主要分布】全国各地均有分布。

【生长环境】生长于池水、沼水田或其他静水水域。

【满族应用】

（1）鲜浮萍水煎服，或者加入鲜车前草、鲜黄花菜、鲜石韦，水煎服，治疗小便不利、尿频、尿急、水肿、腹痛。

（2）浮萍煮水，擦洗患处，治疗风疹、皮肤瘙痒。

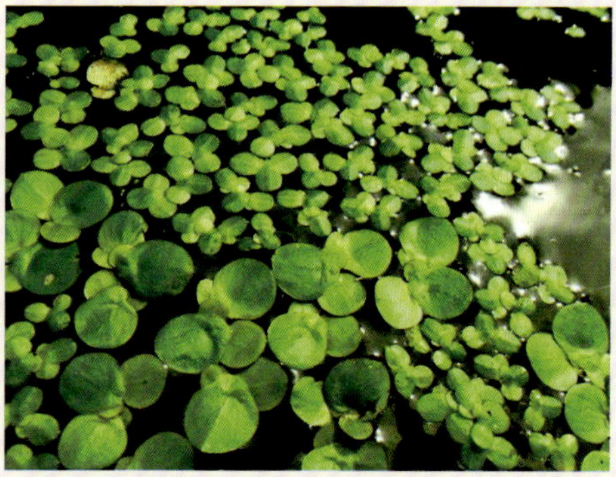

浮萍原植物

透骨草

【满语音名】fudasihvn bula orho。

【民间名称】珍珠透骨草、竹格叉、吉盖草、构皮草。

【主要分布】我国河北、山西、黑龙江、吉林、辽宁、陕西、甘肃南部、山东、江苏、安徽、浙江、湖北、湖南、江西、福建、河南、广西、四川、贵州、云南、西藏等地均有分布。朝鲜、韩国、日本、越南、印度等国，以及俄罗斯远东地区也有分布。

【生长环境】生长于海拔 380 ～ 2800m 的阴湿山谷或林下。

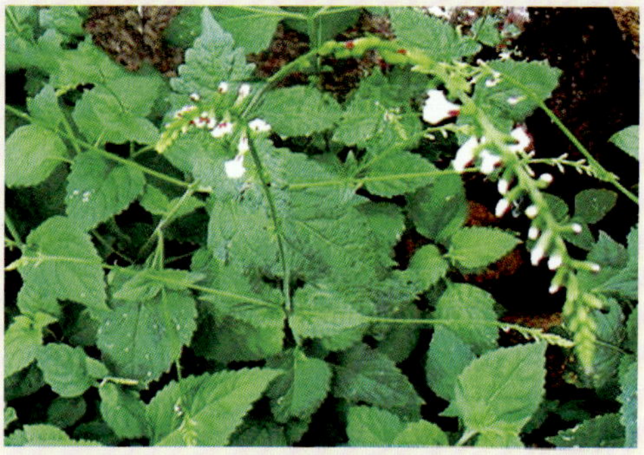

透骨草原植物

【满族应用】

（1）透骨草煮鸡蛋食用，治疗初起之乳肿结核。

（2）透骨草配荆芥、防风煎洗，治跌打损伤、筋骨疼痛。

（3）鲜透骨草捣烂，外敷患处，治疗疔疮肿毒。

萝　藦

【满语音名】 honin i uihe。

【民间名称】 羊婆奶、婆婆针落线包、芄兰、斫合子、白环藤、奶合藤、羊角、天浆壳、蔓藤草、土古藤、奶浆藤、浆罐头、牛角蔓。

【主要分布】 我国黑龙江、吉林、辽宁、河北、山东、江苏、江西、上海、甘肃、陕西、贵州、河南、湖北等省、市、自治区有分布。朝鲜、日本和俄罗斯等国也有分布。

【生长环境】 生长于林边山脚、河边、荒地、路旁灌木丛中。

【满族应用】

（1）萝藦根水煎服，或者萝藦果壳水煎服，治疗阳痿早泄、腰膝酸软。

（2）萝藦枝捣烂外敷患处，治疗鸡眼、皮肤疣。

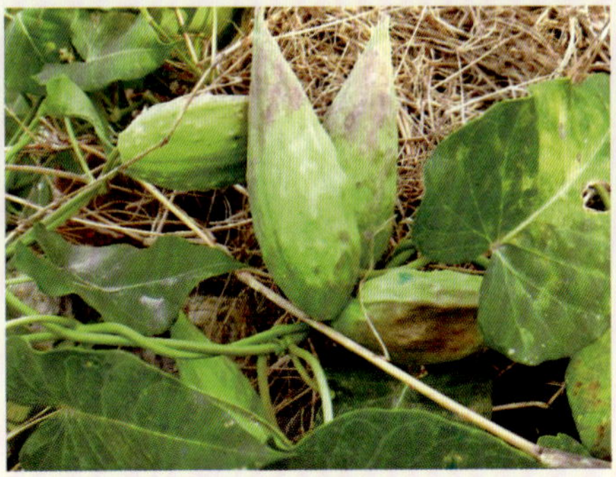

萝藦原植物

鹿衔草

【满语音名】 buhv i fatha。

【民间名称】 破血丹、纸背金牛草、鹿蹄草、小秦王草、大肺筋草、红肺筋草。

【主要分布】我国河北、河南、江苏、安徽、浙江、江西、福建、湖北、湖南、广东、陕西、甘肃、贵州、四川、青海、云南、西藏等省、自治区。

【生长环境】生长于山谷溪沟旁或林下阴湿处。

【满族应用】鹿衔草水煎服，治疗肺虚咳嗽、劳伤吐血，外伤出血、经血过多。

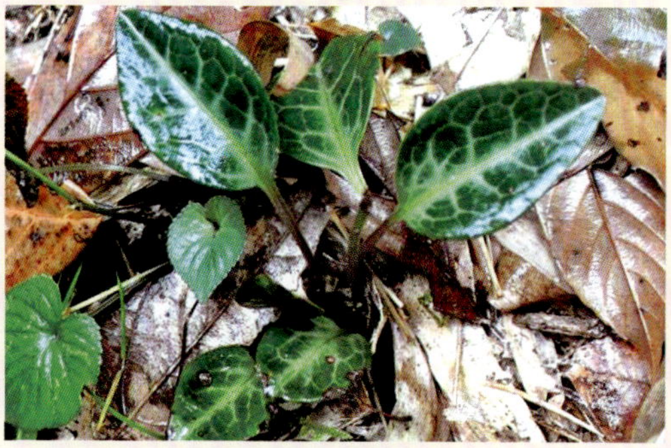

鹿衔草原植物

仙鹤草

【满语音名】bulehen orho。

【民间名称】毛脚茵、老鹤嘴、龙芽草等。

【主要分布】我国河北、山西、陕西、甘肃、河南、山东、江苏、安徽、浙江、江西、湖北、湖南、广东、广西、四川、云南、贵州、西藏等省、自治区有分布。印度北部、尼泊尔、锡金、缅甸、泰国北部、老挝北部和越南北部也有分布。

【生长环境】生长于海拔 100 ～ 3800m 的溪边、路旁、草地、灌丛、林缘及疏林下。

【满族应用】

（1）鲜仙鹤草水煎服，治疗各种出血证。

（2）鲜仙鹤草捣烂外敷患处，治疗疮疖痈肿。

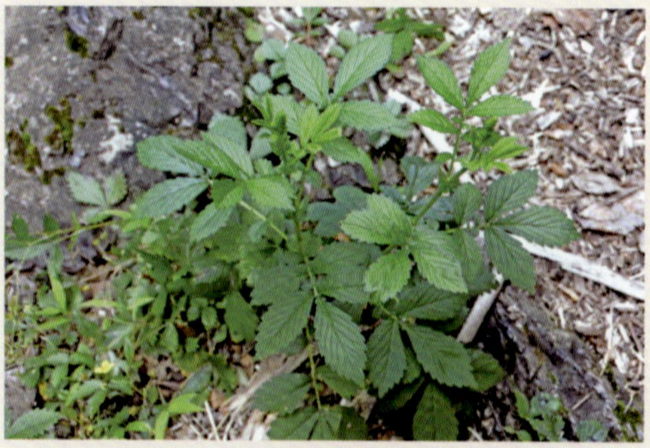

仙鹤草原植物

烟　叶

【满语音名】dambagu i abdaha。

【民间名称】旱烟、火烟。

【主要分布】全国各地均有栽培。

【生长环境】喜温，光照条件好的红黄土、红土、沙土和两合土。

【满族应用】烟叶捣烂或者用嘴嚼烂，外敷患处，治疗疔疮肿毒、红肿疼痛。

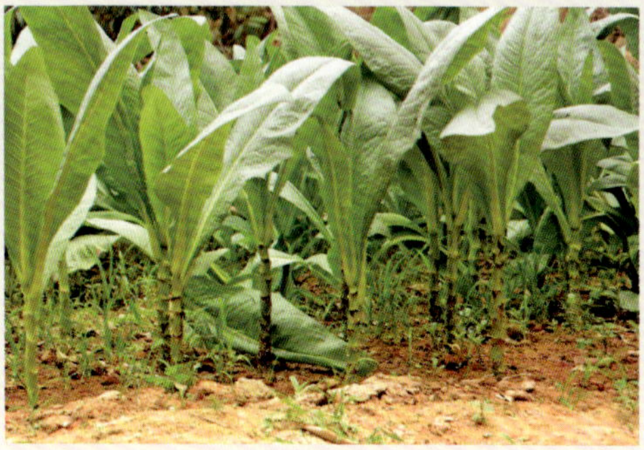

烟叶原植物

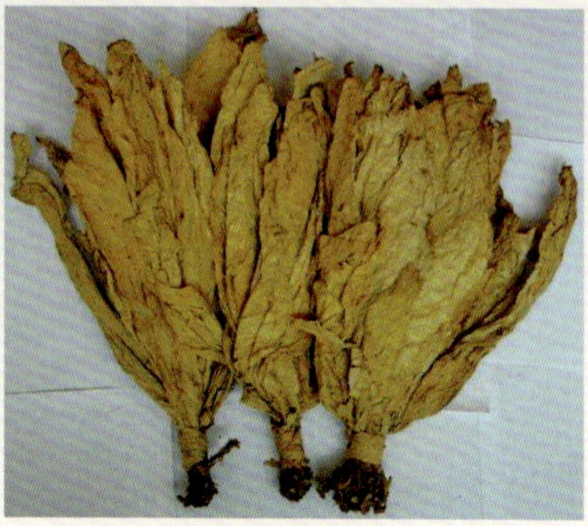

烟叶

茴　香

【满语音名】suseri。

【民间名称】香丝菜、怀香、谷香。

【主要分布】内蒙古、东北、西北、山西、河北、陕西等省、自治区。

【生长环境】喜温暖、湿润、阳光充足的环境，对土壤要求不高。

【满族应用】茴香炒熟，煮水口服，治疗妇女经血虚寒、经血不畅、经期腹痛、腰痛、胃寒腹痛、恶心呕吐。

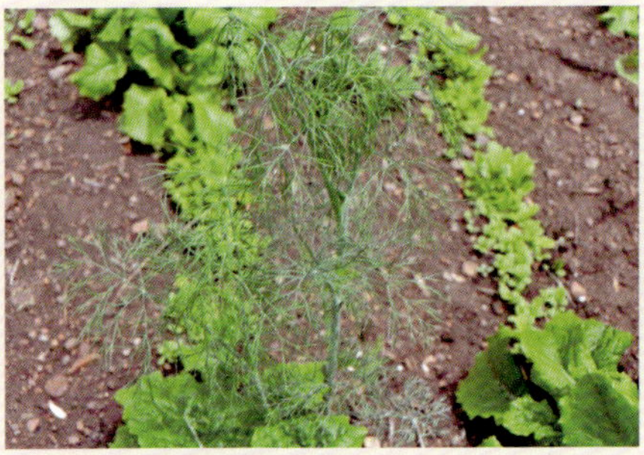

茴香原植物

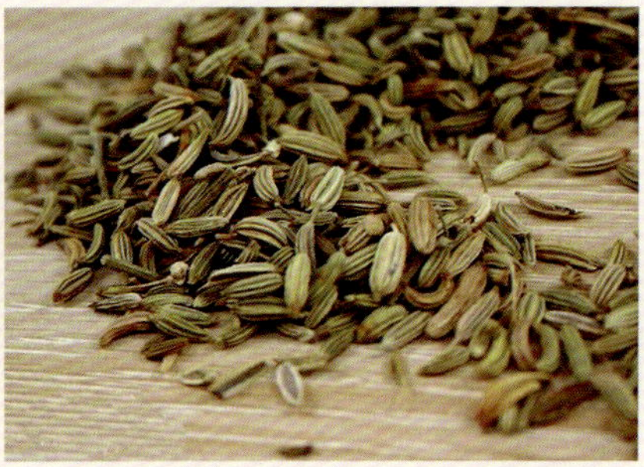

茴香

鸦　葱

【满语音名】narhvn bojiri。

【民间名称】老鹤咀子、谷罗葱、土参、黄花地丁、人头发、兔儿奶、笔管草、老观笔。

【主要分布】我国除西南地区外均有分布。

【生长环境】生长于山坡草地、山坡向阳地、河谷砾石地、河边湿地、盐碱地。

【满族应用】

（1）鸭葱捣烂外敷患处，治疗疔疮及妇女乳房肿胀。

（2）鸭葱新鲜汁液外涂患处，治瘊子。

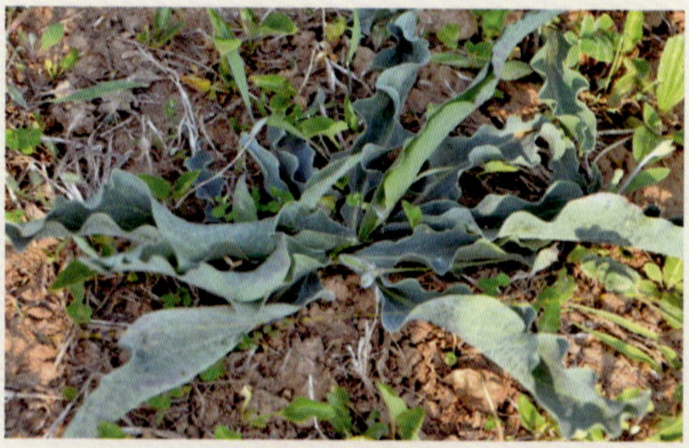

鸦葱原植物

石　竹

【满语音名】wequ。

【民间名称】洛阳花、中国沼竹、中国石竹、石竹子花、北石竹、钻叶石竹、兴安石竹、蒙古石竹、辽东石竹、丝叶石竹、高山石竹、长萼石竹、林生石竹、长苞石竹、三脉石竹。

【主要分布】原产我国北方，现南方和北方普遍生长。俄罗斯和朝鲜等国也有分布。

【生长环境】生长于草原和山坡草地。

【满族应用】

（1）石竹水煎服，治疗小便不通、月经不通、痔瘘、眼目肿痛。

（2）石竹代茶饮，具有轻身明目、健康长寿的作用。

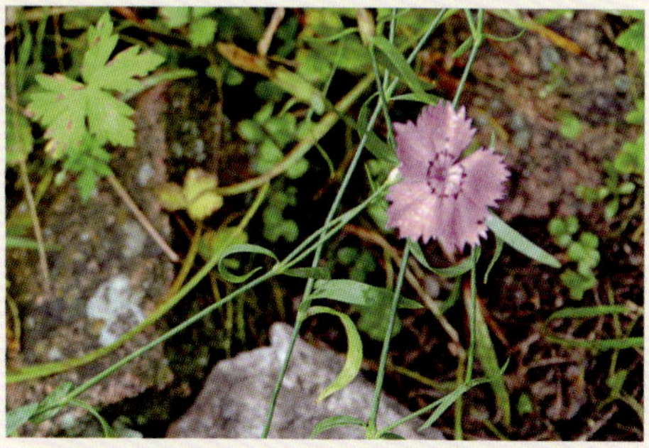

石竹原植物

金银花

【满语音名】lonisera ilha。

【民间名称】金银藤、银藤、忍冬、二色花藤、右转藤、子风藤、二宝藤、鸳鸯藤、二花。

【主要分布】我国各地均有分布。朝鲜和日本等国也有分布。

【生长环境】生长于山坡灌丛、疏林中、乱石堆、路旁及村边。

【满族应用】

（1）金银花泡水代茶饮，可祛暑明目，治疗咽喉炎和扁桃体炎。

（2）金银花藤熬水治疗儿童湿疹等皮肤瘙痒症状。

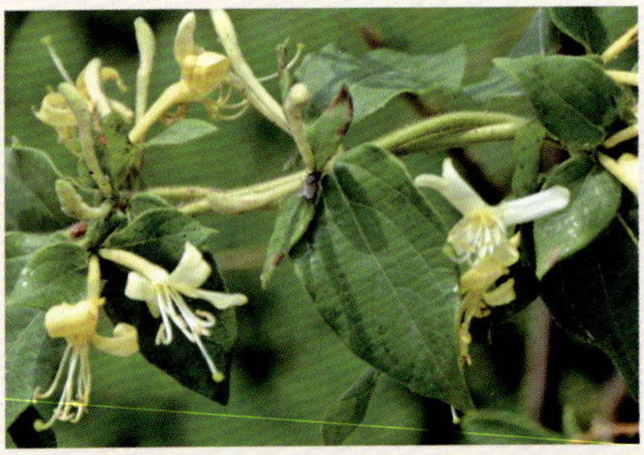

金银花

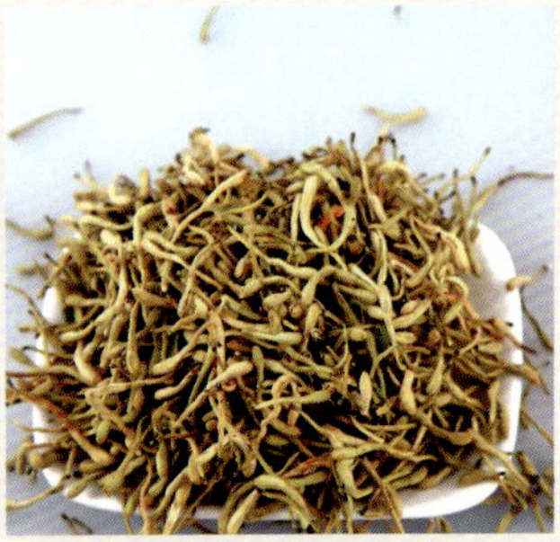

金银花药材

侧柏叶

【满语音名】mailasun abdaha。

【民间名称】香柏叶、扁柏叶、扁桧叶、香树叶、香柯树叶。

【主要分布】除青海、新疆外，全国均有分布。

【生长环境】侧柏栽培、野生均有。耐寒、耐旱、抗盐碱，喜湿润肥沃、排水良好的钙质土壤，在平地或悬崖峭壁上都能生长。

【满族应用】

（1）侧柏叶炒炭可止血，用治血热妄行之吐血衄血、咯血、便血、崩漏下血。

（2）侧柏叶水煎服，治疗肺热咳嗽、血热脱发、须发早白。

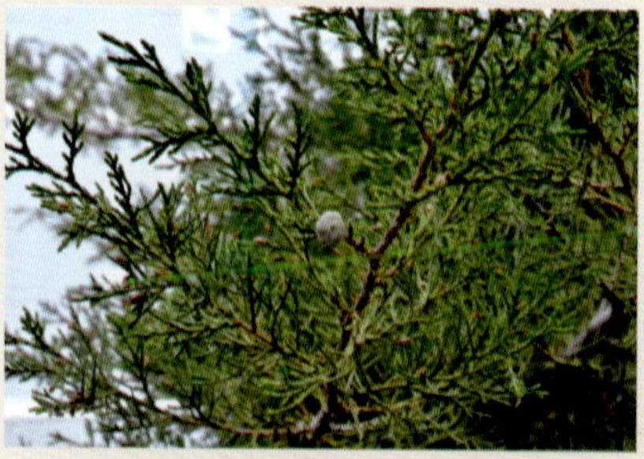

侧柏叶

翻白草

【满语音名】jamuringga orho。

【民间名称】天藕、翻白萎陵菜、鸡腿根、鸡拔腿、叶下白、鸡爪参。

【主要分布】我国黑龙江、辽宁、内蒙古、山东、河南、河北、山西、陕西、江苏、江西、湖北、湖南、四川、安徽、浙江、福建、台湾、广东等省、自治区有分布。朝鲜和日本等国也有分布。

【生长环境】生长于海拔 100 ～ 1850m 的沟边、山坡草地、荒地、山谷、草甸及疏林下。

【满族应用】

（1）新翻白草叶，揉碎敷伤处，治创伤出血。

（2）翻白草根，与猪肺同煮，治疗咳嗽。

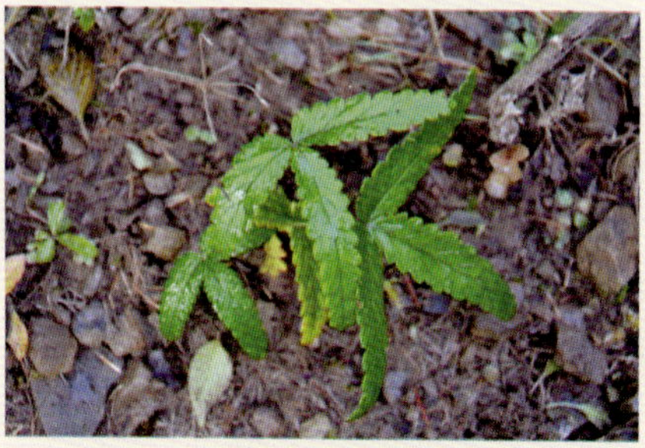

翻白草原植物

老鹳草

【满语音名】wenjun orho。

【民间名称】贯筋、老贯筋、老鹳嘴、老鸦嘴、老牛筋。

【主要分布】全国除青海、西藏省区外均有分布。俄罗斯远东地区，以及日本、朝鲜等国也有分布。

【生长环境】生长于山坡、草地、田埂、田野、树林下、河岸、路边及村庄住宅附近。

【满族应用】

（1）老鹳草水煎服，治疗手足麻木，风湿疼痛。

（2）老鹳草捣烂，外敷，治疗跌打损伤，止刀伤出血。

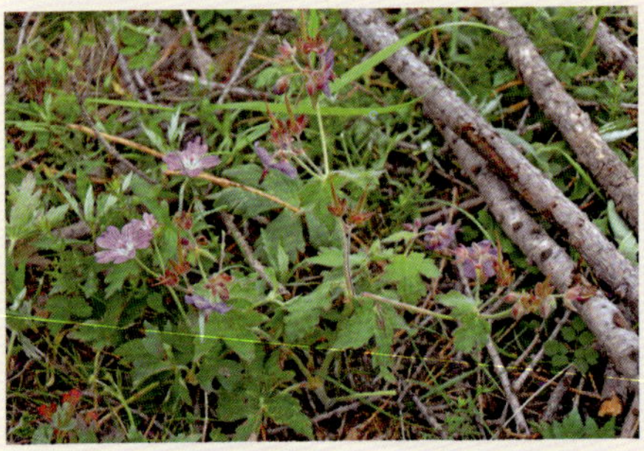

老鹤草植株原植物

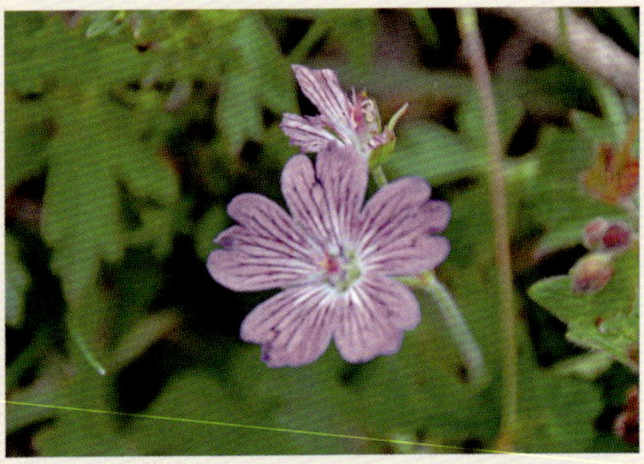

老鹤草花

鸭跖草

【满语音名】niyehe bethe。

【民间名称】翠蝴蝶、碧竹子、淡竹叶等。

【主要分布】我国云南、四川、甘肃以东等地有分布。日本、越南、朝鲜等国，俄罗斯远东地区以及北美也有分布。

【生长环境】常生长于湿地。

【满族应用】

（1）鲜鸭跖草二至三两，水煎服，连服数日，治水肿、腹水、小便不利。

（2）鲜鸭跖草二至三两（干者一两），重症可用五至七两，水煎服或捣汁服，治小儿丹毒、热痢以及急性热病发热。

（3）鲜鸭跖草捣烂，加烧酒少许，敷患处，每日一换，治关节肿痛、痈疽肿毒、疮疖脓疡。

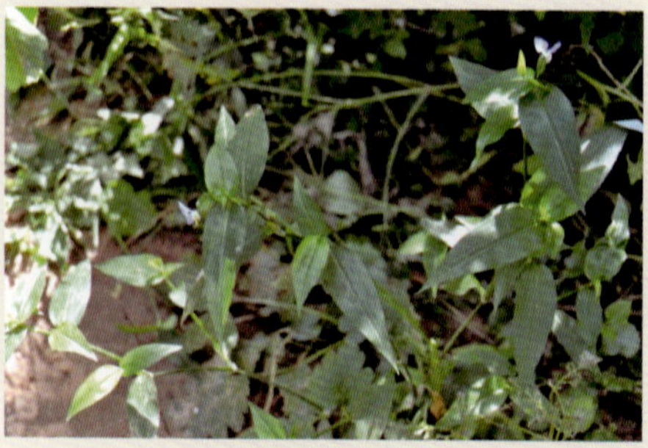

鸭跖草原植物

洋金花

【满语音名】 mandal ilha。

【民间名称】 闹洋花、风茄花、曼陀罗花、白花曼陀罗、风茄花。

【主要分布】 台湾、福建、广东、广西、云南、贵州、辽宁、河北、河南等省、自治区。

【生长环境】 生长于荒地、旱地、住宅旁、向阳山坡、林缘、草地。

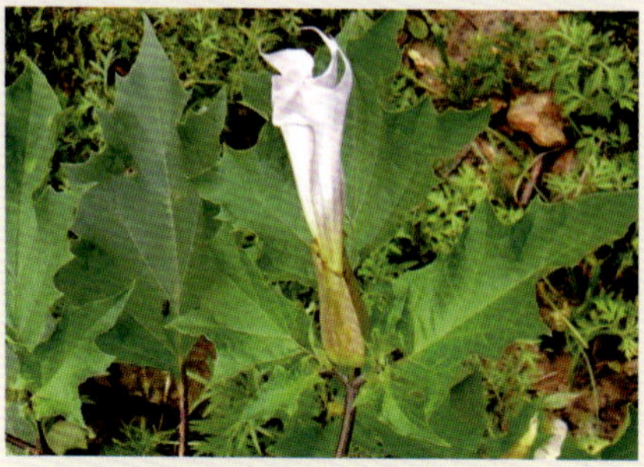

洋金花原植物

【满族应用】

（1）洋金花水煎服，用于治疗哮喘咳嗽、脘腹冷痛、风湿痹痛、癫痫、惊风。

（2）洋金花，晒干研末，少许贴之，治面上生疮。

（3）洋金花 0.1g，金银花、远志、甘草各 0.5g，共研细末，蜜制为丸，治疗慢性支气管炎。

桑　叶

【满语音名】 nimalan abdaha。

【民间名称】 家桑叶、荆桑叶、黄桑叶、桑枣树叶。

【主要分布】 全国各地均有栽培。蒙古、朝鲜、日本、越南、印度、俄罗斯等国，以及中亚、欧洲等地也有栽培。

【生长环境】 耐旱，耐瘠薄，喜温暖湿润气候，稍耐阴，不耐涝，对土壤的适应性强。

【满族应用】

（1）桑叶水煎服，用于治疗肺热燥咳，头晕头痛，风热感冒，目赤昏花的病症。

（2）桑叶制茶饮用，常饮此茶有利于养生保健，延年益寿。

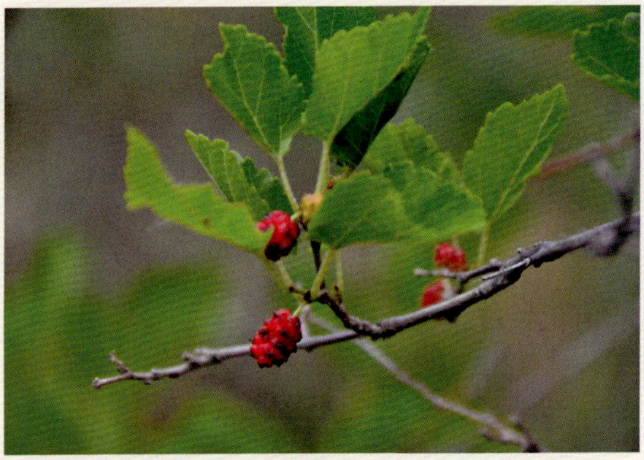

桑叶

鹿　茸

【满语音名】 buhu i funru。

【民间名称】 花鹿茸、马鹿茸、砍茸、锯茸、鞍子、二杠、挂角、三岔、花砍茸等。

【满族应用】

（1）鹿茸与人参、淫羊藿泡酒饮用，治疗脾肾阳虚引起的阳痿、腰膝酸软、畏寒、小便频数。

（2）鹿茸、当归、乌梅，制成丸服用，治疗精血亏虚引起的腰背酸软、耳聋、耳鸣、视物昏花。

（3）鹿茸配伍续断、乌贼骨、龙骨、狗脊等，水煎服，治疗妇女虚寒、崩漏带下、白带过多。

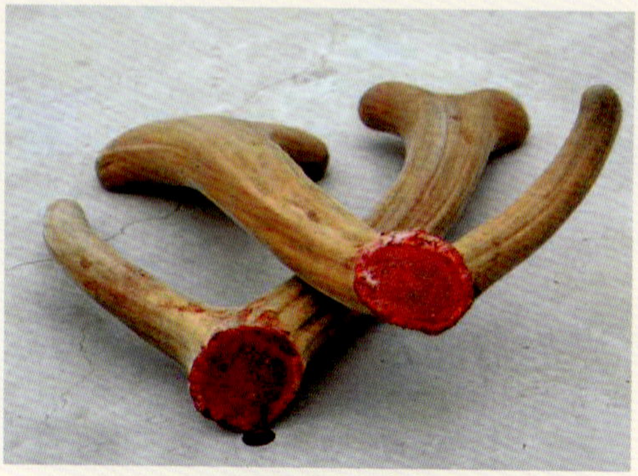

鹿茸

鹿　角

【满语音名】 buhu i weihe。

【民间名称】 梅花鹿角、马鹿角、鹿角脱盘。

【满族应用】 鹿角研末水煎服，或者制成鹿角霜冲服，治疗乳房肿痛、腰膝酸软无力、筋骨麻木。

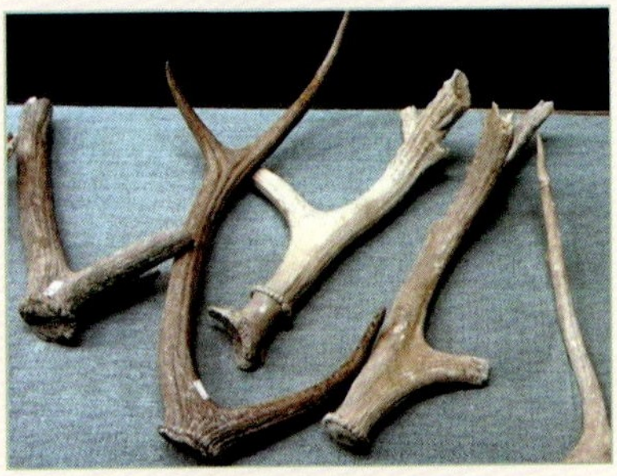

鹿角

鹿　血

【满语音名】buhu i senggi。

【民间名称】梅花鹿血、马鹿血。

【满族应用】

（1）直接饮用鹿血酒，用于治疗精血亏虚引起的体虚乏力、心悸失眠、头昏耳鸣。

（2）将鹿血蒸糕食用，用于治疗肺痿咯血、崩漏、妇女血虚证。

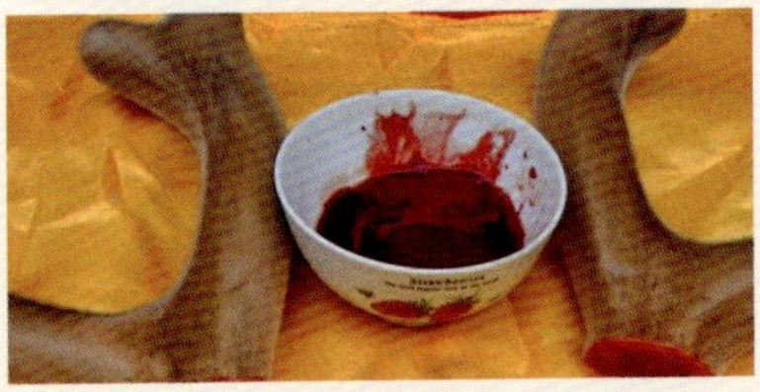

鹿血

鹿　胎

【满语音名】buhu i tebku。

【满族应用】

（1）将鹿胎焙干后研细末，黄酒冲服，用于治疗妇女精血不足、产后虚寒。

（2）鹿胎加红糖煮熟食用，或者焙干后研细末，用红糖水冲服，治疗妇女产后腹痛、体虚倦怠。

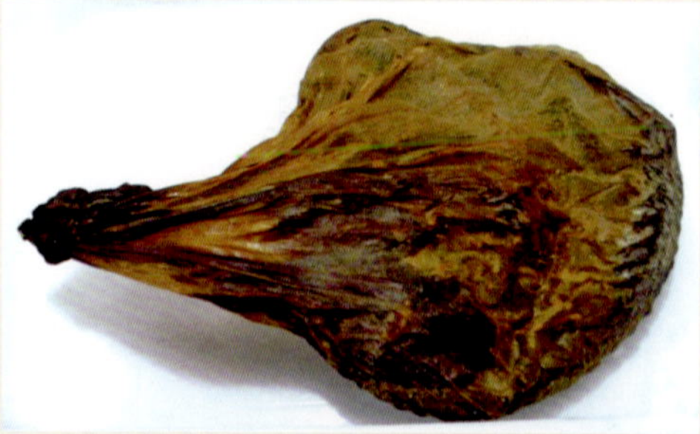

鹿胎

全 蝎

【满语音名】 iseleku。

【民间名称】 全虫、蝎子。

【主要分布】 我国河北、辽宁、河南、山东、湖北、浙江、安徽、云南、陕西、山西等省。

【生长环境】 蝎子喜群居，好静不好动，喜潮怕湿，喜暗，惧怕强光刺激，比较耐寒和耐热。

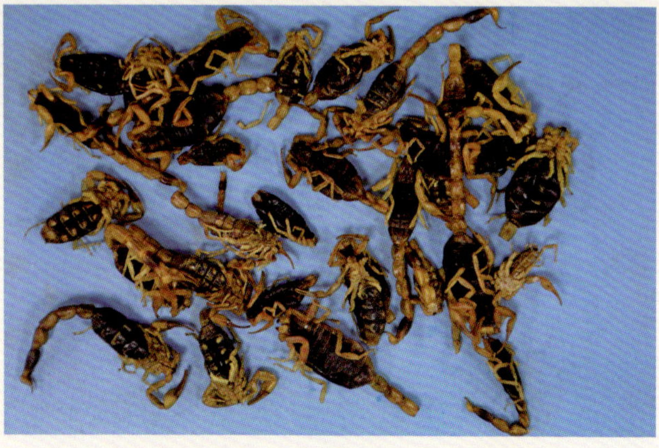

全蝎

【满族应用】

（1）全蝎焙干研细末，用温开水或黄酒冲服，或者油炸口服，治疗面瘫、面神经麻痹等症。

（2）鲜薄荷叶裹全蝎，文火炙焦，研细末口服，治疗小儿惊风。

刺猬皮

【满语音名】sengge i sukv。

【民间名称】猬皮、刺鼠皮、猬鼠皮、刺球子皮、仙人衣、毛刺。

【满族应用】刺猬皮焙干研末，涂抹患处，治疗外痔出血、脱肛。

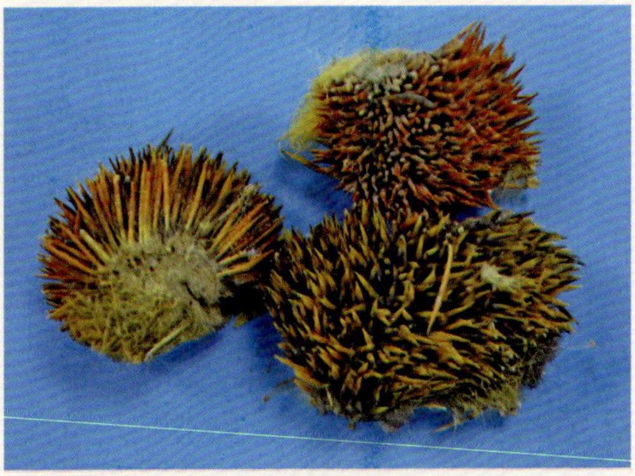

刺猬皮

蚯　蚓

【满语音名】beten。

【民间名称】地龙、曲鳝。

【主要分布】除海洋、沙漠和终年冰雪区极为少见，其他生态系统均有分布。

【生长环境】喜居在疏松而潮湿、富于有机物的泥土中，特别是肥沃的菜园、耕地、庭园、沟、河、塘、渠道旁以及食堂附近的垃圾堆、下水道边、水缸下等处。

【满族应用】

（1）用蚯蚓晒干研为细末，温开水冲服，每日 3 次，治疗支气管哮喘。

（2）活蚯蚓数条洗净，捣烂后加水过滤，滤液煮水口服，治疗小便不利、尿不通。

（3）活蚯蚓加胡黄连水煎服，治疗腿抽筋。

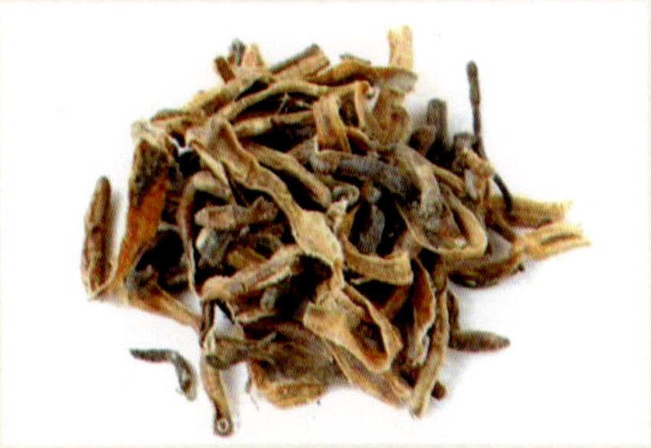

蚯蚓药材

蛇　胆

【满语音名】 meihe i silhi。

【民间名称】 竹节蛇胆、寸白蛇胆、白花蛇胆。

【满族应用】 蛇胆少量温水冲服，治疗皮肤热毒、肝热目赤、口眼生疮、胃热疼痛、肺热咳嗽咳喘、支气管炎、百日咳、小儿肺炎、痰热惊厥、急性风湿性关节炎。

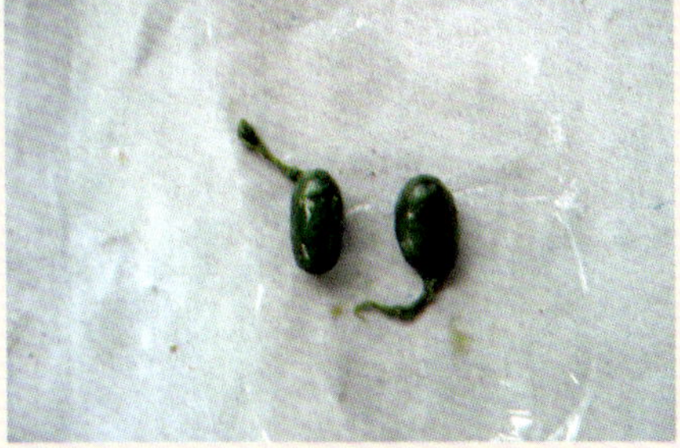

蛇胆

蛇　蜕

【满语音名】 meihe i sukv。

【民间名称】 蛇皮、长虫皮。

【满族应用】

（1）将蛇蜕烧研为末，冲服，治疗喉痹肿痛。

（2）用蛇蜕制成炭灰，猪油调和，外擦患处，治疗恶疮、中耳炎；用蛇蜕制成炭灰，用醋调和，治疗白癜风。

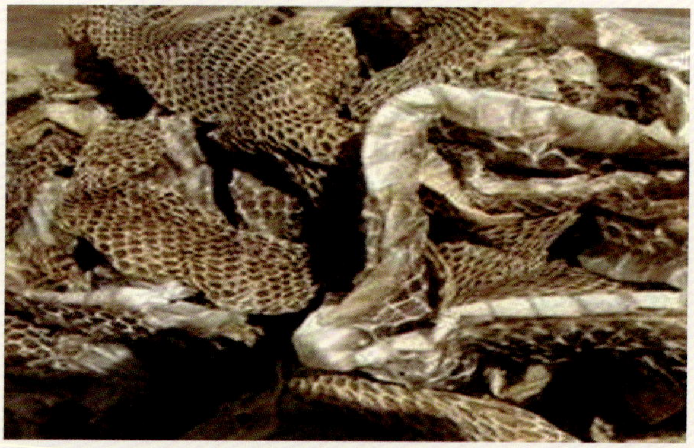

蛇蜕

蚂　蝗

【满语音名】 midaha。

【民间名称】 水蛭。

【主要分布】 我国浙江、安徽、湖南、湖北、山东、四川、陕西、河北、辽宁、吉林、黑龙江等省。

【生长环境】 常栖息于稻田、池塘、湖泊、浅水污秽坑塘处。

【满族应用】 蚂蟥焙干，研细末，用黄酒冲服，治疗静脉炎、动脉炎、跌打损伤、红肿热痛。

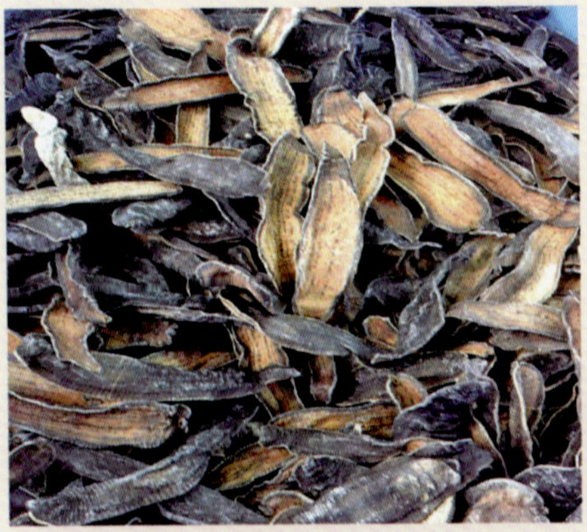

蚂蟥药材

龟　板

【满语音名】 aihvma i sukv。

【民间名称】 乌龟壳、下甲、乌龟板。

【满族应用】

（1）龟板火焙后，研末服用，用于补肾壮阳。

（2）龟板、鹿角熬膏口服，治疗妇女产后身体虚弱。

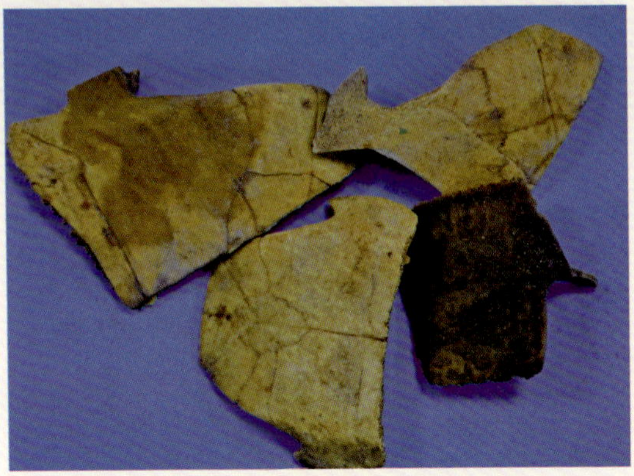

龟板

鳖　甲

【满语音名】 eihvme i sukv。

【民间名称】 上甲、团鱼壳。

【满族应用】 鳖甲研末冲服或者水煎服，治疗慢性肝炎，以及肺结核之发热、盗汗、咳嗽气喘、咯血。

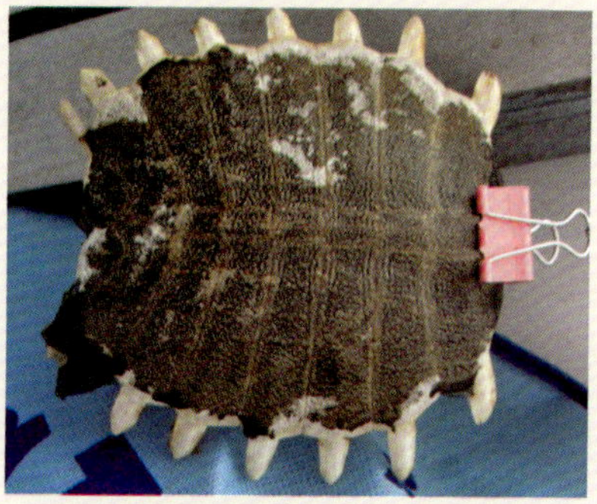

鳖甲

獾子油

【满语音名】 ahadan i nimenggi。

【民间名称】 狗獾油。

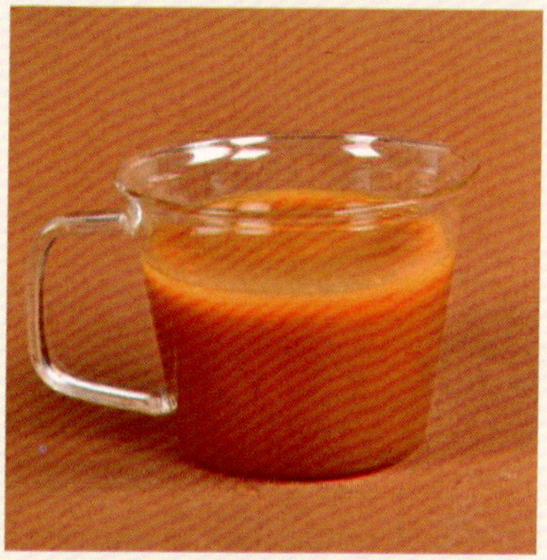

獾子油

【满族应用】

（1）獾子油外涂烧烫伤部位，治疗肢体烧烫伤。

（2）獾子油调和鸡蛋，或者獾子油煎鸡蛋，每日食用，治疗子宫脱垂、胃溃疡。

壁　虎

【满语音名】yekserhen。

【民间名称】守宫、爬壁虎、爬墙虎、四脚蛇、巴壁虎、蝎虎、天龙、檐蛇、檐龙。

【主要分布】主要产于我国西南及长江流域以南诸地区。日本和朝鲜等国也有分布。

【生长环境】壁虎是昼伏夜出的动物，捕食蚊、蝇、飞蛾和蜘蛛等。

【满族应用】

（1）将壁虎放入生鸡蛋内，爆熟食用，治疗小儿疳证。

（2）将壁虎用瓦片焙干，研细末，温水冲服，治疗惊痫，以及中风瘫痪、关节疼痛。

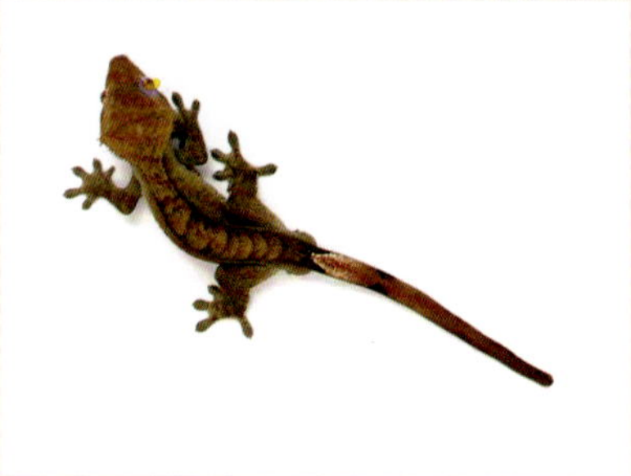

壁虎

斑　蝥

【满语音名】harhv。

【民间名称】花斑蝥、花壳。

【主要分布】全国大部分地区均有分布。

【生长环境】多生长在丘陵、河床沙地、山坡、荒漠等地。

【满族应用】

（1）斑蝥7只，配少许麻黄、朱砂、雄黄研细末调匀，贴于第2颈椎入治疗疟疾。

（2）斑蝥焙干，研细末，用蜂蜜调和，外涂患处，治疗瘰疬、顽癣、痈疽恶疮。

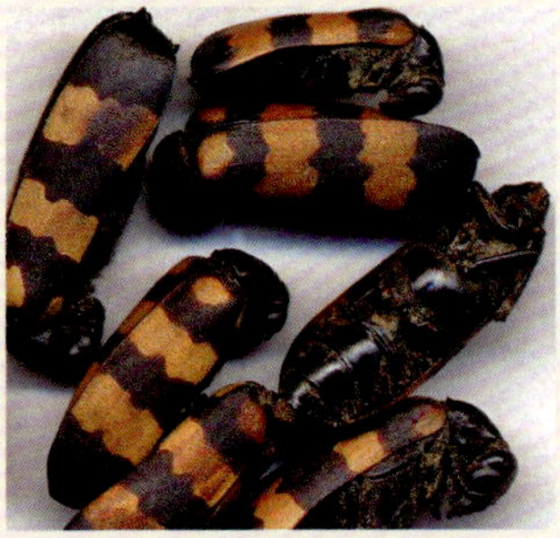

斑蝥

泥　鳅

【满语音名】uyaxan。

【民间名称】鳅鱼、泥里钻、鱼鳅、拧沟、土鳅。

【主要分布】除青藏高原外，全国大部分地区均有分布。

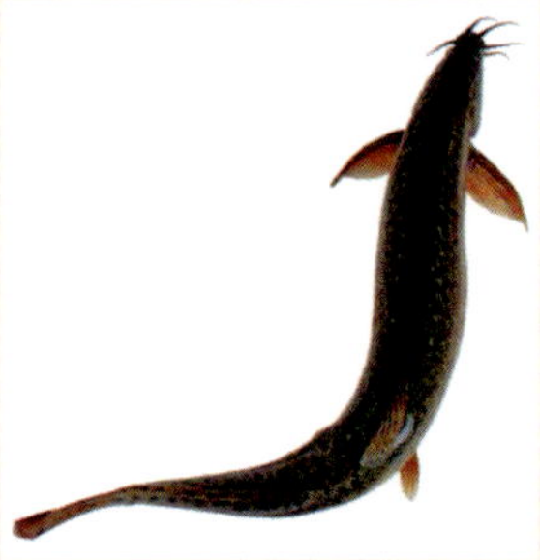

泥鳅

【生长环境】栖息于静水的底层，常出没于湖泊、池塘、沟渠和水田底部富有植物碎屑的淤泥表层。

【满族应用】

（1）满族民间将泥鳅用于辅助治疗慢性肝病、糖尿病。

（2）泥鳅晒干，研细末，用香油调和，外涂患处，治疗臁疮。

鲫　鱼

【满语音名】onggoxon。

【民间名称】鲫瓜子、月鲫仔、土鲫、细头、鲋鱼、鲫皮子、寒鲋、喜头、鲫壳、河鲫、肚米鱼。

【主要分布】全国各地均有分布。

【生长环境】栖息于江河、湖泊、池塘等淡水区域。

【满族应用】鲫鱼加清水慢火煮半小时，食用鲫鱼汤，每次一碗，治疗病后或者产后体虚、产妇乳汁不通或不足。

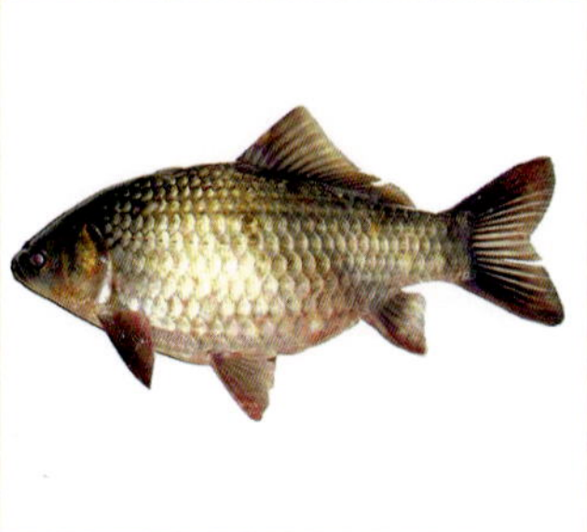

鲫鱼

鲇　鱼

【满语音名】duwara。

【民间名称】黏鱼、塘虱鱼、胡子鲢、生仔鱼。

【主要分布】全国大部分地区有分布。

【生长环境】生活在湖泊、水库、江河的中下层，多栖息在水流缓慢、水草丛生的底层。

【满族应用】鲇鱼熬汤食用，治疗产后机体虚弱、血气亏虚、乳汁不足。

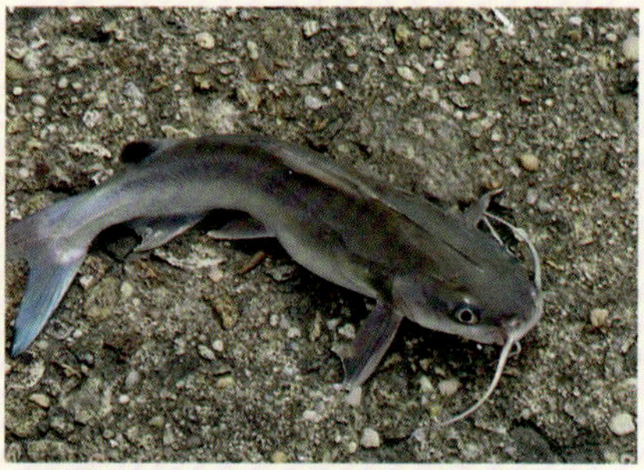

鲶鱼

蜂　蜜

【满语音名】hibsu。

【民间名称】白蜜、食蜜、百花精等。

【主要分布】全国各地均有产出。

【满族应用】

（1）蜂蜜冲水口服，治疗食积、便秘，还能改善睡眠、解药毒、解酒。

（2）蜂蜜外涂患处，治疗烫伤、蚊虫叮咬。

（3）蜂蜜微炒，然后加水少许，水开后打入鸡蛋，治疗慢性支气管炎。

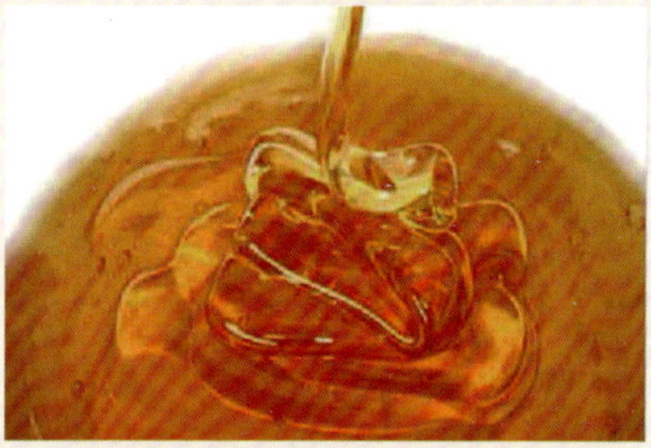

蜂蜜

灵 芝

【满语音名】 sabingga senqe。

【民间名称】 林中灵、琼珍、赤芝、红芝、丹芝、芝草、仙草、瑞草、木灵芝、万年蕈、菌灵芝、灵芝草。

【主要分布】 我国浙江、黑龙江、吉林、河北、山东、安徽、江苏、江西、湖南、贵州、福建、广东、广西等省、自治区。

【生长环境】 生长于阔叶树或松科松属的树桩上。

【满族应用】

（1）灵芝、人参、鹿茸泡酒饮用，可强身健体，治疗久病体虚。

（2）灵芝焙干研粉，开水冲服，辅助治疗癌症、慢性病毒性肝炎、白细胞减少症等。

（3）灵芝切片，水煎服，治疗冠心病、神经衰弱、心悸不眠。

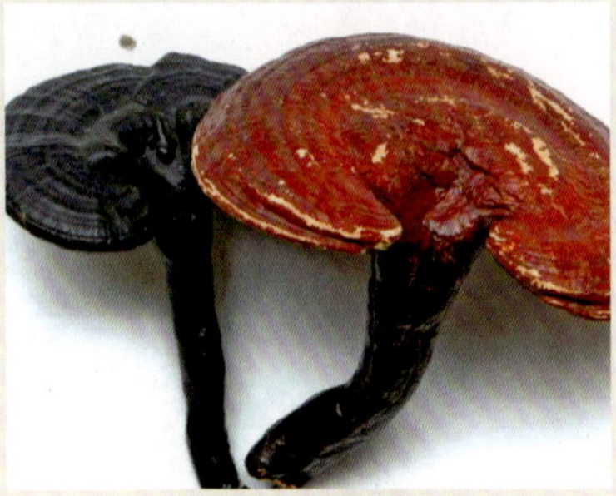

灵芝

猪 苓

【满语音名】 ulgiyangga senqe。

【民间名称】 猪灵芝、豕苓、粉猪苓、地乌桃。

【主要分布】 北京、河北、山西、内蒙古、吉林、黑龙江、湖南、甘肃、四川、贵州、陕西、青海、宁夏等地。

【生长环境】 生长于海拔 1000 ～ 2000m、坡度 20°～ 50°的向阳山地、林下富含腐殖质的土壤中。

【满族应用】猪苓利尿，可用治腹胀、浮肿。

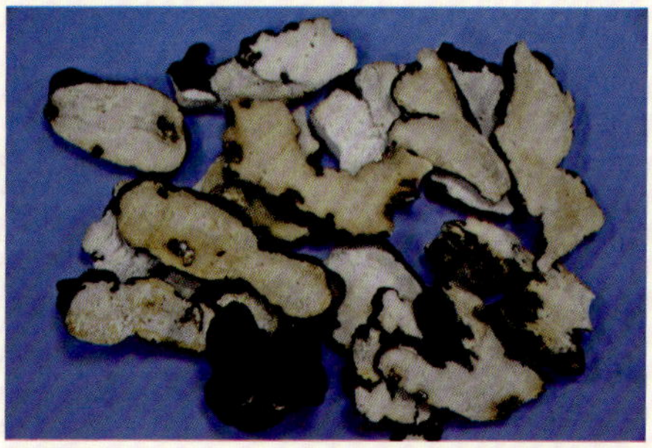

猪苓

马　勃

【满语音名】morin i fathangga senqe。

【民间名称】马粪包、马屁泡、牛屎菇、马蹄包、马屁勃。

【主要分布】山西、辽宁、河北、湖北、甘肃、内蒙古、广东、广西等省、自治区。

【生长环境】生长于园中久腐处、湿地腐木上。

【满族应用】

（1）用马勃的干燥粉外涂患处，治疗外伤出血、臁疮不敛、冻疮。

（2）马勃配山豆根、玄参等，水煎服，治疗咽喉肿痛、喑哑、咳嗽。

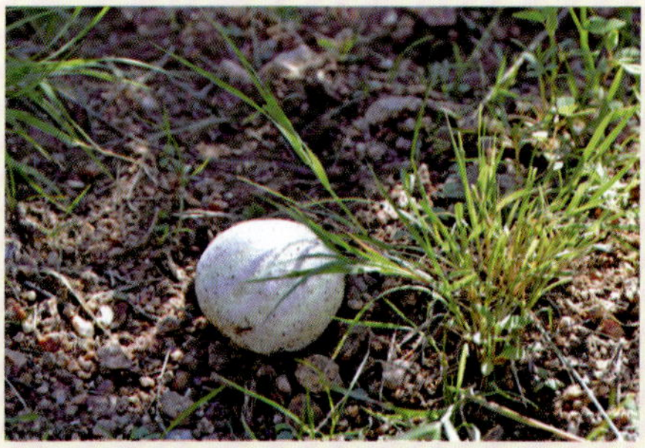

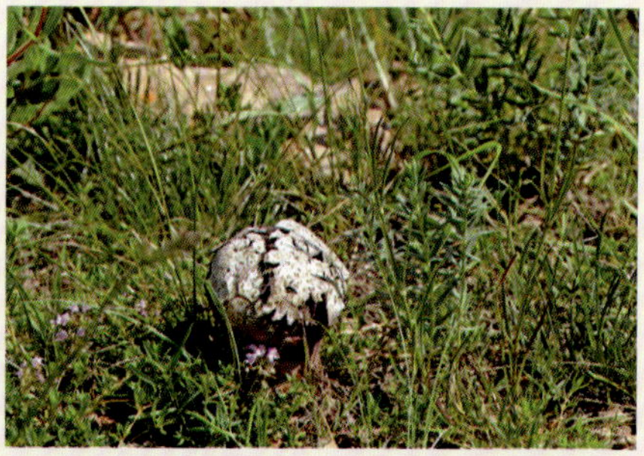

马勃

云　芝

【满语音名】tugingge senqe。

【民间名称】杂色云芝、彩绒革盖菌、单色云芝、瓦菌、彩云革盖菌、珠鸡斑云芝、黄云芝、灰芝、千层蘑、彩纹云芝。

【主要分布】黑龙江、吉林、辽宁、河北、河南等省和南方林区。

【生长环境】寄生于海拔 3000m 以上的阔叶树和朽木上。

【满族应用】云芝煮水饮用，可用于治疗风湿性关节炎、慢性气管炎、慢性肝炎和急性肝炎。

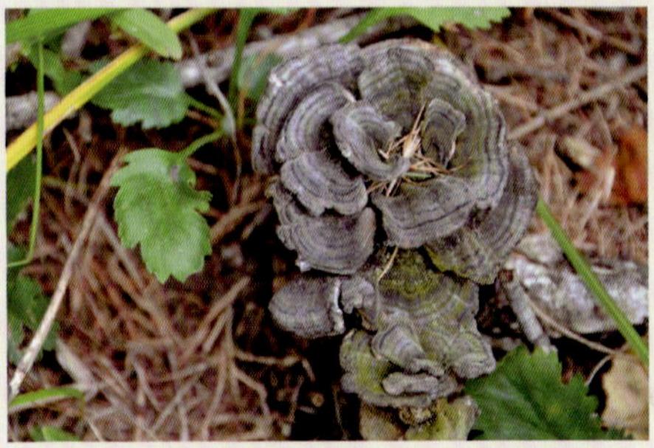

云芝

黑木耳

【满语音名】sahaliyan sanqa。

【民间名称】本菌、树鸡、黑菜、桑耳、木蛾、木茸。

【主要分布】黑龙江、吉林、辽宁、内蒙古、湖北、浙江、陕西、云南、四川、贵州、广西等省、自治区。

【生长环境】寄生于阴湿、腐朽的树干上，生长于栎树、杨树、榕树、槐树等 120 多种阔叶树的腐木上，单生或群生。

【满族应用】

（1）黑木耳、黑扁豆各等分，洗净晒干，共研细末，白水送服，治疗糖尿病。

（2）鲜黑木耳或者干品泡后直接口服，可以清肺补肺，辅助治疗慢性咳嗽气喘、矽肺。

（3）黑木耳，水煮食用，具有凉血止血的功能，治疗痔疮、妇女经血过多。

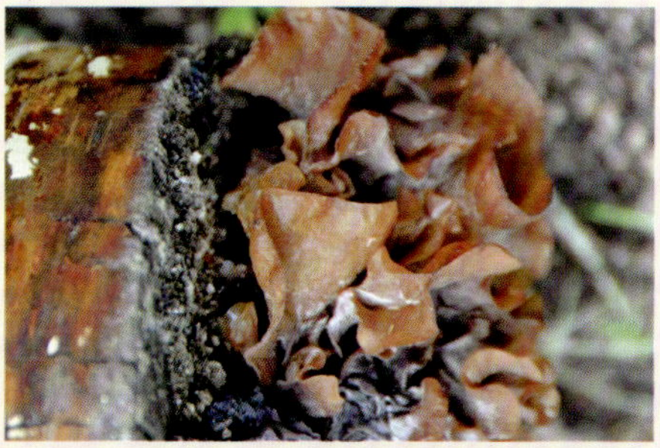

黑木耳植株

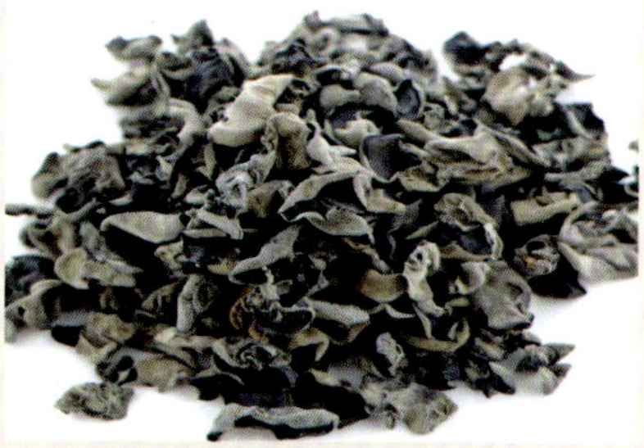

黑木耳干品

茯 苓

【满语音名】sumpa。

【民间名称】茯菟、伏菟、松腴、绛晨伏胎、松薯、松木薯、云苓、茯兔、松苓。

【主要分布】河北、山东、河南、安徽、浙江、福建、广东、广西、湖南、湖北、四川、贵州、云南、山西等省、自治区。

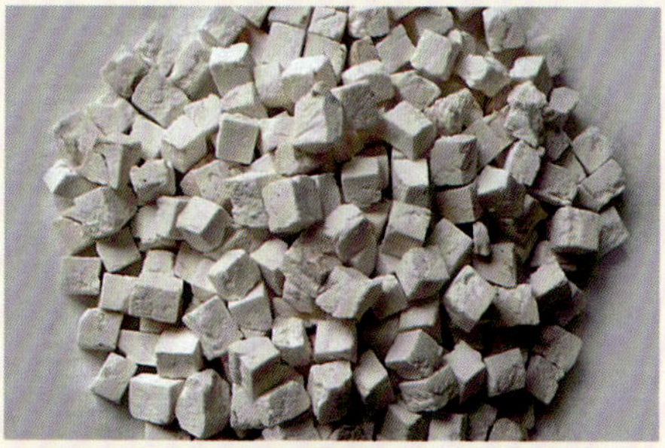

茯苓药材

【生长环境】生长于松树根上。

【满族应用】满族民间常将茯苓当作食物食用，常用的食用方法有煲汤、泡茶、熬粥、泡酒，还可用茯苓制作茯苓饼、茯苓膏、茯苓酥等，既可养心安神、健脾益气，又能利尿。可用于治疗心神不安、心悸、抑郁、失眠、多梦、脾虚水肿等病症。

五灵脂

【满语音名】hodan。

【民间名称】药本、寒号虫粪。

【满族应用】

（1）五灵脂炒炭有祛瘀止血之效，可治血滞瘀痛、胸胁胀满、产后腹痛、瘀血所致的崩漏。

（2）五灵脂，研细末，外敷患处，治疗虫蛇咬伤。

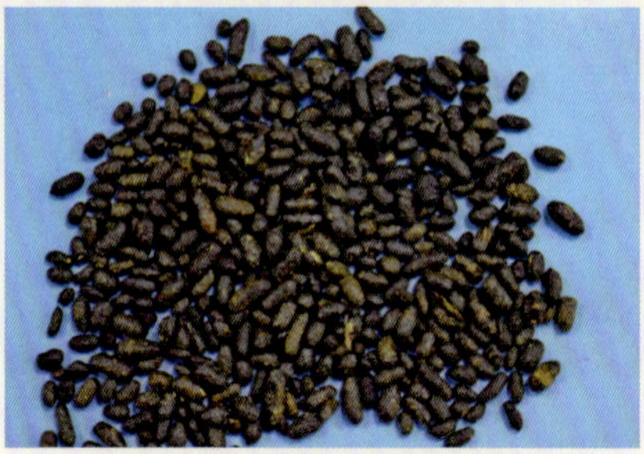

五灵脂

松　香

【满语音名】jakdan xugi。

【民间名称】松膏、松肪、松胶、焦油松香、生松香。

【主要分布】广东、广西、福建、湖南、江西、浙江、安徽等省、自治区。

【生长环境】松科植物马尾松、油松或同属数种植物的树脂除去挥发油后，所留存的固体树脂。

【满族应用】松香研末外用，治疗痈疮肿毒、疥癣、瘙痒、风湿痹痛。

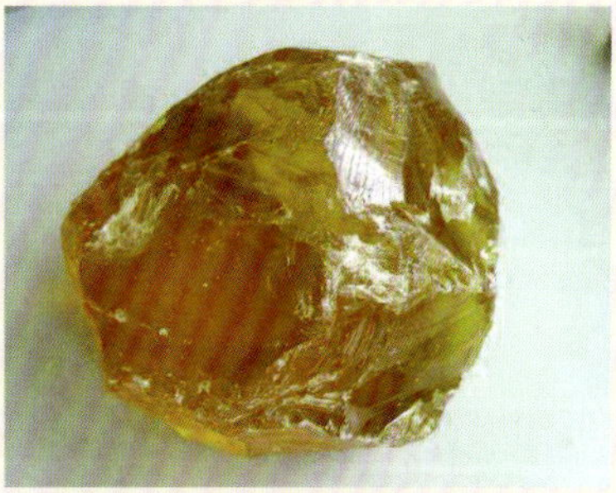

松香

附　非热河地区出产的满族常用药

天　麻

【满语音名】meihe geleku。

【民间名称】定风草根、独摇芝、离母、赤箭、木浦、明天麻、合离草、神草等。

【主要分布】我国河北、山西、吉林、辽宁、陕西、云南、贵州、甘肃、西藏等省、自治区有分布。不丹、尼泊尔、印度、日本、朝鲜半岛至西伯利亚等国家和地区也有分布。

【生长环境】生长于海拔 400 ～ 3200m 的林中空地、林缘、疏林下、灌丛边缘。

【满族应用】

（1）天麻、半夏、细辛各二两，放入两个口袋中，蒸热后轮换敷患处，直至出汗，坚持数日，可治疗腰脚疼痛。

（2）天麻煮水或泡酒服用，治疗中风、眩晕、肢体麻木、风热头痛。

（3）天麻煮水饮用，可用于癫痫、惊悸、小儿惊风等病症。

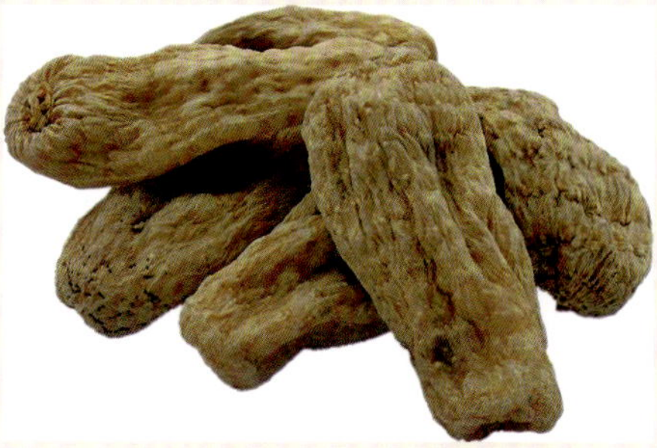

天麻药材

川　芎

【满语音名】 bigan i gintala。

【民间名称】 香果、胡䓖、雀脑芎、山鞠穷、芎䓖、京芎、生川军、贯芎。

【主要分布】 主产四川，在云南、贵州、广西、湖北、江西、浙江、江苏、陕西、甘肃、内蒙古、河北等省、自治区均有栽培。

【生长环境】 生长于雨量充沛、气候温和、日照充足而又较湿润的环境。

【满族应用】 川芎具有行气开郁、祛风燥湿、活血止痛的功效。将川芎煮水饮用或者食用，可用于治疗月经不调、经闭痛经、胸胁刺痛、头痛、跌扑肿痛、风湿痹痛。

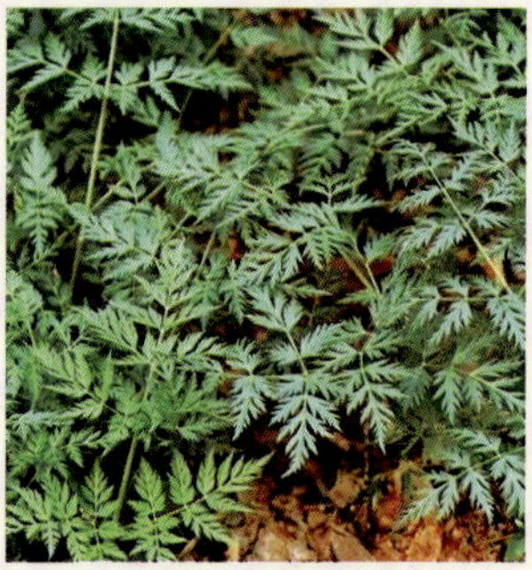

川芎原植物

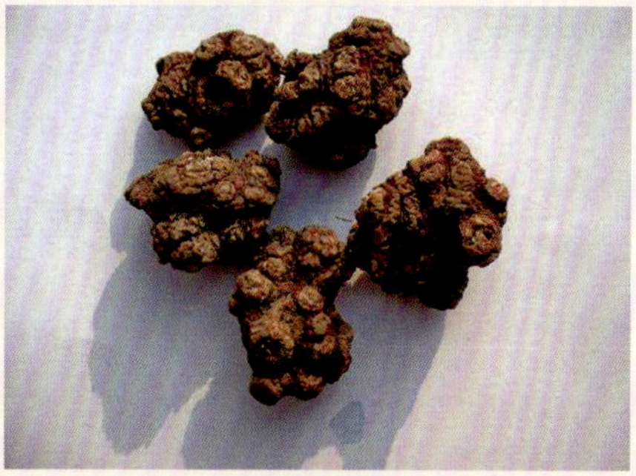

川芎药材

当　归

【满语音名】 dang gui。

【民间名称】 岷当归、金当归、当归曲、干归、秦哪、西当归、土当归。

【主要分布】 主产于甘肃东南部，以岷县产量多、质量好。其次为云南、四川、陕西、湖北等省，均为栽培。

【生长环境】 生长于海拔 1500 ～ 3000m 处，宜高寒凉爽气候。适宜在土层深厚、疏松、排水良好、肥沃、富含腐殖质的砂质壤土中栽培。

【满族应用】

（1）把当归片用黄酒均匀喷洒闷致湿润后，再用文火炒干服用，治疗经闭痛经、风湿关节疼痛、跌扑损伤。

（2）鲜当归捣烂敷患处，治疗疔毒疮疡、毒虫咬伤。

（3）当归、天麻、全蝎（去尾），研细末，日服 2 次，治疗半身不遂。

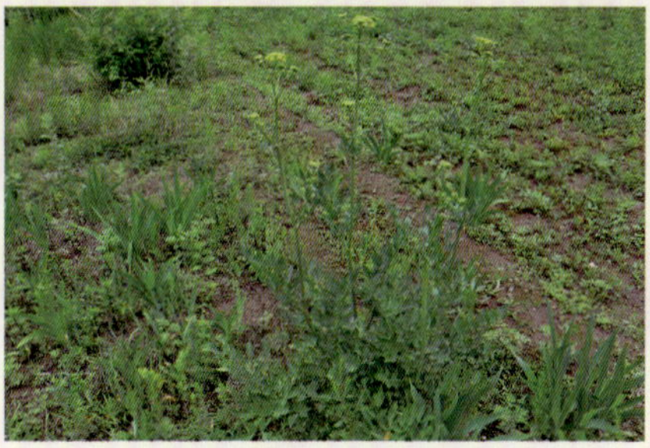

当归原植物

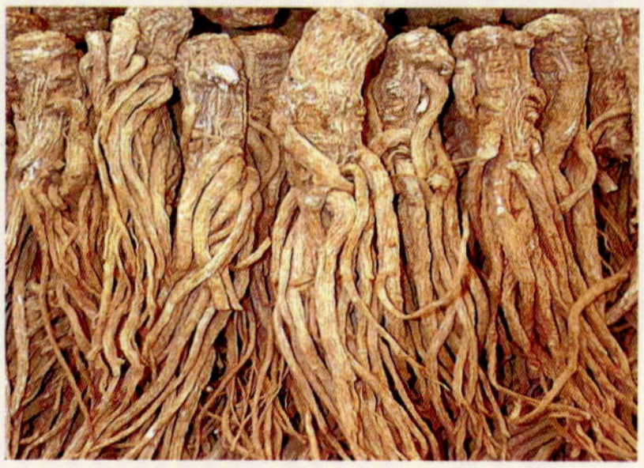

当归药材

牛　膝

【满语音名】 bigan fiyelen。

【民间名称】 牛髁膝、山苋菜。

【主要分布】 除东北外，全国广布。朝鲜、俄罗斯、印度、越南、菲律宾、马来西亚、非洲等国家和地区均有分布。

【生长环境】 生长于山坡林下。

【满族应用】

（1）用牛膝泡酒，治疗腰膝酸软。

（2）牛膝水煎服，治疗妇女经行腹部刺痛，经血色暗、量少等症。

（3）牛膝配伍活血化瘀药，治疗跌打损伤。

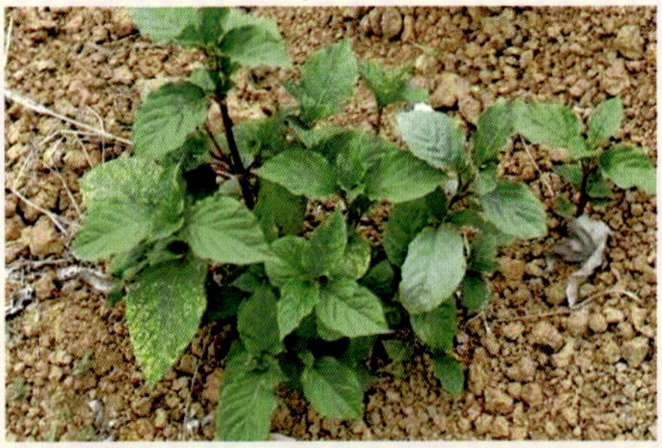

牛膝原植物

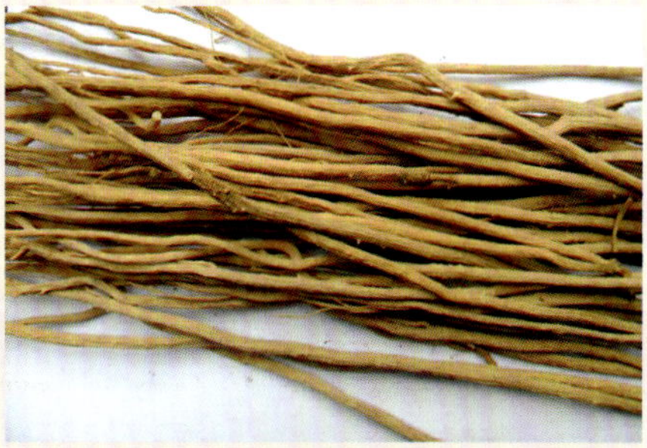

牛膝药材

黄　连

【满语音名】 suwaliyan。

【民间名称】 川连、味连、鸡爪连。

【主要分布】 贵州、湖南、湖北、四川、陕西南部。

【生长环境】 生长于海拔 500 ～ 2000m 的山地林中或山谷阴处。

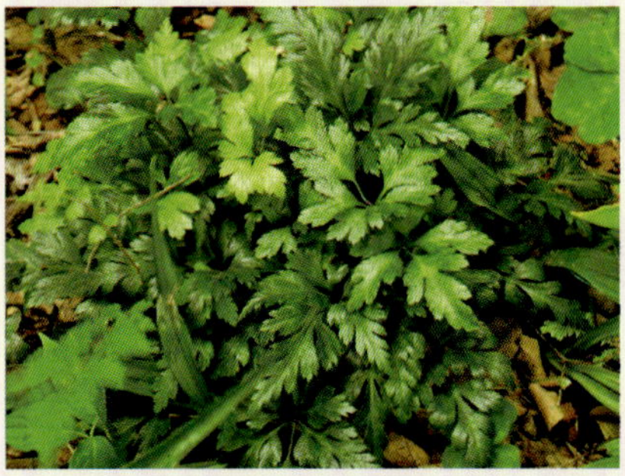

黄连原植物

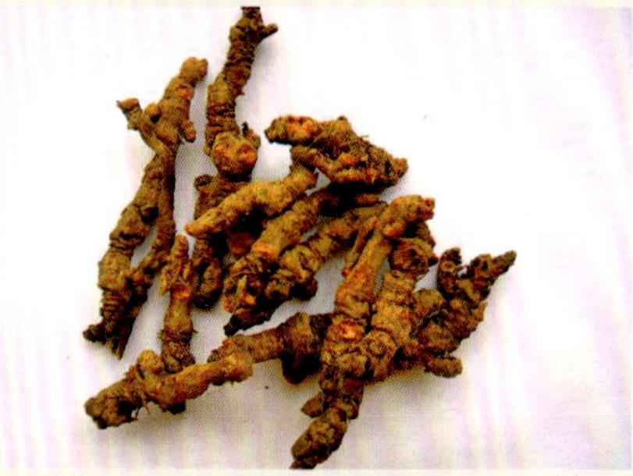

黄连药材

【满族应用】

（1）黄连、金银花水煎服，每日 4 次，治疗急性细菌性痢疾。

（2）黄连煮水漱口或饮用，治疗口舌生疮。

（3）黄连、山药水煎服，能清热祛湿、补益脾气，用治糖尿病之口渴、尿多、善饥。

延胡索

【满语音名】yanhvso。

【民间名称】延胡、玄胡索、元胡、元胡索等。

【主要分布】江苏、安徽、浙江、湖北、河南等省。

【生长环境】生长于丘陵、草地。

【满族应用】

（1）延胡索煮水饮用或者外用，治疗跌打损伤、红肿疼痛。

（2）延胡索水煎服，治疗妇女月经不调、经期腹痛、产后血虚血瘀腹痛。

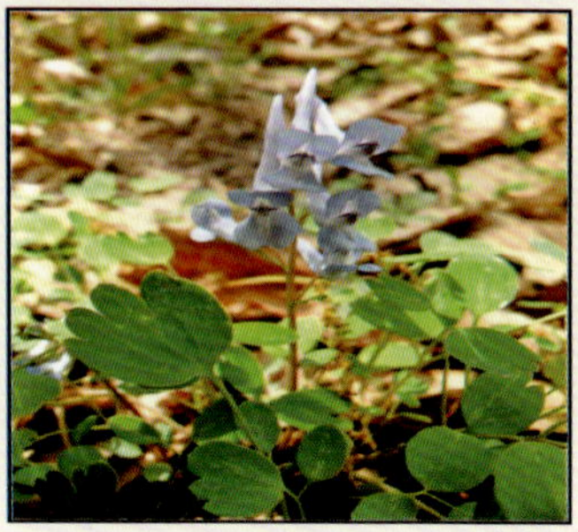

延胡索原植物

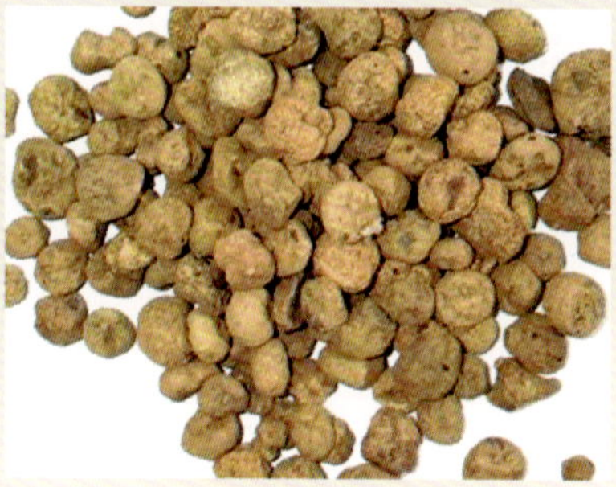

延胡索药材

骨碎补

【满语音名】bigan fiyelen。

【民间名称】肉碎补、石碎补、飞天鼠、崖姜、岩连姜、爬岩姜、牛飞龙、飞来风、飞蛾草。

【主要分布】我国辽宁（大连）、山东（崂山、牟平、招远、威海）、江苏（海州）、台湾等地有分布。朝鲜南部、日本等国家和地区也有分布。

【生长环境】生长于海拔 500 ～ 700m 的山地林中的树干或岩石上。

【满族应用】骨碎补煮水饮用或者泡酒饮用，治疗风湿腰腿疼痛、跌打损伤、筋伤骨折。

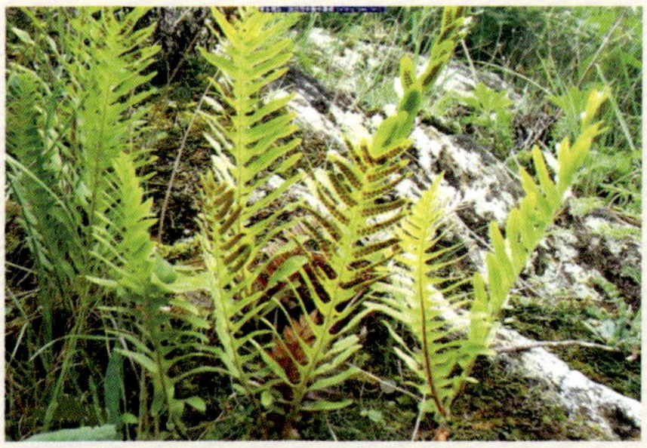

骨碎补原植物

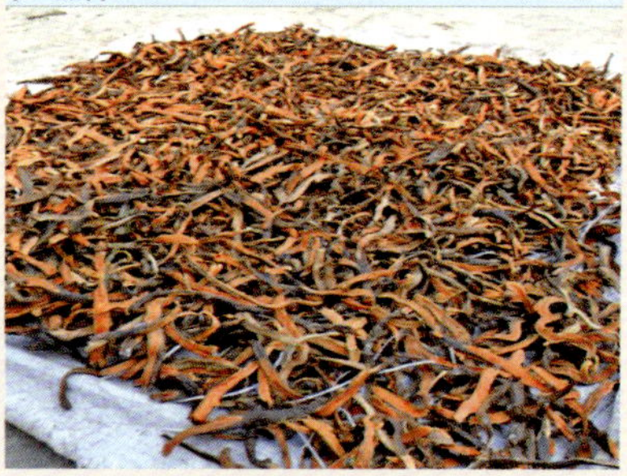

骨碎补药材

贝　母

【满语音名】bektu。

【民间名称】勤母、苦菜、苦花、空草、药实。

【主要分布】四川、云南、青海、陕西秦巴山区、甘肃等地。

【生长环境】生长在土壤肥沃、土层深厚、富含腐殖质的山坡草地和山脊。

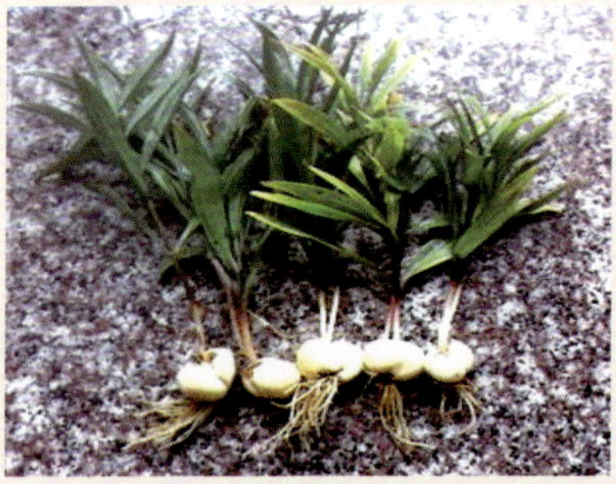

贝母植株

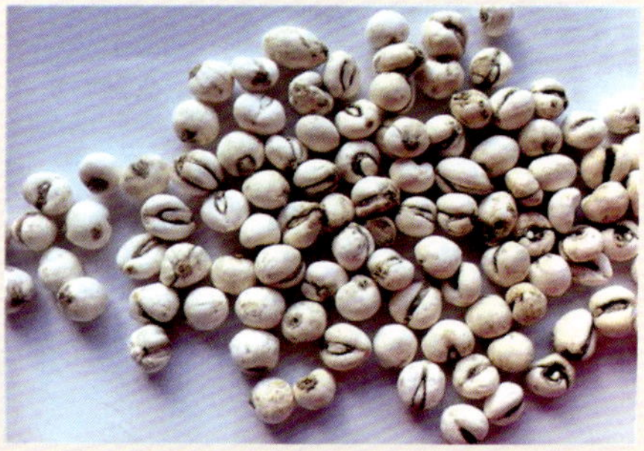

贝母药材

【满族应用】

（1）贝母研末口服或煮水饮用，治疗各种咳嗽。

（2）大米煮粥，待八九成熟时，加入贝母粉末，再煮至熟。具有润肺养胃、化痰止咳等作用，适于病弱老年人服用。

羌 活

【满语音名】wargi weihun orho。

【民间名称】胡王使者、羌滑、羌青、护羌使者、退风使者、黑药。

【主要分布】陕西、四川、甘肃、青海、西藏等省、自治区。

【生长环境】生长于海拔 2000 ～ 4000m 的林缘及灌丛中。

【满族应用】

（1）满族民间常将羌活择净，放入锅中，加清水适量，水煎取汁，加大米煮粥，可散寒解表、胜湿止痛，适用于外感风寒所致的恶寒发热、头痛身痛、肩臂肢节疼痛等症。

（2）羌活单味水煎服，或者泡酒饮用，治疗风湿腰腿疼痛。

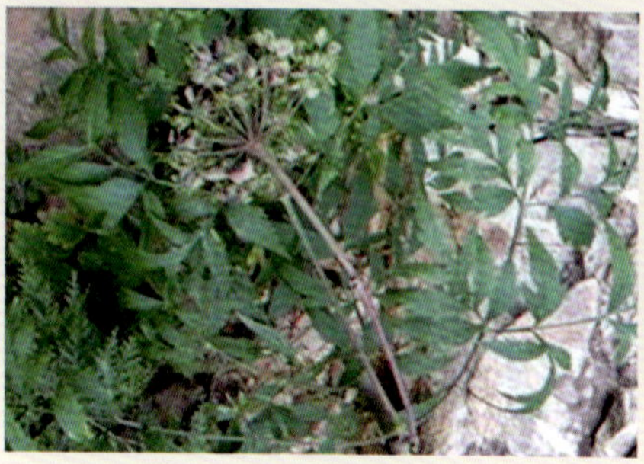

羌活原植物

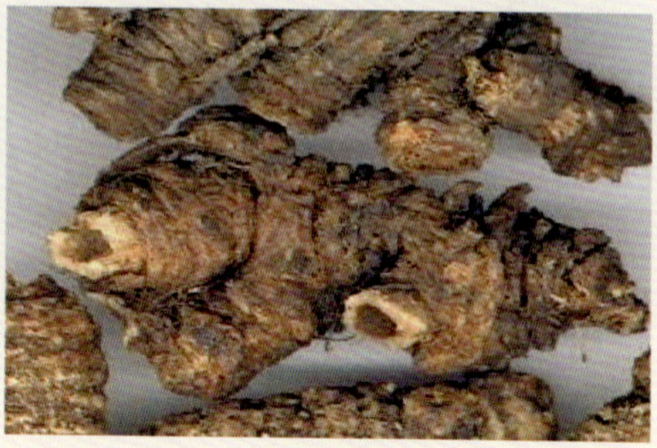

羌活药材

五加皮

【满语音名】sunjangga sukv。

【民间名称】南五加皮、五谷皮。

【主要分布】河南、湖北、安徽等省。

【生长环境】生长于海拔 200 ～ 1600m 的灌木丛中、林缘、山坡路旁和村落中。

【满族应用】

（1）将五加皮、杜仲皮（炒）等分为末，酒糊丸如梧桐子大，每服三十丸，温酒送服，治疗腰痛。

（2）用五加皮泡酒饮用，治风痹不仁、四肢挛急疼痛。

（3）五加皮、五味子各 6g，加白糖，开水冲泡代茶饮，每日 1 剂，治疗贫血、神经衰弱。

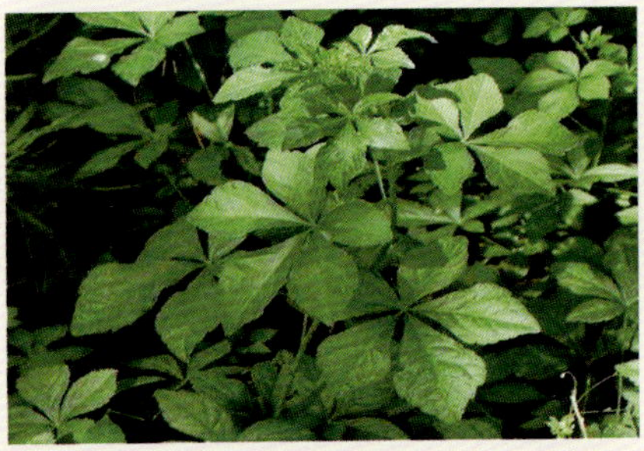

五加皮原植物

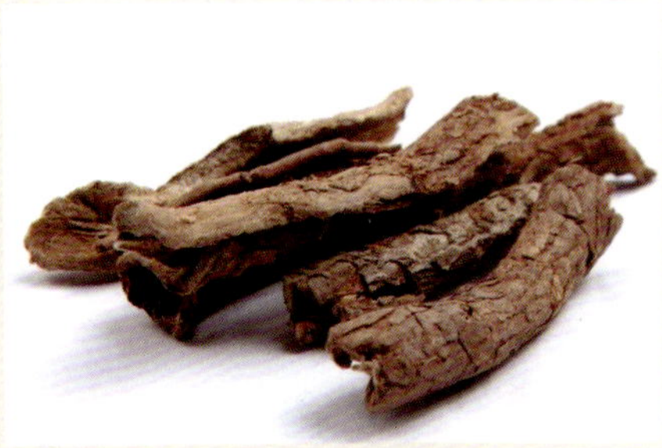

五加皮药材

大　黄

【满语音名】tuwa orhoda。

【民间名称】将军、黄良、火参、肤如、牛舌、锦纹。

【主要分布】陕西、甘肃东南部、青海、四川西部、云南西北部及西藏东部。

【生长环境】生长于山地林缘或草坡，喜欢阴湿的环境。

【满族应用】

（1）将大黄捣烂，外敷患处，治疗痈疮肿毒、红肿胀痛。

（2）用大黄配伍其他药，水煎服，治疗胃肠蓄热、大便干燥。

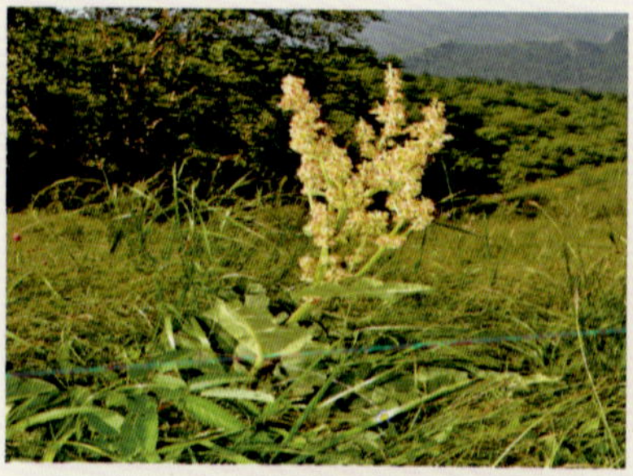

大黄原植物

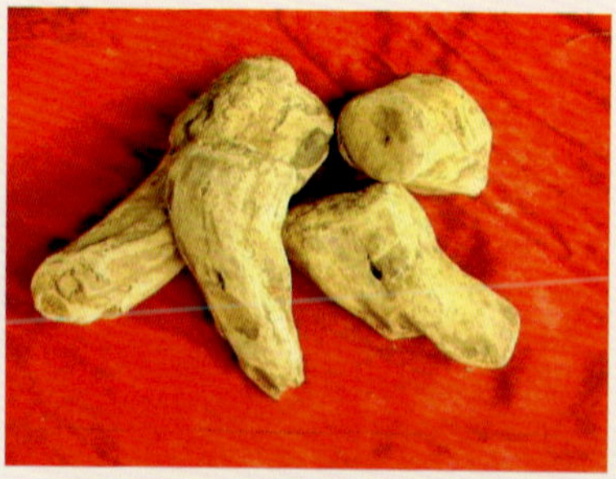

大黄药材

香附子

【满语音名】wangga gu orho。

【民间名称】莎草、雷公头。

【主要分布】我国南方各省均有分布。

【生长环境】多生长于潮湿处或沼泽地。

【满族应用】香附子水煎服，治疗气郁胸胁、脘腹胀痛、月经不调、经闭痛经、乳房胀痛、寒疝腹痛。

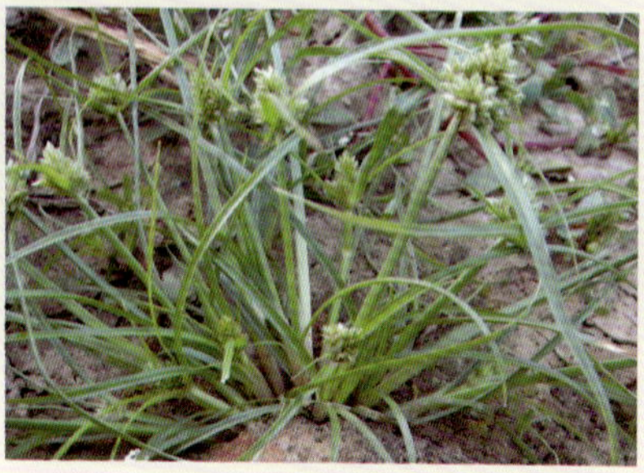

香附子原植物

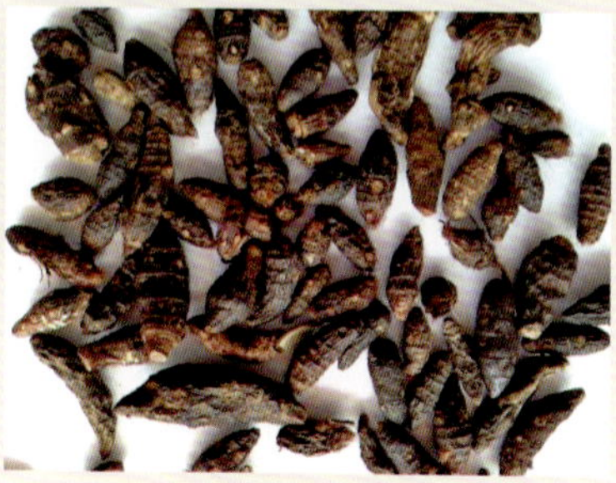

香附子药材

慈　菇

【满语音名】gvbiri。

【民间名称】剪刀草、燕尾草、蔬卵。

【主要分布】长江流域及以南各省。

【生长环境】生长于浅水沟、溪边或水田中。

【满族应用】慈菇水煎服，治疗淋病、瘿瘤瘰疬。

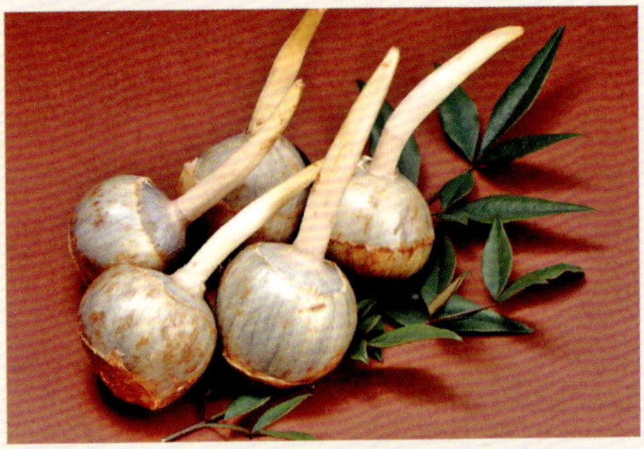

慈菇

山芹菜

【满语音名】bigan gintala。

【民间名称】小芹当归、望天芹等。

【主要分布】辽宁、吉林、黑龙江、内蒙古、山东、江苏、安徽、浙江、江西、福建等省、自治区。

【生长环境】生长于山坡、草地、山谷、林缘和林下。

【满族应用】山芹菜水煎服，治疗食积腹胀、胃肠不适、大便干燥。

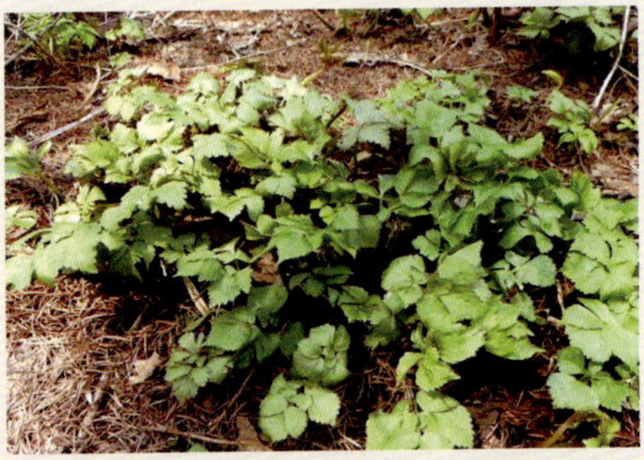

水芹菜原植物

生　姜

【满语音名】furgisu。

【民间名称】姜、姜根、百辣云、勾装指、因地辛、炎凉小子。

【主要分布】我国中部、东南部至西南部等省区广为栽培。

【生长环境】耐阴而不耐强日照，对日照长短要求不严格，喜欢肥沃疏松的壤土或沙壤土。

【满族应用】

（1）生姜加红糖煮水，治疗风寒感冒、发热畏寒、头痛恶心。

（2）生姜煮水，治疗慢性肠炎腹泻或者轻度食物中毒。

（3）用鲜姜汁和蜂蜜锅内煮熟，稍温顿服，能和胃止吐，用治反胃呕吐。

（4）生姜加入山羊肉，文火清炖，去汤吃肉，用于长期消化不良，胃冷痛饱满的患者。

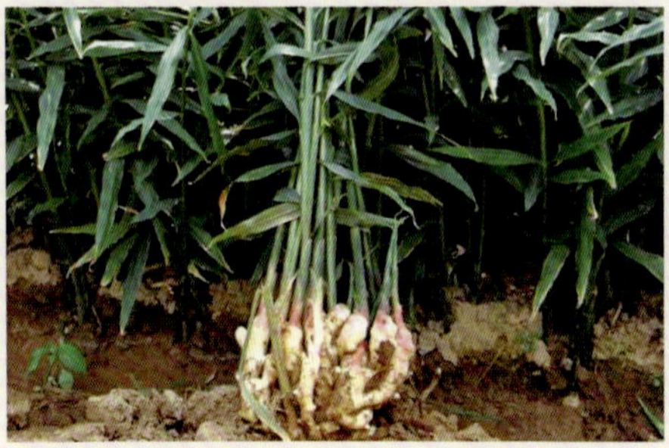

生姜植株

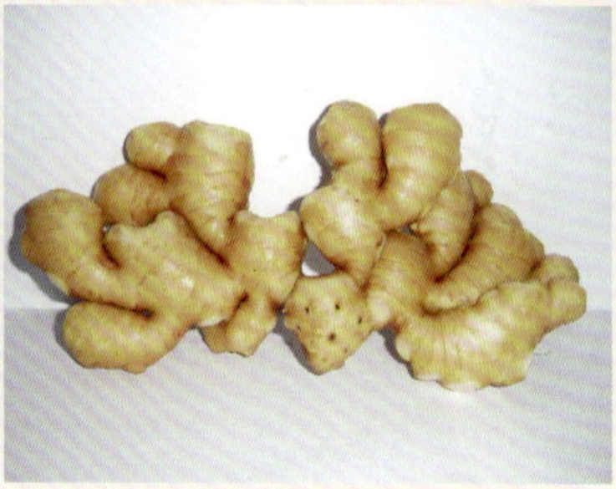

生姜

红景天

【满语音名】fulgiyan jamuri。

【民间名称】蔷薇红景天、扫罗玛布尔（藏名）。

【主要分布】我国黑龙江、吉林、西藏及云南西北部、宁夏、甘肃、青海、四川、西藏等地有分布。欧洲北部至俄罗斯、蒙古、朝鲜、日本等国家和地区也有分布。

【生长环境】生长于海拔 1800 ～ 2500m 高寒无污染地带的山坡林下或草坡上，大多分布在北半球的高寒地带。

【满族应用】

（1）鲜红景天泡酒饮用或干品研末冲服，用于治疗体虚乏力、脾气虚衰。

（2）红景天全草去根煮水，治疗瘀血疼痛、跌打损伤。

（3）红景天全草捣烂外敷，用于烧烫伤。

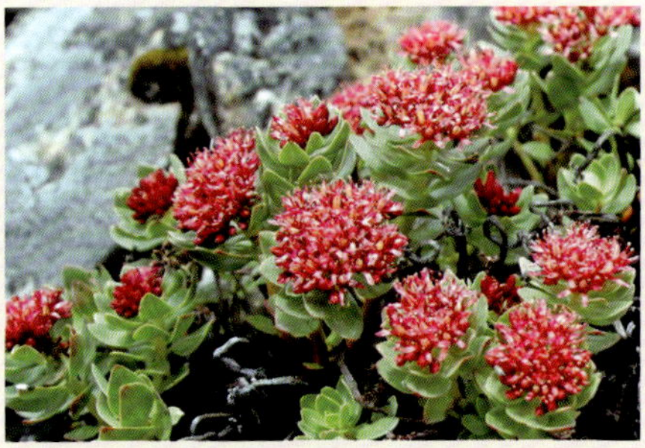

红景天花

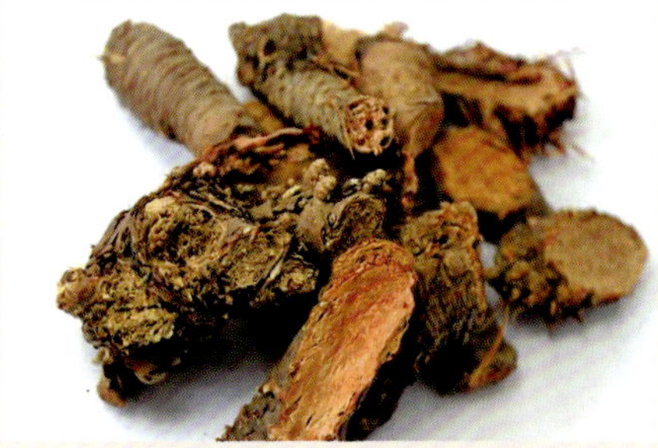

红景天药材

木　通

【满语音名】mutung orho。

【民间名称】通草、附支、丁翁。

【主要分布】江苏、湖南、湖北。

【生长环境】生长于山地、沟谷边的疏林中或丘陵灌木丛中。

【满族应用】

（1）木通配伍王不留行、路路通，水煎服，治疗产妇乳汁不通、乳少。

（2）木通配伍竹叶、生地、甘草等，水煎服，治疗心烦尿赤、口舌生疮。

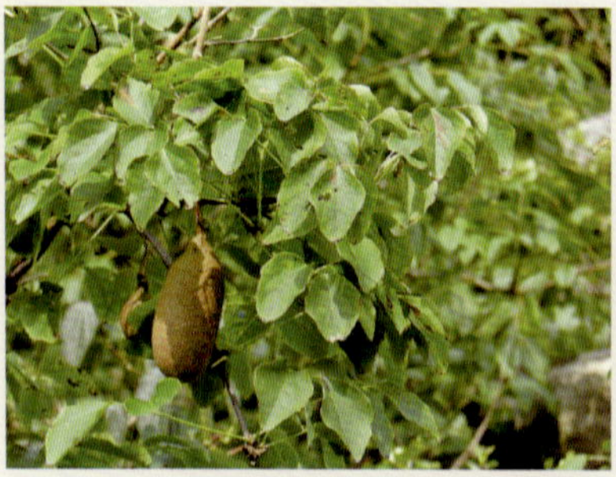

木通原植物

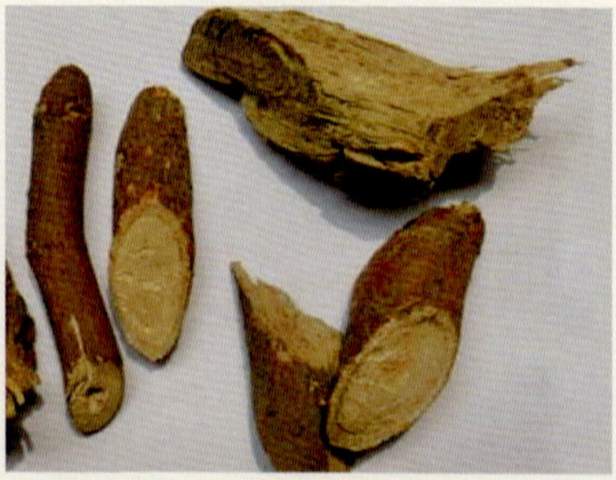

木通药材

水曲柳

【满语音名】mudangga fodoho。

【民间名称】大叶梣、东北梣、白栓。

【主要分布】我国吉林、辽宁、黑龙江、河北、陕西、甘肃、湖北等省有分布。朝鲜、日本、俄罗斯等国也有分布。

【生长环境】生长于河漫滩地和山地河流下游的河谷第一阶地。

【满族应用】水曲柳水煎服，用于治疗慢性气管炎、湿热泻痢、肝热目赤、目生翳膜。

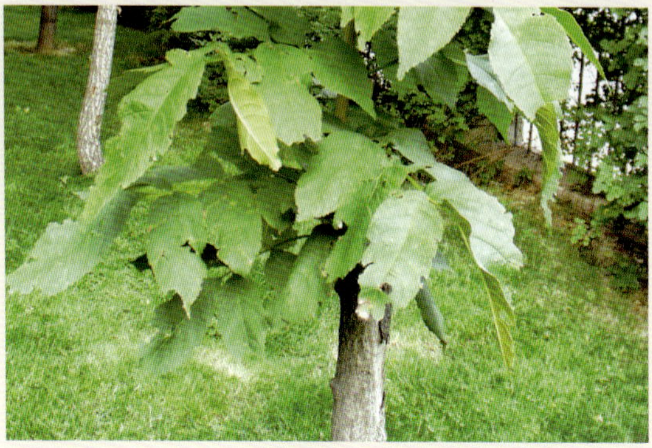

水曲柳原植物

麻　黄

【满语音名】 bumburen orho。

【民间名称】 龙沙、狗骨、卑相、卑盐。

【主要分布】 我国辽宁、吉林、内蒙古、河北、山西、河南西北部及陕西等省区有分布。蒙古等国也有分布。

【生长环境】 生长于山坡、平原、干燥荒地、河床及草原等处。

【满族应用】

（1）麻黄水煎服，治疗风寒感冒、胸闷咳嗽、风水浮肿。

（2）炙麻黄水煎服，治疗慢性气喘咳嗽。

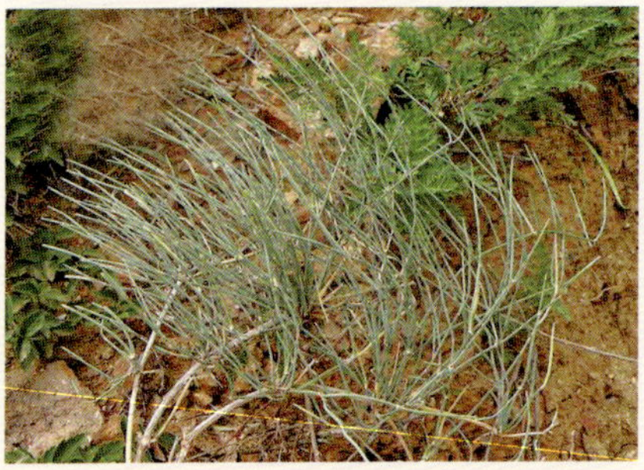

麻黄原植物

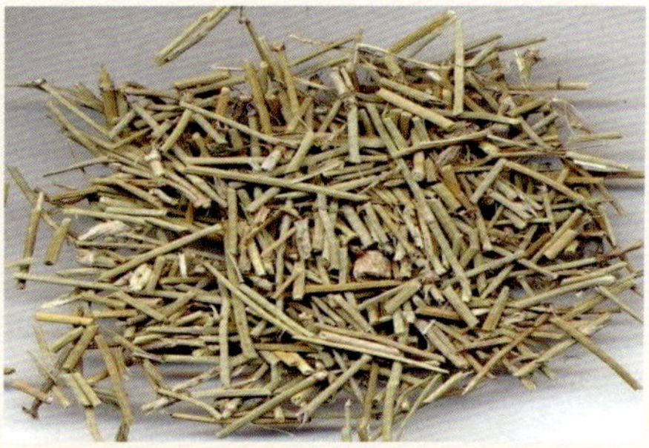

麻黄药材

苏　木

【满语音名】 jukden。

【民间名称】 苏枋、窊木、苏方、苏方木、棕木、赤木、红柴。

【主要分布】 我国云南、贵州、四川、广西、广东、福建和台湾。

【生长环境】 生长于海拔 500 ～ 1800m 的热带、亚热带地区。

【满族应用】 苏木水煎服，治疗跌打损伤、红肿疼痛、妇女痛经、产后瘀滞腹痛。

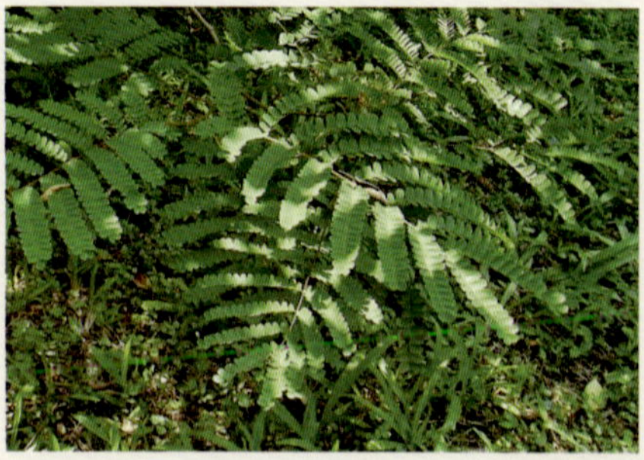

苏木原植物

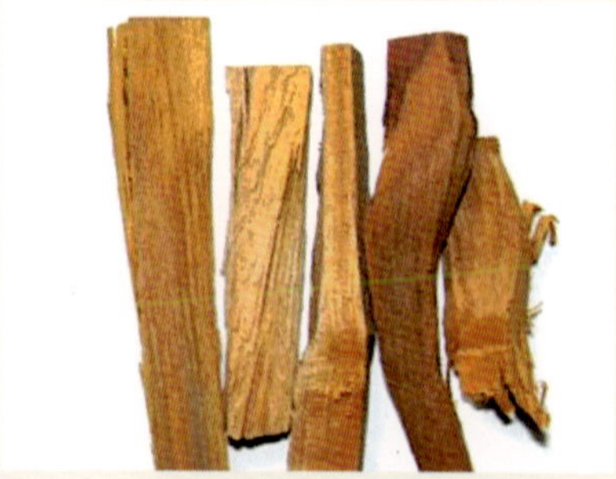

苏木药材

肉苁蓉

【满语音名】 wahvn sogi。

【民间名称】 大芸、寸芸、疆芸、苁蓉、地精、查干告亚。

【主要分布】 内蒙古、宁夏、甘肃（昌马）及新疆等地。

【生长环境】 生长于沙地或半固定沙丘、干涸老河床、湖盆低地等处。

【满族应用】 鲜肉苁蓉煮熟食用，可补肾健脾、强心健脑。

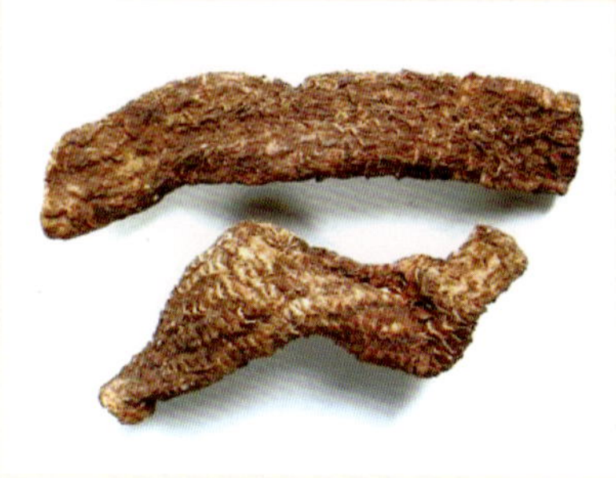

肉苁蓉药材

桂　圆

【满语音名】 muyari。

【民间名称】 龙眼、亚荔枝。

【主要分布】广东、广西、福建、台湾、四川、贵州、云南等省、自治区。

【生长环境】喜高温多湿的环境。一般年平均温度超过 20℃的红壤丘陵地、旱平地，生长良好。

【满族应用】直接食用或者配伍其他药物使用，主要治疗体虚乏力、心悸气短、健忘失眠、目眩头晕等身体虚弱症状。

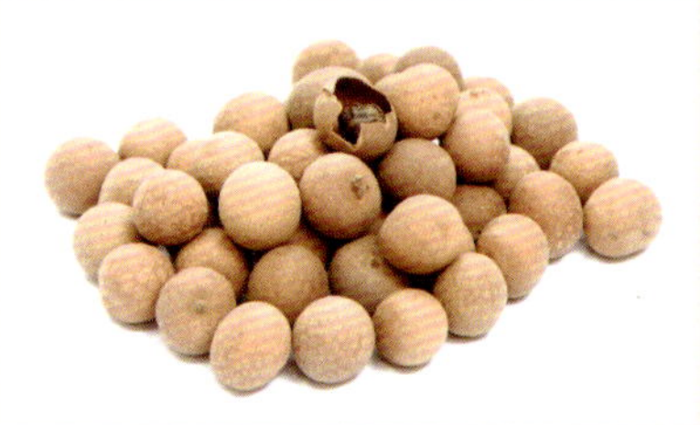

桂圆

山茱萸

【满语音名】bigan suiha。

【民间名称】山萸肉、肉枣、鸡足、萸肉、药枣、天木籽、实枣儿。

【主要分布】我国山西、陕西、甘肃、山东、江苏、浙江、安徽、江西、河南、湖南等省有分布。朝鲜、日本等国也有分布。

【生长环境】生长于海拔 400 ～ 1500m 的林缘或森林中。

【满族应用】用山茱萸和人参等泡酒饮用，可滋补肝肾。

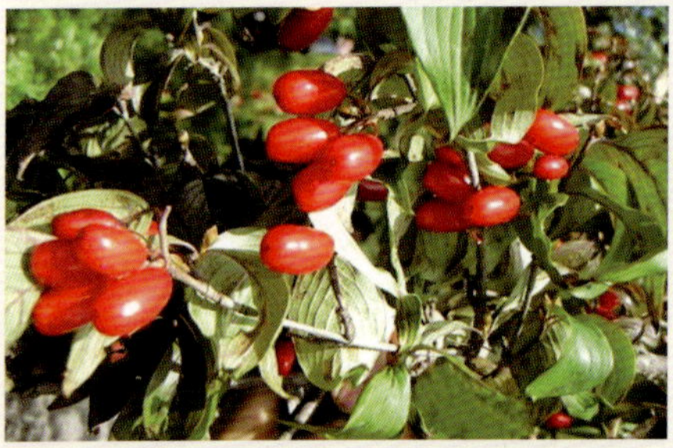

山茱萸原植物

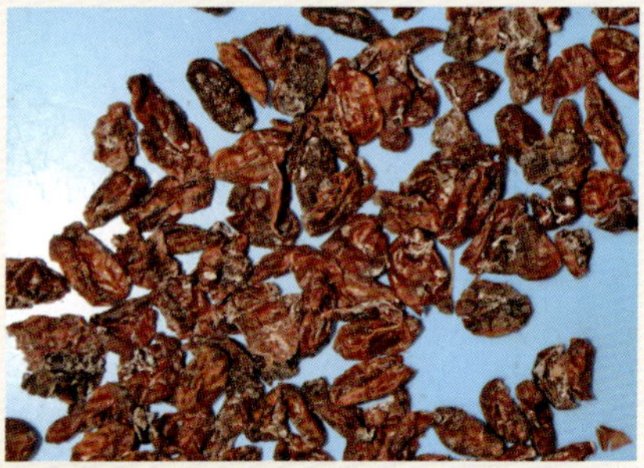

山茱萸

栀　子

【满语音名】 qomari。

【民间名称】 山栀子、水栀子、黄果子、山黄枝、黄栀、越桃、木丹、山黄栀等。

【主要分布】 我国江苏、安徽、山东、河南、浙江、江西、福建、湖北、湖南、台湾、广东、香港、广西、四川、海南、贵州、云南、河北、陕西和甘肃有栽培。日本、朝鲜、越南、老挝、柬埔寨、印度、尼泊尔、巴基斯坦、太平洋岛屿和美洲北部等国家和地区也有分布。

【生长环境】 生于海拔 10 ～ 1500m 处的旷野、丘陵、山谷、山坡、溪边的灌丛或林中。

【满族应用】 栀子水煎服，治疗咽喉肿痛、疮疡肿毒、口舌生疮。

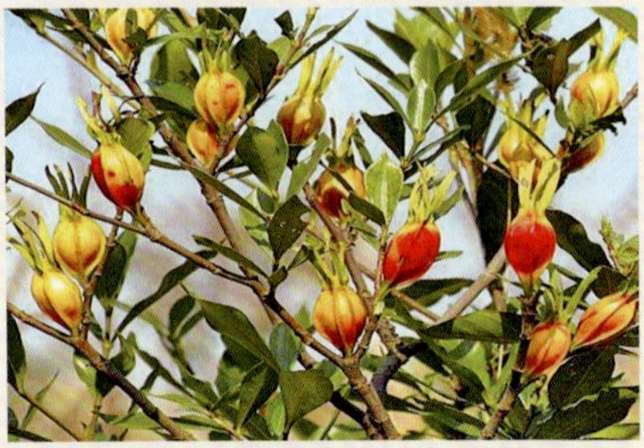

栀子原植物

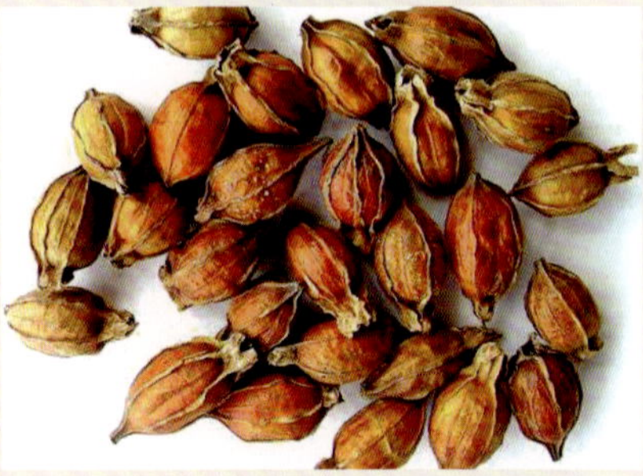

栀子药材

草红花

【满语音名】 fulgiyan bula ilha。

【民间名称】 红花、红蓝花、刺红花。

【主要分布】 我国山西、甘肃、四川有野生分布，河南、新疆、甘肃、山东、浙江、四川、西藏也有栽培。俄罗斯、日本、朝鲜等国也有分布。

【生长环境】 喜温暖、干燥气候，抗寒性强，耐贫瘠。抗旱怕涝，适宜在排水良好、中等肥沃的砂土壤中种植，以油沙土、紫色夹沙土最为适宜。

【满族应用】

（1）草红花泡酒外敷患处，或者制成草红花油，涂擦患处，治疗腰腿疼痛、跌打损伤。

（2）草红花水煎服，治疗痛经、经闭、产后瘀血腹痛、癥瘕积聚、胸胁痛。

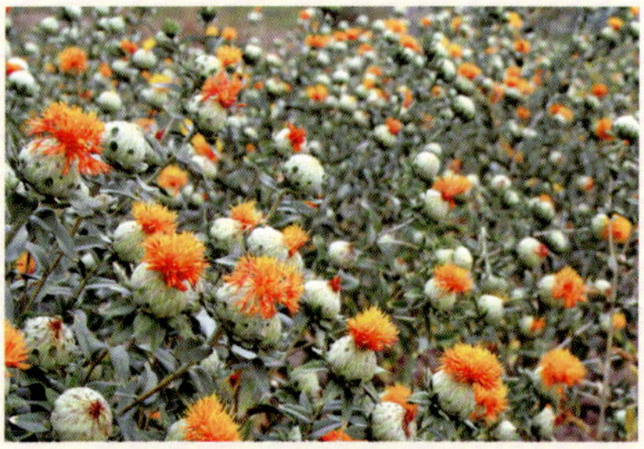

草红花原植物

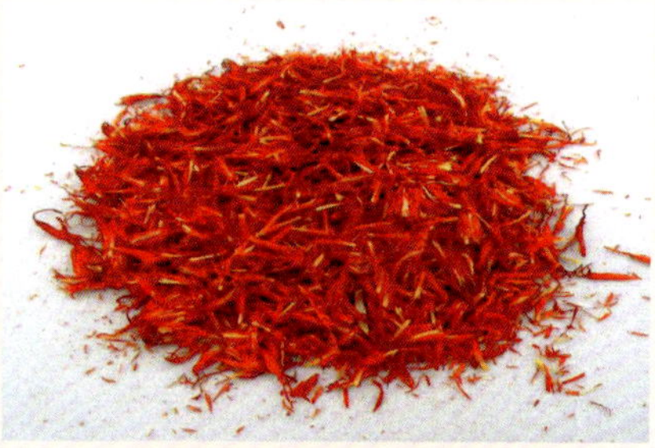

草红花药材

淫羊藿

【满语音名】ajige lala orho。

【民间名称】短角淫羊藿。

【主要分布】陕西、甘肃、山西、河南、青海、湖北、四川等省、自治区均有栽培。

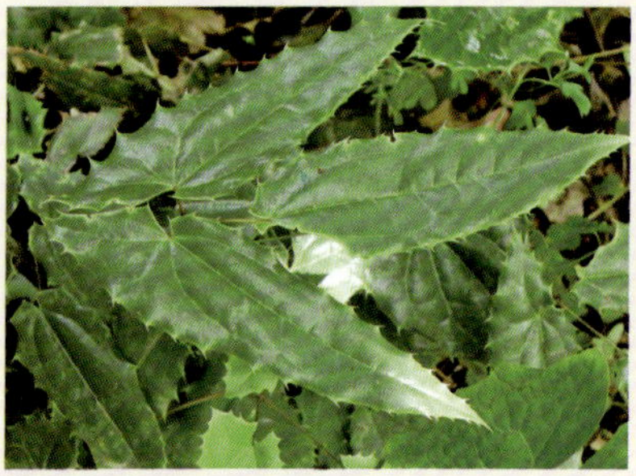

淫羊藿叶片

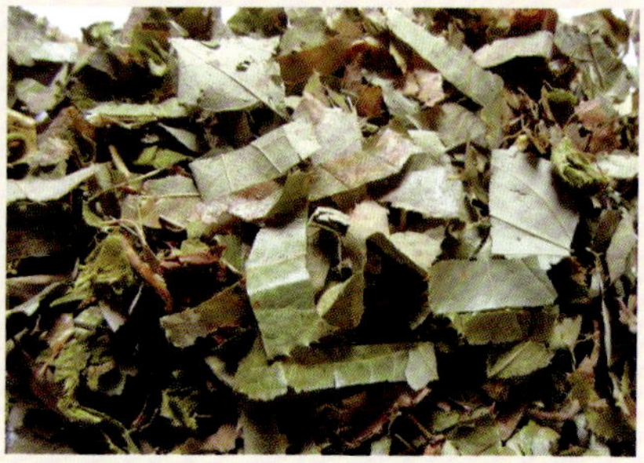

淫羊藿药材

【生长环境】生长于海拔 650 ～ 3500m 的林下、沟边灌丛中或山坡阴湿处。

【满族应用】

（1）淫羊藿泡酒饮用，治疗肾虚阳痿、遗精早泄、腰膝冷痛。

（2）淫羊藿水煎漱口，治疗牙痛。

昆　布

【满语音名】beihe。

【民间名称】黑菜、鹅掌菜、五掌菜等。

【主要分布】辽东、山东、浙江、福建等沿海地区。

【生长环境】生长于低潮线附近的岩礁上。

【满族应用】

（1）将昆布与绿豆共同煮食，每天 1 剂，连服，可降脂减肥。

（2）直接食用昆布，或昆布煮熟加白糖食用，可以散结消瘿，防治瘿瘤。

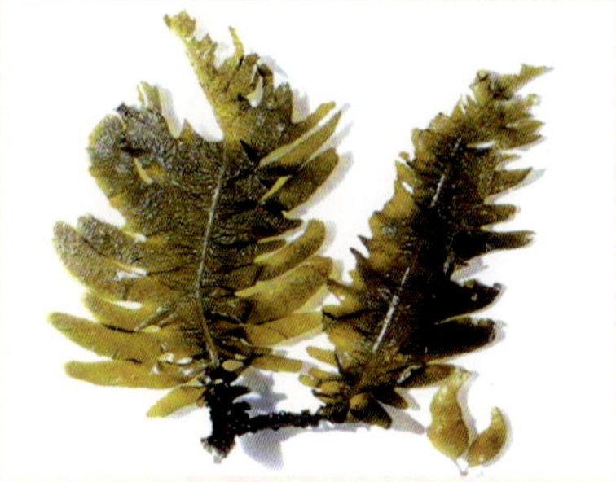

鲜昆布

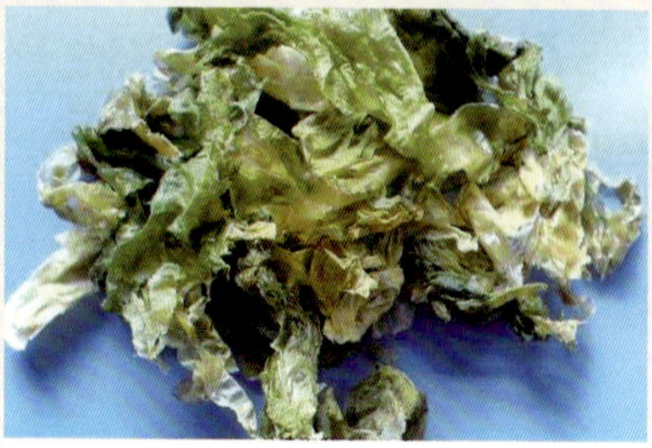

干昆布

夏枯草

【满语音名】juwari malanggv。

【民间名称】麦穗夏枯草、铁线夏枯草、麦夏枯、夕句、乃东。

【主要分布】陕西、甘肃、新疆、河南、湖北、湖南、江西、浙江、福建、台湾、广东、广西、贵州、四川、云南等省、自治区。

【生长环境】生长于山沟水湿地或河岸两旁湿草丛中、荒地及路旁。

【满族应用】

（1）夏枯草煮水代茶饮，治疗慢性肝炎、高血压。

（2）夏枯草水煎服，治疗夏季感冒、咳嗽、咽干口渴，乳腺炎。

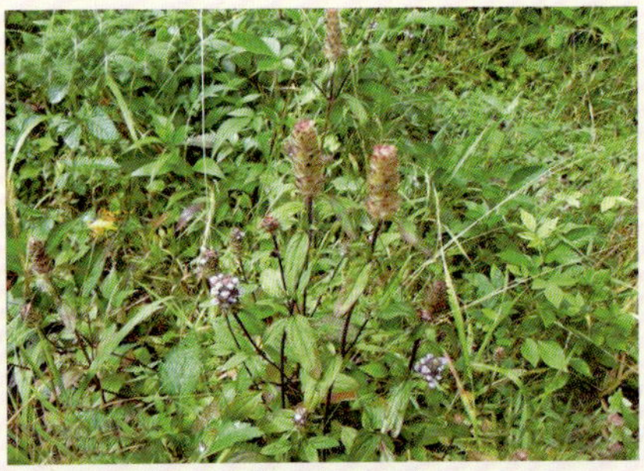

夏枯草原植物

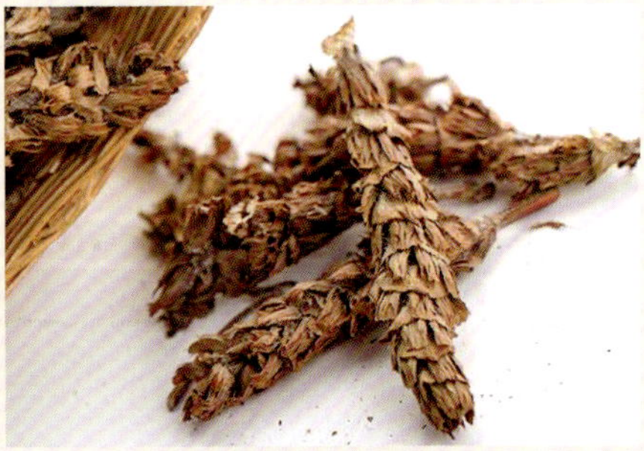

夏枯草药材

灯心草

【满语音名】dengji orho。

【民间名称】秧草、水灯心、野席草。

【主要分布】江苏、福建、四川、贵州、云南。

【生长环境】生长于河边、池边、水沟边、稻田旁、草地上、沼泽湿地。

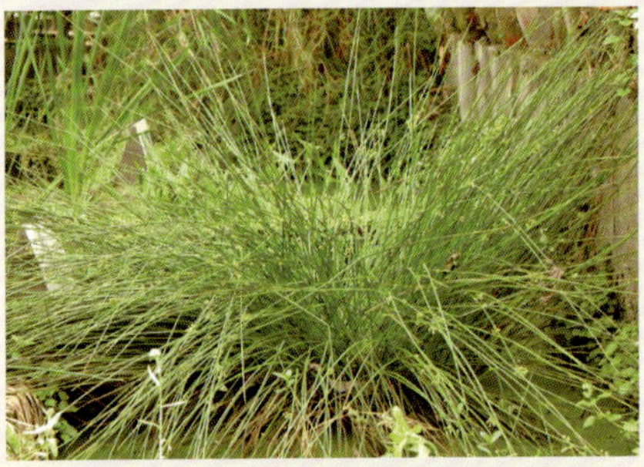

灯心草原植物

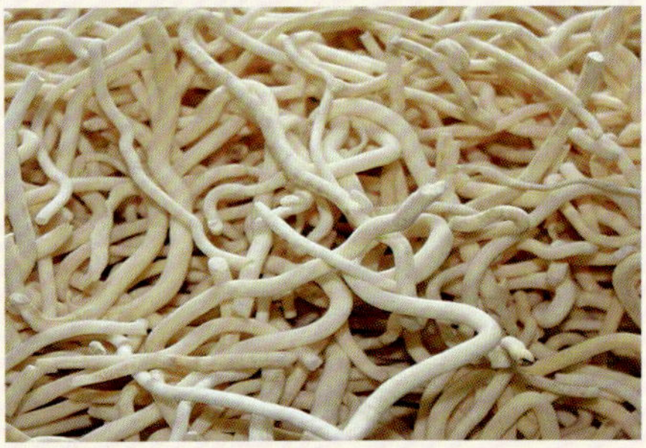

灯心草药材

【满族应用】

（1）灯心草与麦冬煮水代茶饮，治疗慢性咽炎、急性咽炎。

（2）灯心草水煎服，治疗肾炎水肿、小便不利、尿赤、尿痛。

蛇附子

【满语音名】 meihe siren。

【民间名称】 石猴子、拦山虎、石抱子、石老鼠、雷胆子、搜夹风、丝线吊金钟、金线吊葫芦、金线吊马铃薯、阴灵子。

【主要分布】 四川、云南、贵州、浙江、江西、福建、湖北、湖南、广东、海南、广西等省、自治区。

【生长环境】 生长于山坡疏灌丛中或路边草丛中。

【满族应用】 蛇附子水煎服，治疗慢性气管炎、咽喉炎、肠炎、胆道感染等感染性疾病。

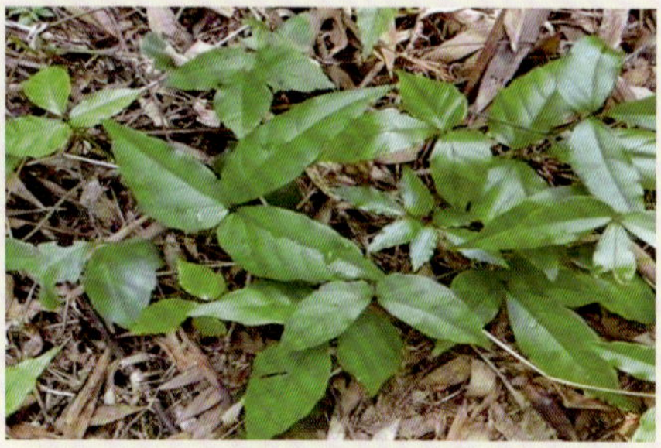

蛇附子原植物

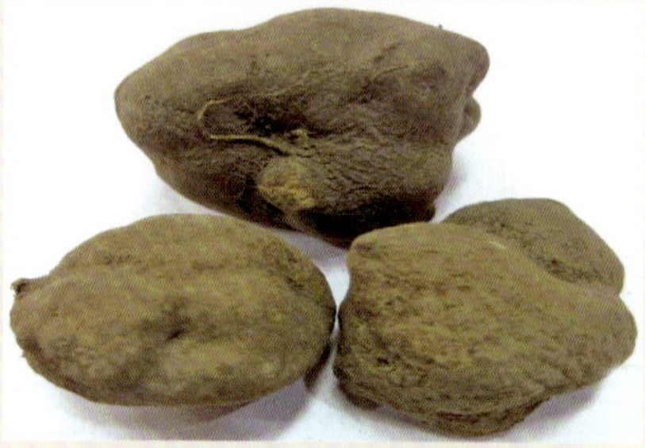

蛇附子药材

石见穿

【满语音名】 yonggan orhoda。

【民间名称】 紫参、月下红、华鼠尾草、石打穿、活血草、野沙参。

【主要分布】 山东、江苏南部、安徽南部、浙江、湖北、江西、福建、台湾、湖南、广东北部、广西东北部、四川。

【生长环境】 生长于海拔 120 ～ 500m 的山坡或平地的林荫处或草丛中。

【满族应用】

（1）石见穿煮水饮用，治疗慢性肝炎、急性肝炎。

（2）鲜石见穿捣烂，外敷患处，治疗疔疮痈疖。

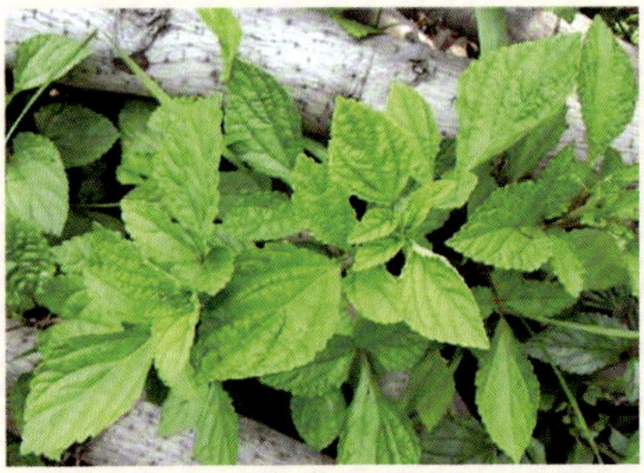

石见穿原植物

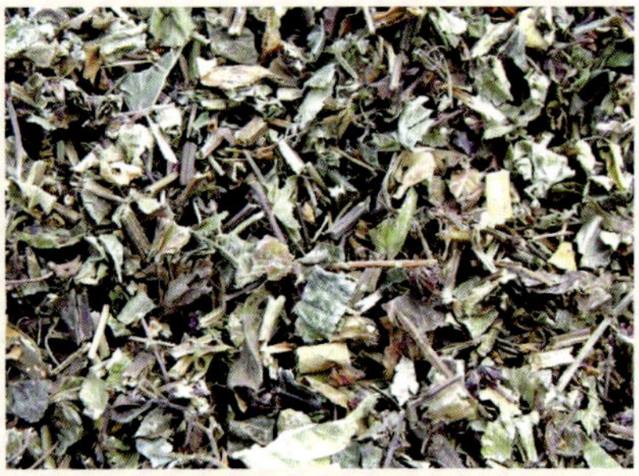

石见穿药材

金钱草

【满语音名】jiha orho。

【民间名称】落地金钱、镜面草、过路黄、翠屏草、荷苞草、肉馄饨草、金锁匙、连钱草、钱叶草、对座草、叶金钱草、钱芊金等。

【主要分布】主要分布于热带及亚热带地区。我国长江以南各省均有分布。

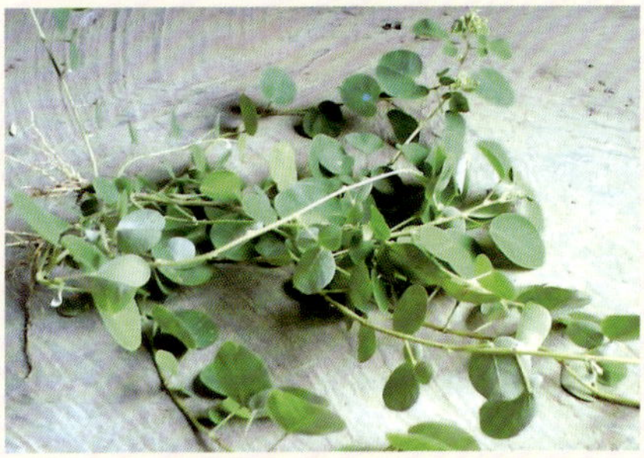

金钱草原植物

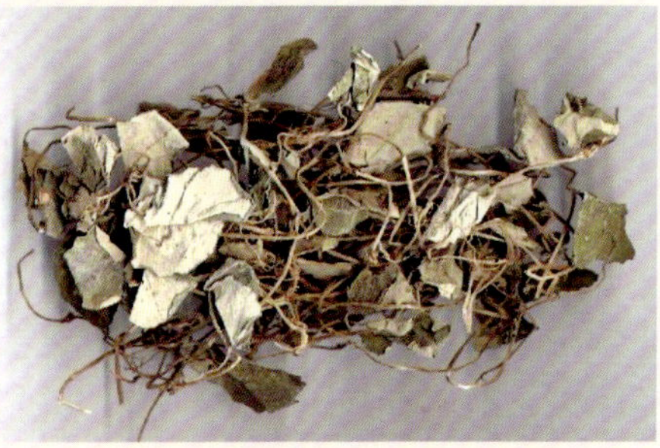

金钱草药材

【生长环境】生长于海拔 1300 ～ 1980m 的山坡草地、路旁或沟边。

【满族应用】

（1）金钱草水煎服，治疗湿热黄疸、胆结石、泌尿系结石、热淋、尿血、肾炎水肿、小便不利。

（2）鲜金钱草捣烂，外敷患处，治疗疔疮痈毒、毒蛇咬伤。

代赭石

【满语音名】fulgiyen wehe。

【民间名称】须丸、赤土、丁头代赭、血师、紫朱、赭石、土朱、铁朱、钉头赭石、钉赭石、赤赭石、红石头、代赭。

【主要分布】河北、山西、山东、河南、湖南、广东、四川等省有分布。

【生长环境】产于含石英碎屑的赤铁矿矿石或为含石英、长石碎屑的赤铁矿矿石。

【满族应用】代赭石水煎服，治疗胁肋疼痛、夜寐不宁，吐血、痔疮出血，妇女月经过多、崩漏下血。

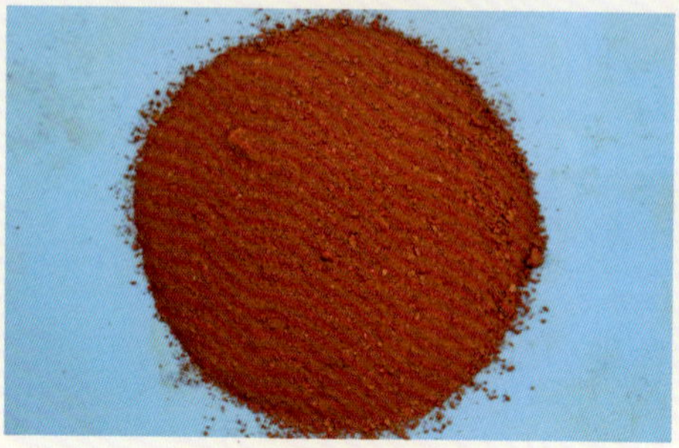

代赭石

白　矾

【满语音名】xanyan fekxun。

【民间名称】理石、白君、明矾、矾石、羽涅、羽泽、雪矾、云母矾、生矾。

【主要分布】安徽、甘肃、河北、湖北、福建、山西、浙江等省有分布。

【生长环境】常为碱性长石受低温硫酸盐溶液的作用变质而成，多产于火山岩中。

【满族应用】白矾研细末，涂患处，治疗湿疹瘙痒、疥癣、口舌生疮、蚊虫咬伤、喉痹、烧烫伤、创伤出血。

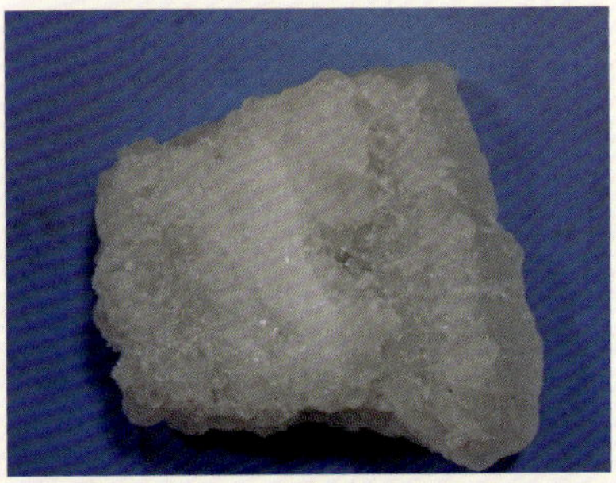

白矾

滑　石

【满语音名】musi wehe。

【民间名称】液石、脱石、冷石、番石、共石。

【主要分布】辽宁、山西、陕西、山东、江苏、浙江、江西、广西等省、自治区有分布。

【生长环境】产于元古宙白云岩和菱镁矿受区域性热动力变质作用交代成矿、低温热液经裂隙交代镁质碳酸盐岩而成矿、元古宙蛇绿岩套、镁质与硅质在海洋中沉积后经埋藏变质成矿等矿床中。

【满族应用】

（1）滑石涂抹患处，治疗皮肤湿烂、脚趾烂缝。

（2）滑石水煎服，治疗暑热烦渴、小便不利、茎中疼痛、热痢、淋病、黄疸、水肿。

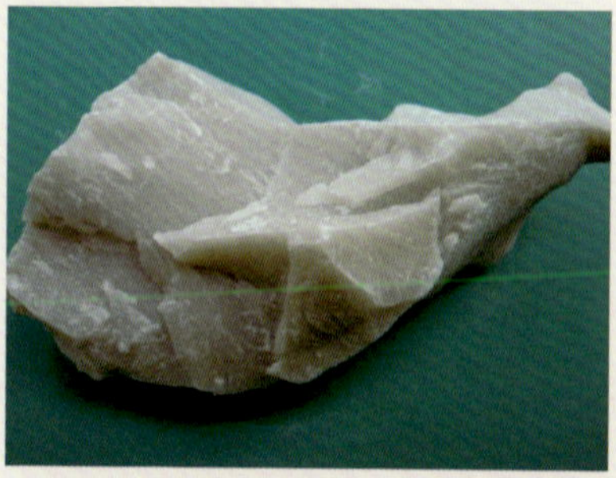

滑石

龙　骨

【满语音名】muduri giranggi。

【民间名称】陆虎遗生、那伽骨、五花龙骨、青化龙骨、花龙骨、白龙骨。

【主要分布】河南、河北、山东、山西、陕西、内蒙古、湖北、广西、四川、云南、青海等省、自治区有分布。

【生长环境】产于第三纪沉积岩（泥质岩、粉砂岩）及第四沉积物中。经地壳活动，与砂、泥质混合堆团，结成化石或岩层。

【满族应用】龙骨水煎服，治疗癫痫惊狂、健忘怔忡、多梦失眠、泻痢脱肛、遗精淋浊、自汗盗汗、吐血便血、崩漏带下。

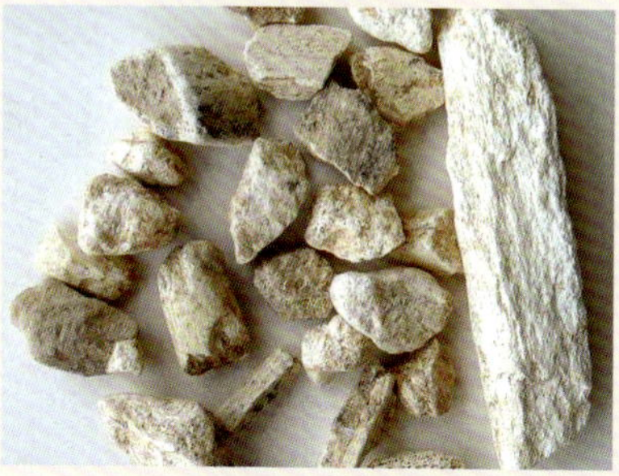

龙骨

雄 黄

【满语音名】 amihvn。

【民间名称】 石黄、鸡冠石、黄金石。

【主要分布】 我国湖南和云南有分布。美国等国家也有分布

【生长环境】 产于低温热液矿脉中，与雌黄共生。还见于热泉沉积物和火山凝化物中。

【满族应用】

（1）雄黄研细末，外涂患处，治疗痈肿疔毒、疥疮、虫蛇咬伤。

（2）满族民间常用雄黄治疗虫积腹痛、惊痫、疟疾。

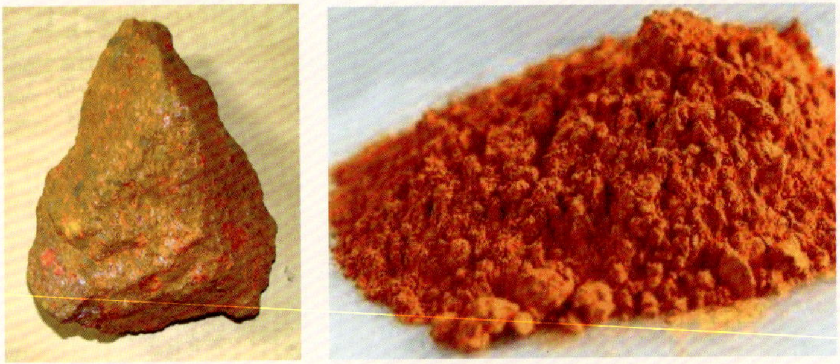

雄黄

朱 砂

【满语音名】 qinuhvn。

【民间名称】 丹砂、辰砂、赤丹、汞砂。

【主要分布】 贵州的铜仁，湖南的辰溪、沅陵和麻阳是辰砂的主要产地。此外，四川、广西等省、自治区也有出产。

【生长环境】 产于石灰岩、板岩、砂岩中。

【满族应用】

（1）朱砂焙干，研细末，分次口服，治疗惊扰、癔症、胸闷气短、心悸心慌等病症。

（2）满族民间常用朱砂配蛤粉调匀后用温酒调服，治疗吐血证。

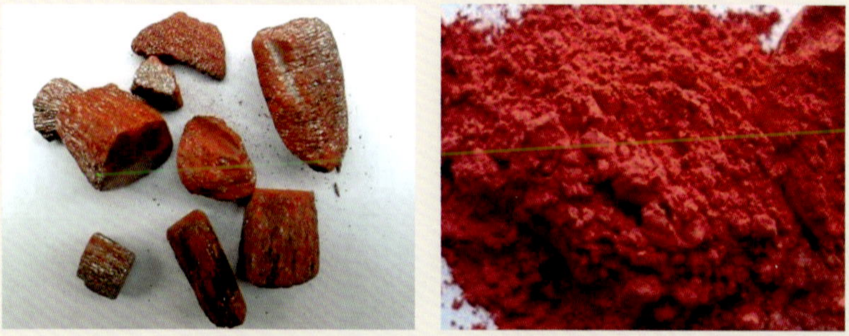

朱砂

琥　珀

【满语音名】boisile。

【民间名称】松脂化石。

【主要分布】我国辽宁、河南、贵州、广西、云南、浙江等省、自治区有分布。波罗的海地区、缅甸、多米尼加共和国等国家和地区也有分布。

【生长环境】产于白垩纪和第三纪的沙砾岩、煤层的沉积物中。

【满族应用】

（1）琥珀研细末，用黄酒冲服，治疗心悸心烦、失眠多梦、健忘。

（2）琥珀研细末，以灯心草汤冲服，治疗小便尿血。

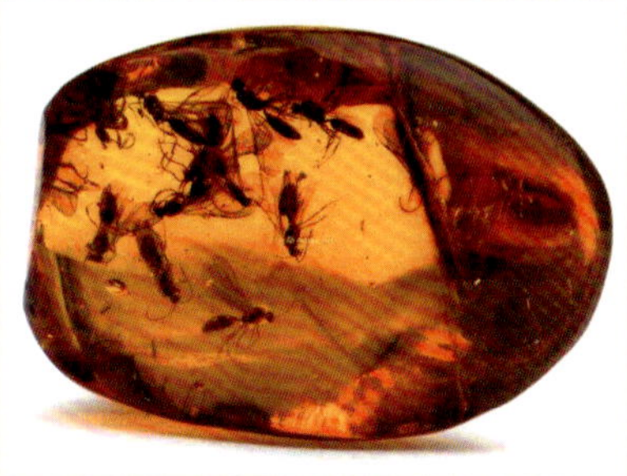

琥珀

硫　黄

【满语音名】hurku。

【民间名称】黄英、倭硫等。

【主要分布】内蒙古、陕西、四川、河南、山西、山东等省、自治区有分布。

【生长环境】产于硫铁矿和伴生硫铁矿中。

【满族应用】

（1）硫黄外敷患处，治疗湿疹、疥癣、阴疽疮疡。

（2）硫黄研细末，装入布袋，戴在腰腹，治疗男性阳虚、精冷不育。戴在内裤靠近阴部处，治疗男性阴囊湿疹瘙痒、女性阴部瘙痒。

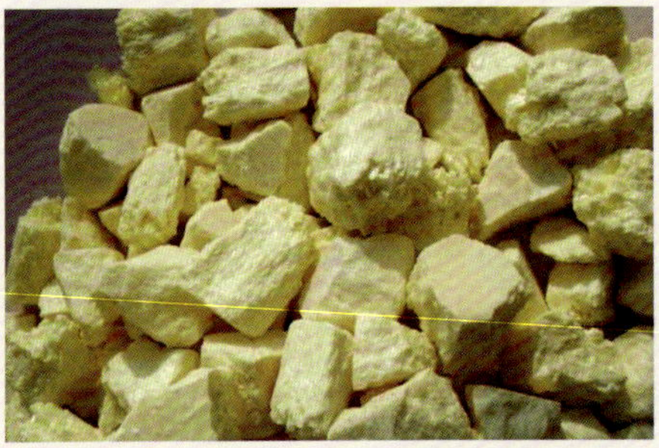

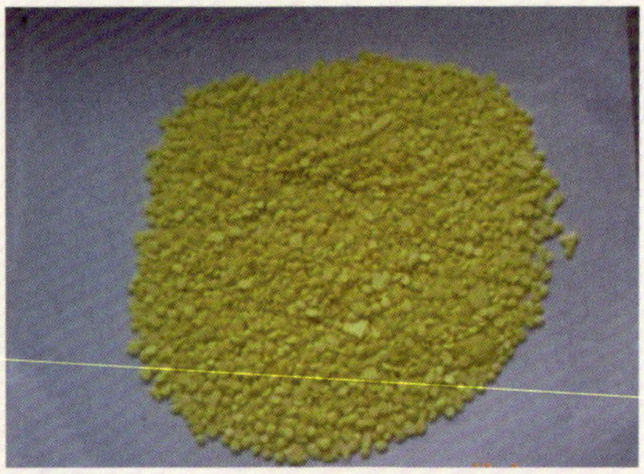

硫黄

白胶香

【满语音名】xanyan amdun hiyan。

【民间名称】枫香脂、枫脂、白胶、胶香。

【主要分布】河南、山东、浙江、江西、福建、云南、广西、台湾等省、自治区有分布。

【生长环境】生长于平地、村落附近及低山的次生林。

【满族应用】将白胶香研细末，用香油调和，外敷患处，治疗瘰疬、疥疮、痈疽。

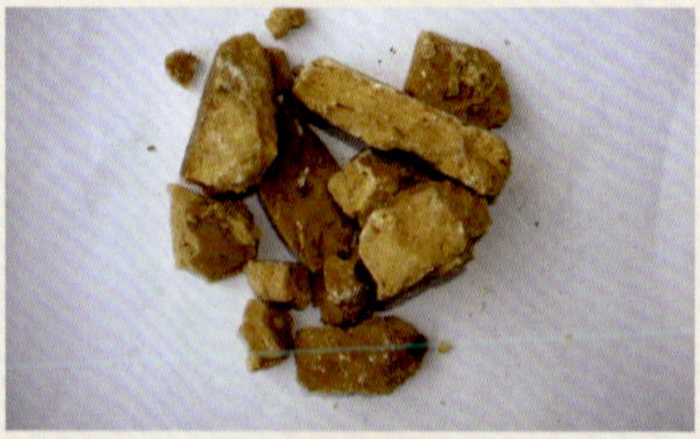

白胶香

安息香

【满语音名】 elhebure hiyan。

【民间名称】 白花榔、拙贝罗香。

【主要分布】 我国云南、广西、广东等省、自治区有分布。越南、老挝、泰国、印度尼西亚等国也有分布。

【生长环境】 喜温暖、较干燥环境，喜光，宜砂质壤土。

【满族应用】 满族民间常用安息香配伍其他药，治疗中风后遗症、小儿惊风。

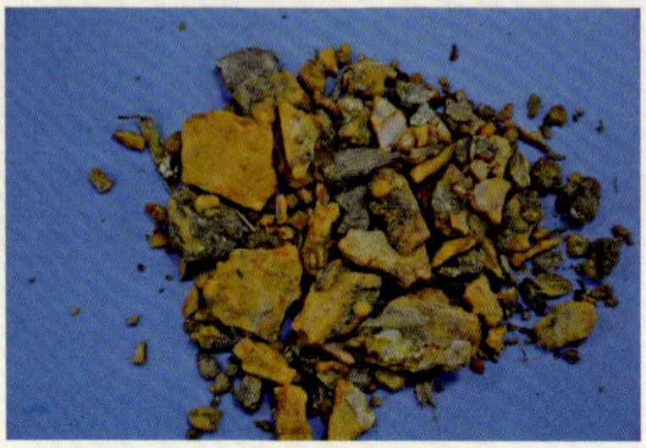

安息香

蛤蟆油

【满语音名】 wakxan nimenggi。

【民间名称】 雪蛤油、林蛙油。

【主要分布】黑龙江、吉林、辽宁、内蒙古、青海、甘肃、陕西、山西、河北、河南、山东等省、自治区有分布。

【生长环境】林蛙以陆栖为主，常在没有强烈光照、湿润凉爽的环境中生活。

【满族应用】

（1）蛤蟆油少量水煮，每日口服，治疗体虚乏力、产后出血。

（2）将蛤蟆油、白木耳一起煮熟，加适量白糖食用，治疗肺肾阴伤之劳损咯血。

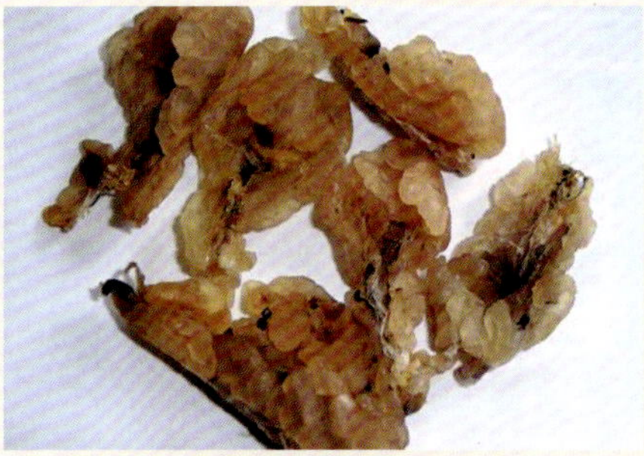

蛤蟆油

麝　香

【满语音名】jarin。

【民间名称】寸香、元寸、当门子、臭子、香脐子。

【主要分布】西藏、四川、云南、贵州、甘肃、陕西、河南、东北大小兴安岭、长白山等地有分布。

【生长环境】麝主要栖于针叶混交林，也适于在针叶林和郁闭度较差的阔叶林的生境生活，栖息高度可达 2000 ～ 3800m。

【满族应用】满族民间常用麝香少许冲服，治疗高热昏迷不醒、小儿惊风抽搐、疮疡肿毒、妇女血瘀经闭、癥瘕痞块。

编后语

热河地区自古以来就是满族聚集区，清代有清政府“陪都”之称，满族文化底蕴深厚，满族民风淳朴，满族医药文化源远流长。中华人民共和国成立后，国家非常重视民族文化的发展，先后建立宽城、围场、丰宁、青龙 4 个满族自治县，滦平、隆化、承德县 3 个民族县，现有满族人口 169.6 万，占承德总人口的 42.33%，这为研究满族医药提供了基础。

承德医学院中药研究所自 1985 年开始，对白屈菜、黄芫花、黄芩、野罂粟、赤雹等满药进行了深入研究，总结了丰富的经验，尤其是对黄芩、野罂粟、赤雹的研究取得了丰硕成果。承担国家自然科学基金、国家科技部科技支撑项目、国家新药基金、河北省科技厅、河北省自然科学基金等与满族医药相关的科研项目 20 余项。荣获河北省科技进步二等奖 2 项，河北省科技进步三等奖 6 项，获新药临床批文 1 项，新药证书 1 项，发表相关论文 300 余篇。

《热河满族医药》一书的编写，其意义在于立足于热河深厚的满族文化底蕴和疗效突出的满族特色医疗方法与治疗经验的基础上，深度挖掘满族医药文化精髓，理清满族医药的源流和发展脉络，深入大山，普查满药资源现状，搜集留存于民间的满族特色秘验方和医疗技法，为研究满族医药提供参考，以便更好地为人类健康服务。通过本书的编写，能够在一定程度上推动满族医药的发展，对宏扬满族文化，保持文化多样性，增进文化自信，具有重要而深远的意义。

本书的编写，历时三年，编委会成员详细查阅了大量文献，进行了广泛的资源普查和乡野调查，其过程可谓艰辛。但由于工作量大，加之编者水平有限，难免会出现遗漏或差错之处，望各位读者给予指正，以便再版时修订。

编者

2018 年 9 月

参考文献

［1］汤景泰．白山黑水［M］．上海：复旦大学出版社，2013.

［2］刘淑云，宋柏林．中国满族医药［M］．北京：中国中医药出版社，2015.

［3］佟冬．中国东北史［M］．长春：吉林文史出版社，1998.

［4］李景瑞．承德古代史［M］．北京：民族出版社，2009.

［5］承德满族经济文化发展促进会．承德满族［M］．长春：吉林大学出版社，2009.

［6］李文海．清史编年［M］．北京：中国人民大学出版社，2000.

［7］姜小莉．清代满族萨满教研究［D］．长春：东北师范大学，2008.